中国
药用
木瓜

葛月宾 彭华胜 ◎ 主编

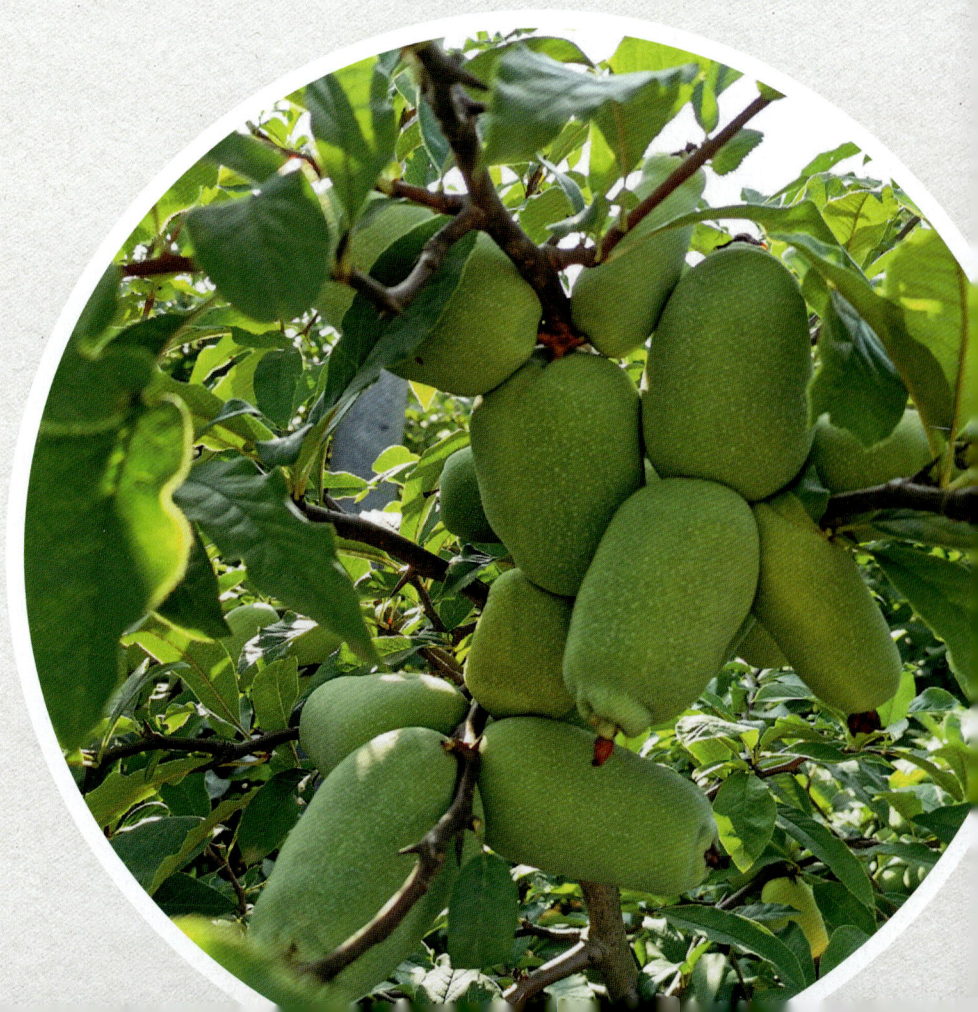

全国百佳图书出版单位

中国中医药出版社
· 北 京 ·

图书在版编目（CIP）数据

中国药用木瓜 / 葛月宾，彭华胜主编 . -- 北京：
中国中医药出版社，2024.6

ISBN 978-7-5132-8788-3

Ⅰ.①中… Ⅱ.①葛… ②彭… Ⅲ.①药用植物—木
瓜—中国 Ⅳ.① S661.6

中国国家版本馆 CIP 数据核字 (2024) 第 097840 号

中国中医药出版社出版

北京经济技术开发区科创十三街 31 号院二区 8 号楼
邮政编码　100176
传真　010-64405721
山东临沂新华印刷物流集团有限责任公司印刷
各地新华书店经销

开本 787×1092　1/16　印张 17.25　彩 2　字数 355 千字
2024 年 6 月第 1 版　2024 年 6 月第 1 次印刷
书号　ISBN 978 - 7 - 5132 - 8788 - 3

定价　199.00 元
网址　www.cptcm.com

服 务 热 线　**010-64405510**
购 书 热 线　**010-89535836**
维 权 打 假　**010-64405753**

微信服务号　**zgzyycbs**
微商城网址　**https://kdt.im/LIdUGr**
官 方 微 博　**http://e.weibo.com/cptcm**
天猫旗舰店网址　**https://zgzyycbs.tmall.com**

如有印装质量问题请与本社出版部联系（010-64405510）

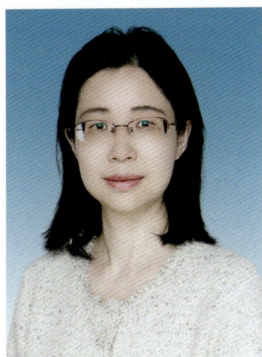

葛月宾，女，湖北汉川人，1979 年 10 月出生。博士，中南民族大学药学院教授，研究生导师。美国 University of Minnesota, Twin Cities 及 University of Tennessee, Knoxville 访问学者。挂职担任长阳土家族自治县政府产业顾问、科技特派员。入选"3551 光谷人才计划"，全国党建工作样板支部书记。主要从事中药品质评价与制剂研发。主持及参与国家自然科学基金、湖北省自然科学基金等项目 20 余项。发表论文 60 余篇。授权发明专利 5 项。制定、修订省地方标准 2 项。主编及参编教材 2 部、著作 5 部。获教育部高等学校科学研究优秀成果奖（科学技术）科技进步奖二等奖、湖北省科学技术进步奖二等奖等省部级奖 4 项。

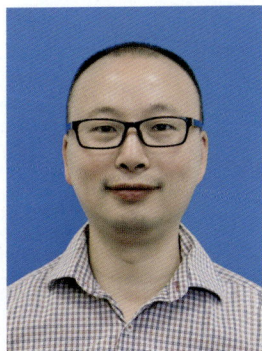

彭华胜，男，安徽岳西人，1975 年 6 月出生。博士，教授，博士研究生导师。中国中医科学院中药资源中心本草学研究室主任，中国药学会药学史专业委员会主任委员，中华中医药学会中药鉴定分会副主任委员，"皖江学者"特聘教授。主要从事中药资源与本草考古研究，先后主持国家重点研发计划项目 1 项、国家重点研发计划课题 1 项、国家自然科学基金 5 项，获安徽省科学技术进步奖一等奖、二等奖等省部级奖项多项。

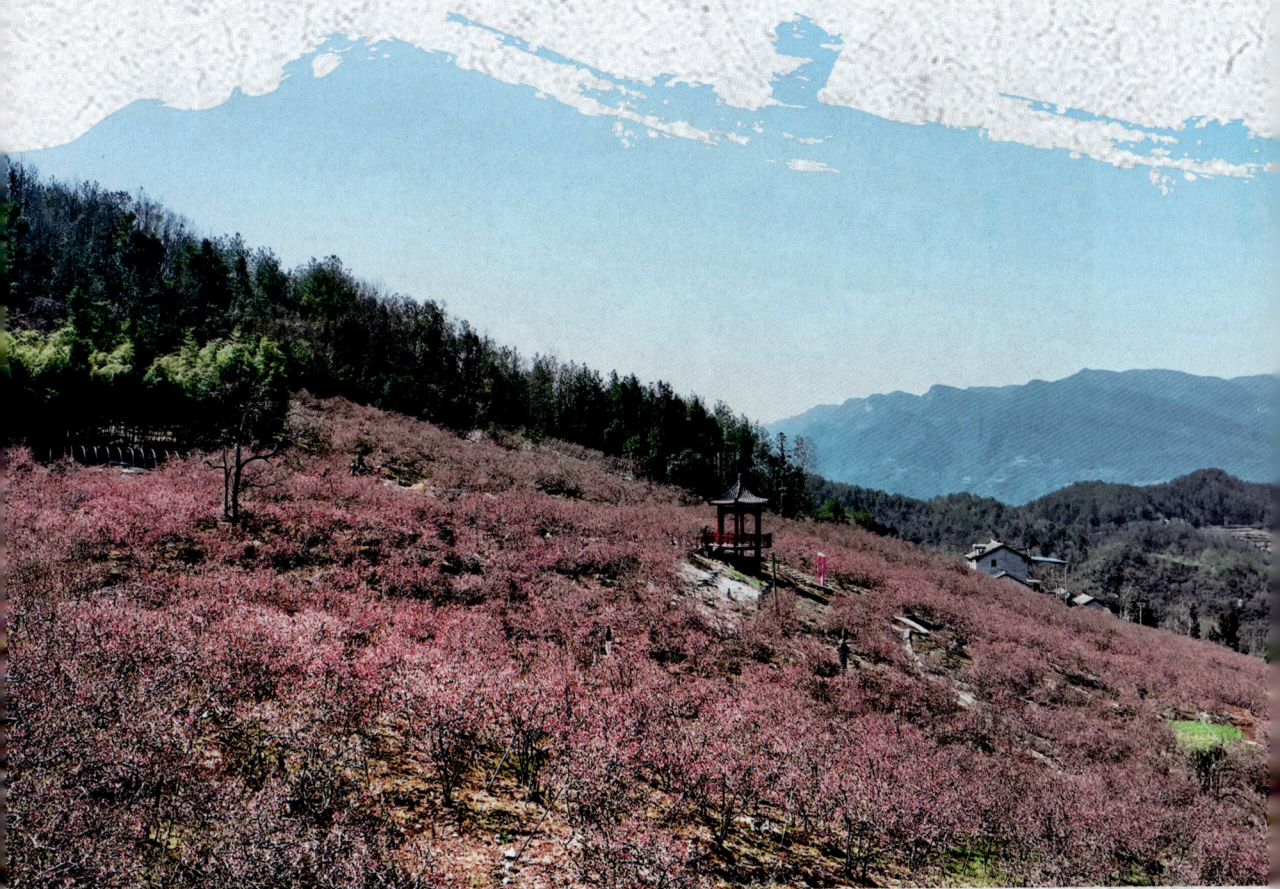

又一年的木瓜花开，漫山遍野的灿烂预示着即将到来的美好收获。

木瓜花海（湖北长阳）

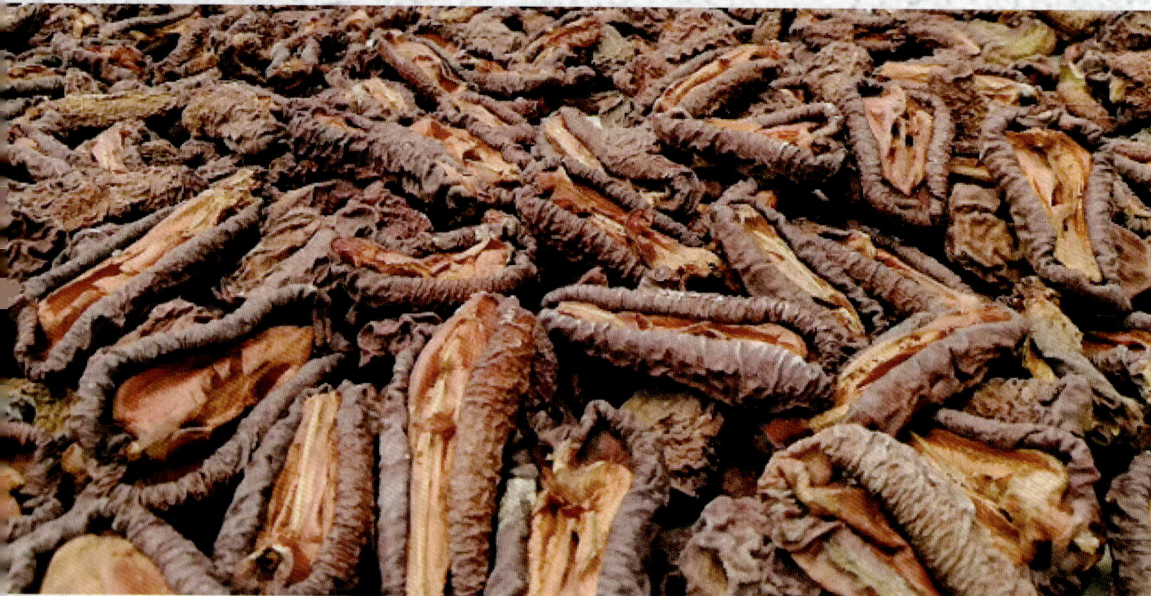

木瓜药材

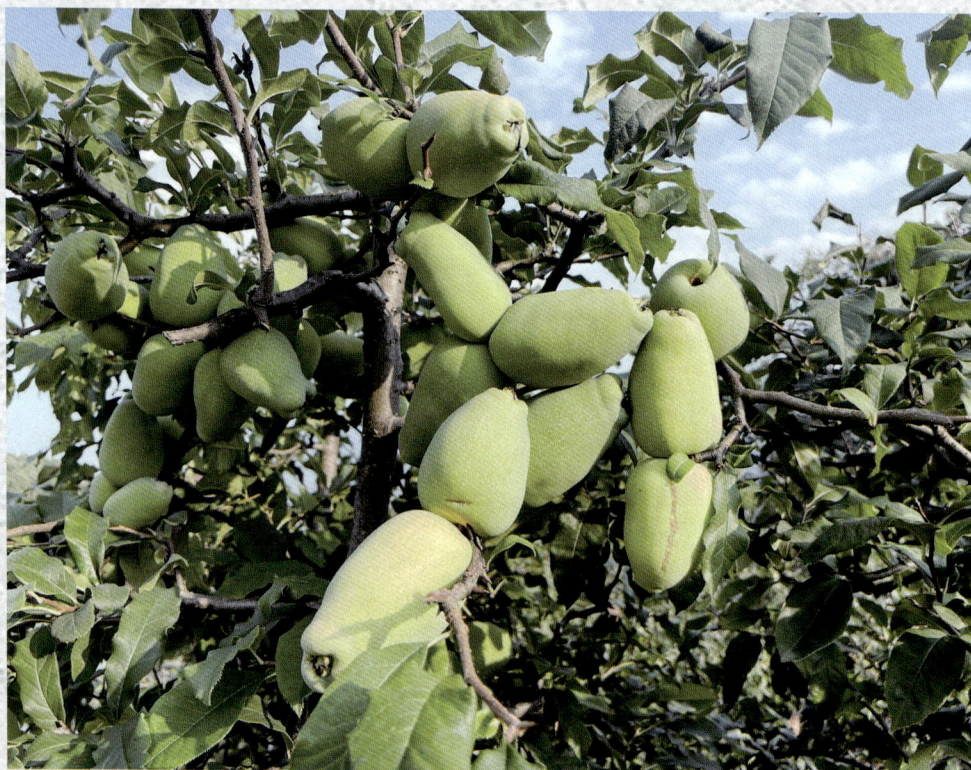

木瓜果

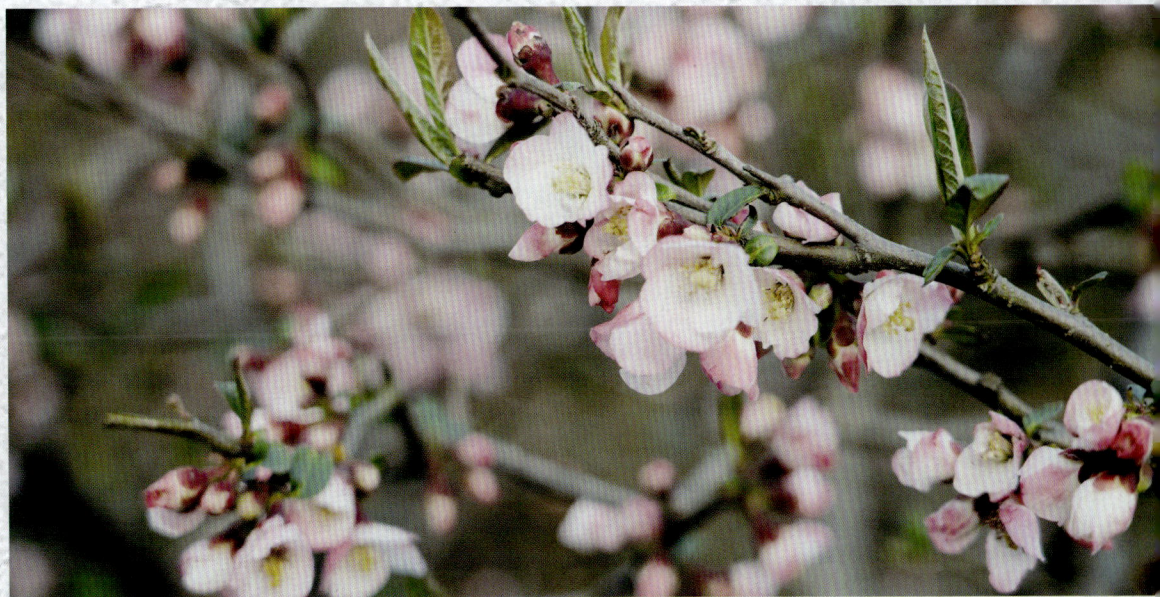

木瓜花（a）

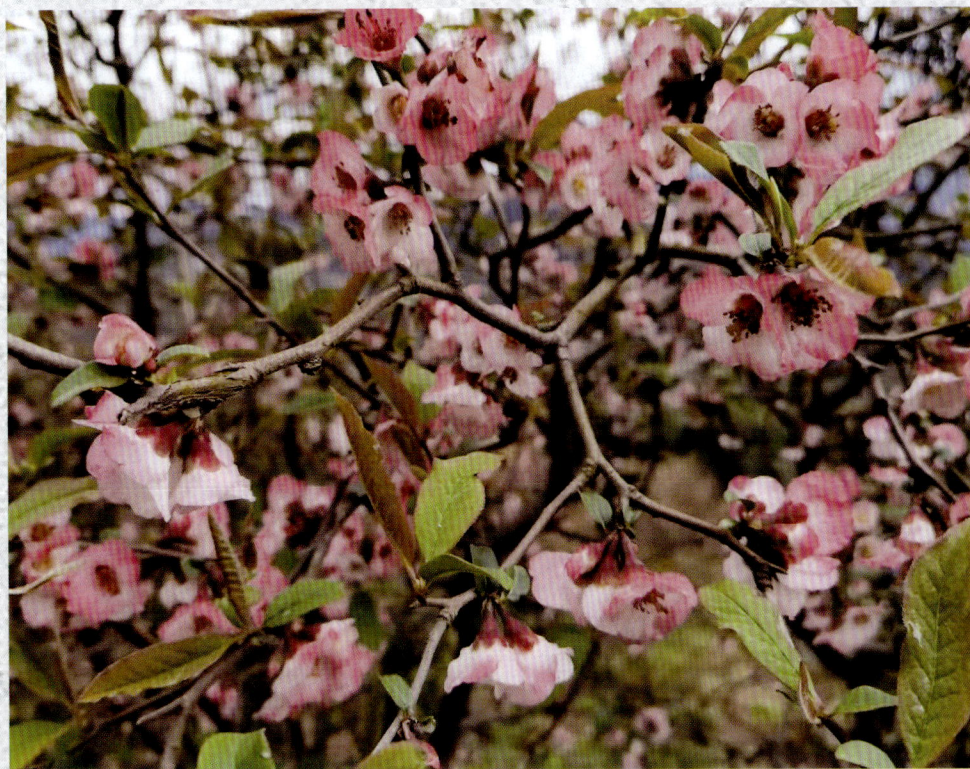

木瓜花（b）

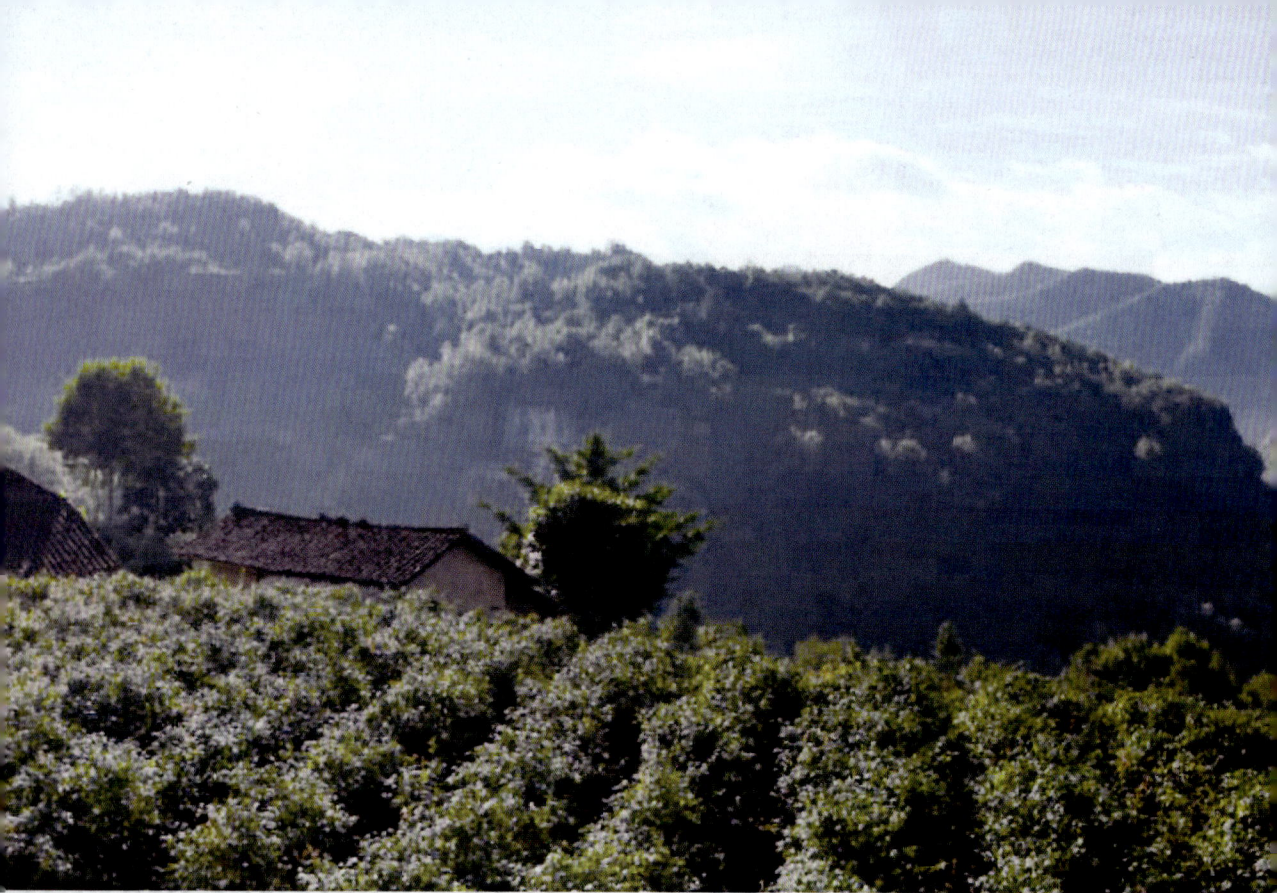

木瓜基地（长阳马坪）

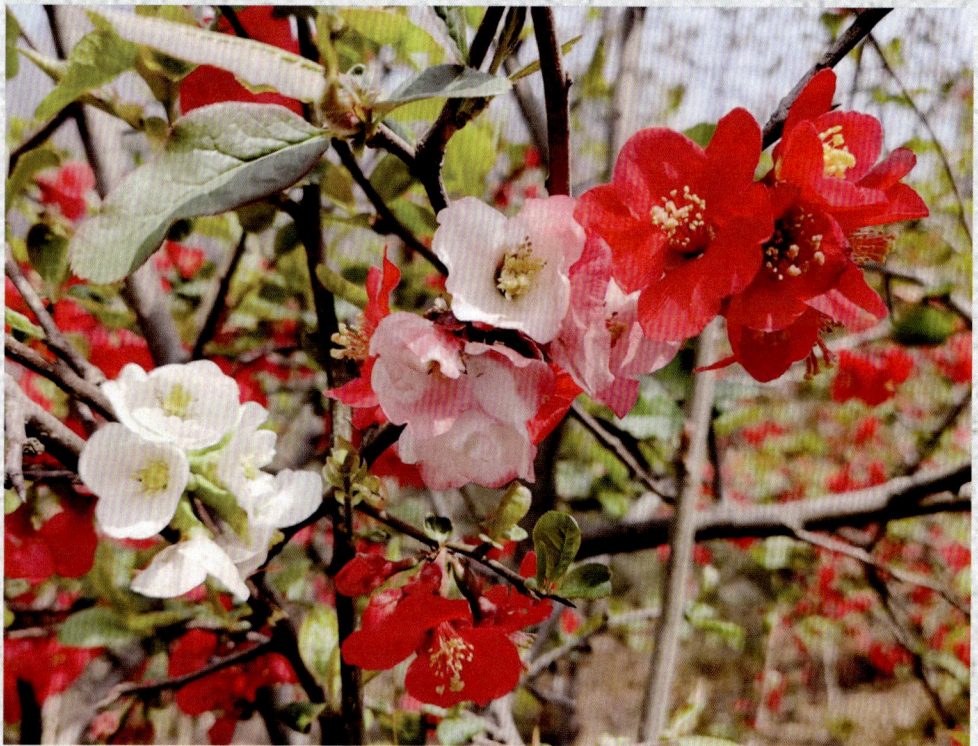

木瓜三色花

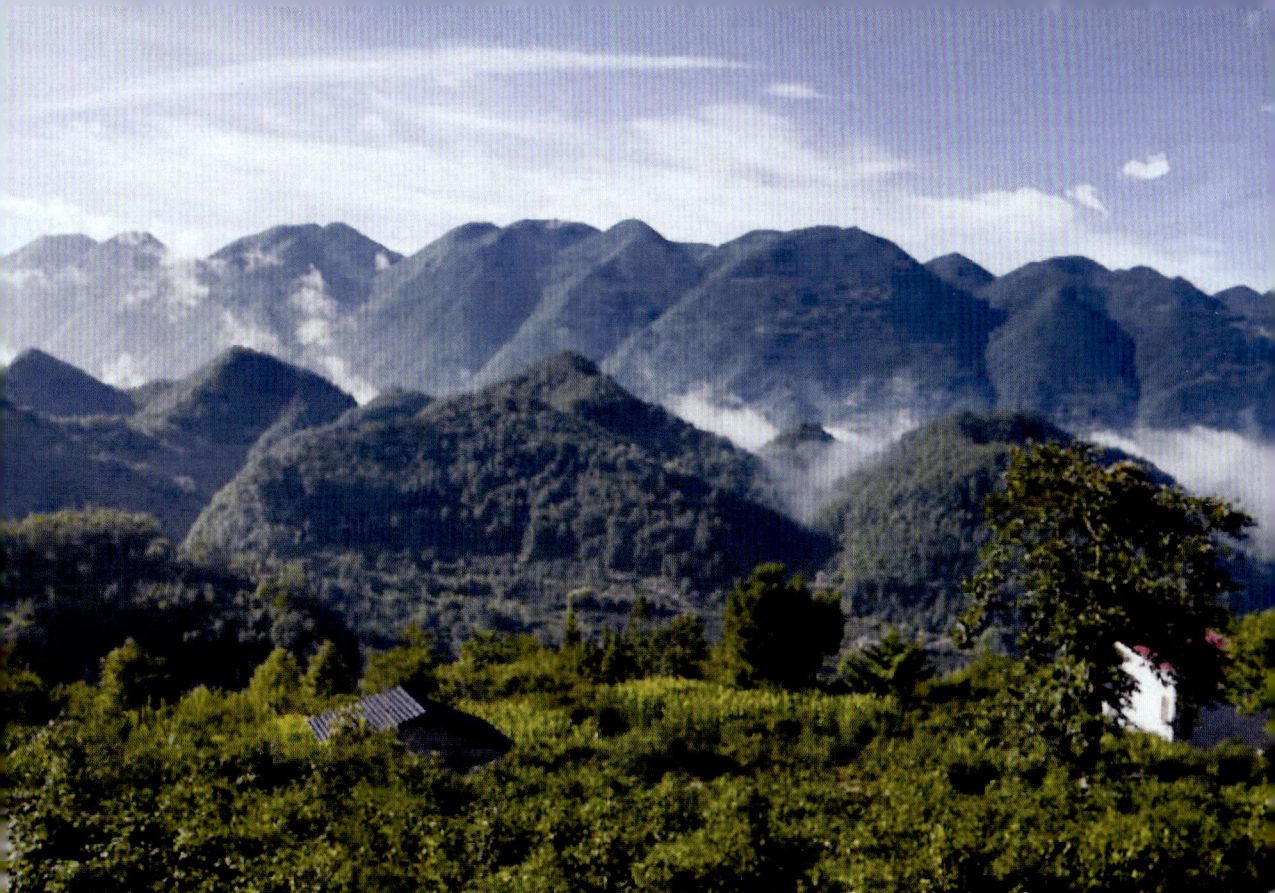

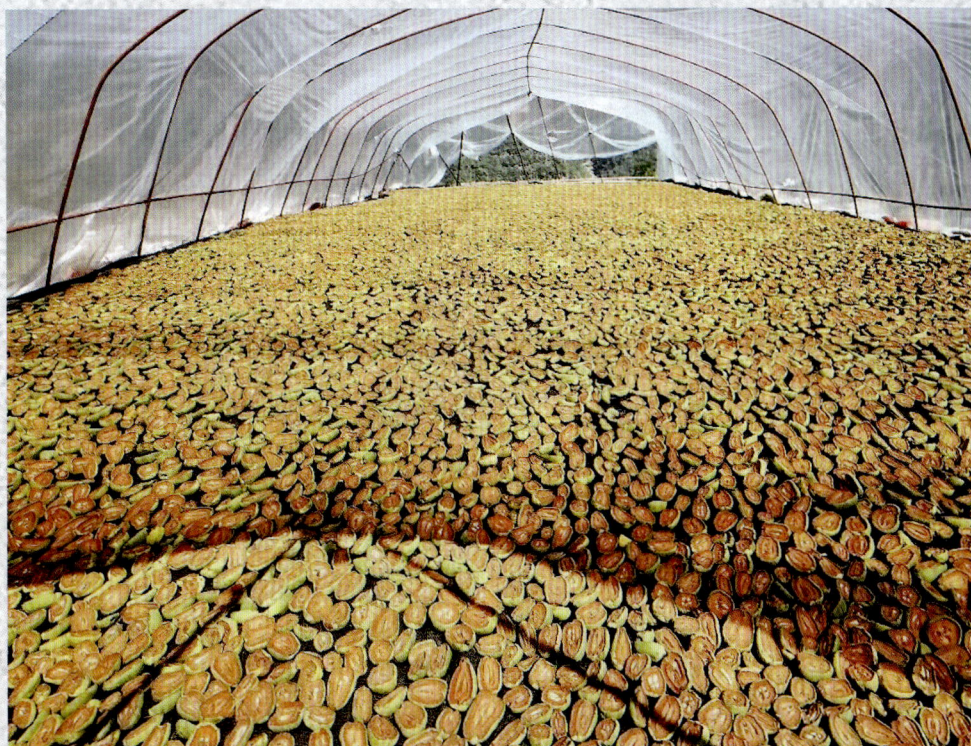

木瓜晾晒

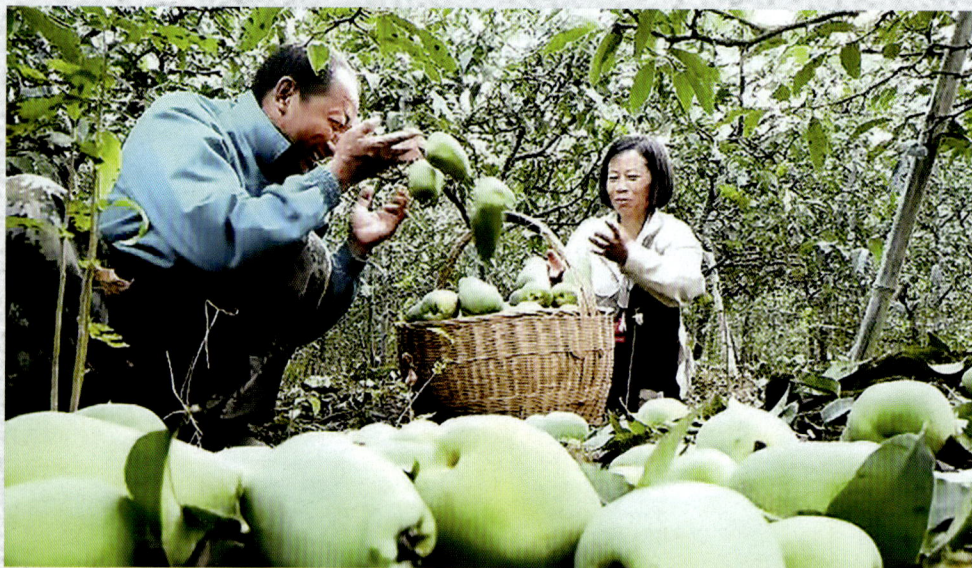

木瓜收获季

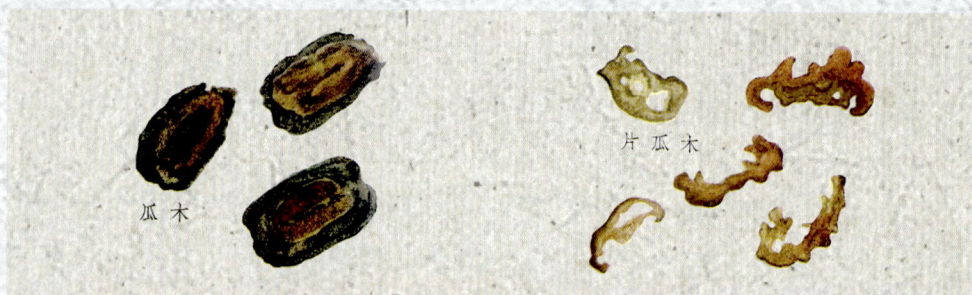

图 1-6 《中国药物标本图影》"木瓜""木瓜片"药材图

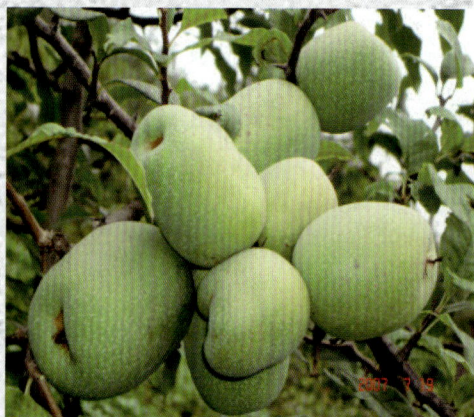

图 2-1 资丘木瓜（鄂皱皮木瓜 1 号）

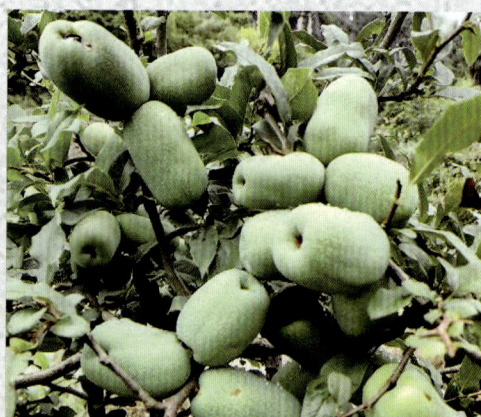

图 2-2 资丘木瓜（鄂皱皮木瓜 2 号）

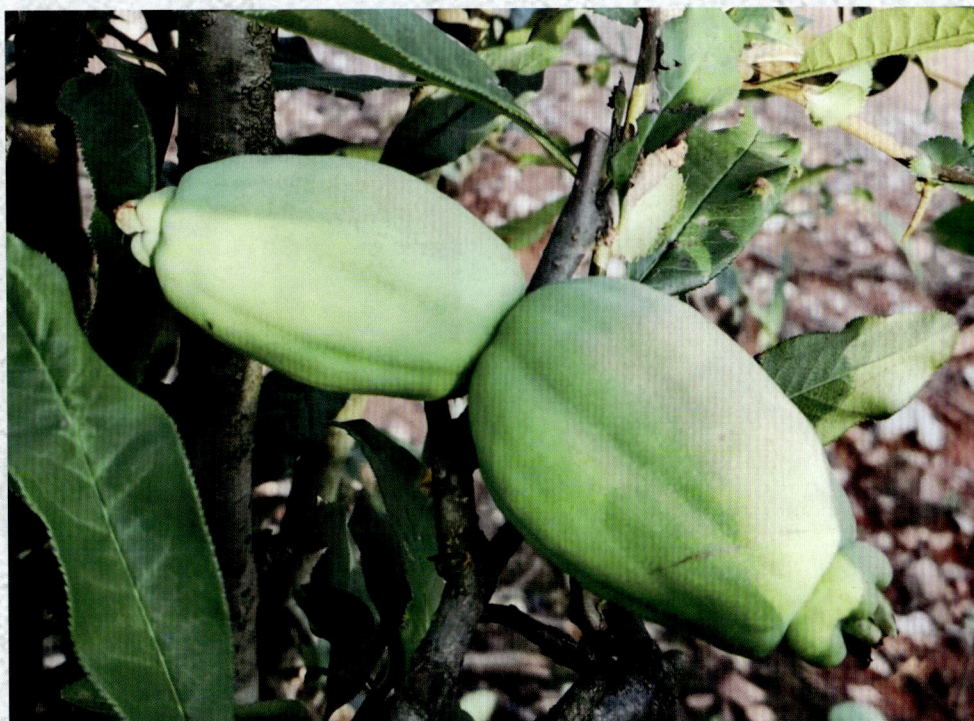

图2-3 宣木瓜（罗汉脐）

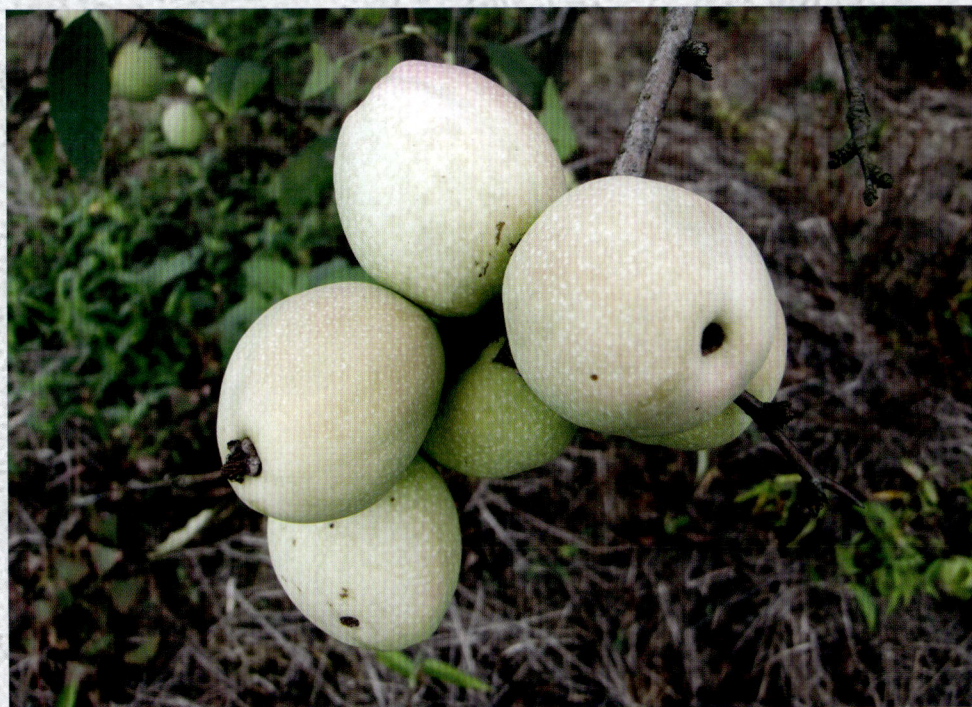

图2-4 宣木瓜（苹果红）

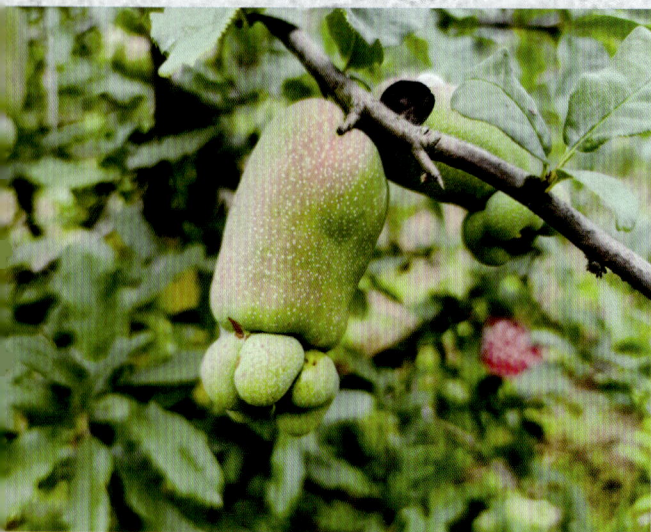

图 2-5　淳木瓜（有脐）

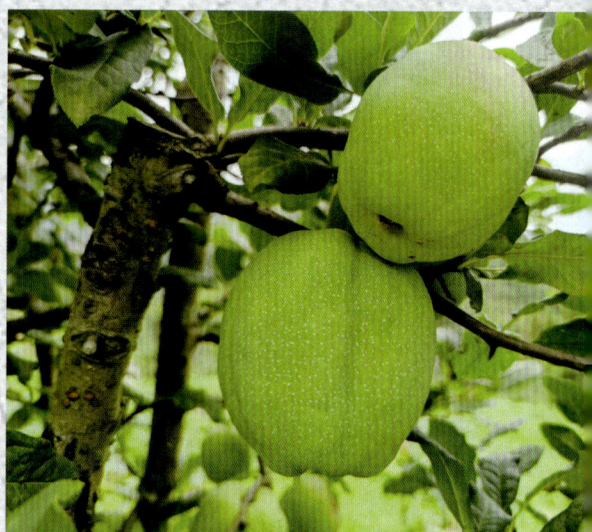

图 2-6　淳木瓜（无脐）

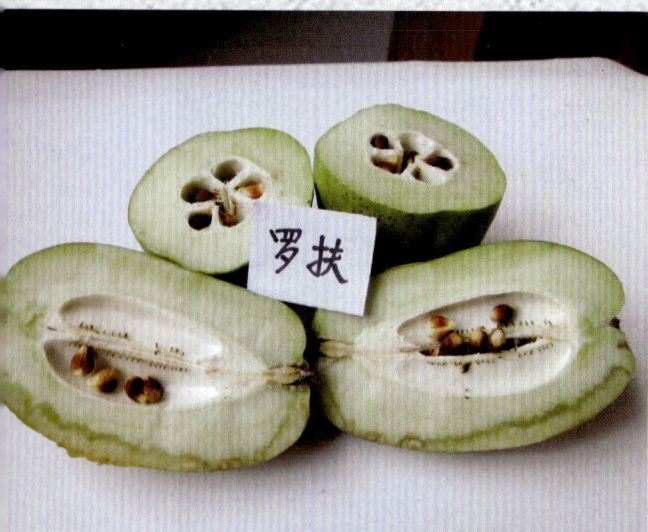

图 2-7　山东木瓜（罗扶）

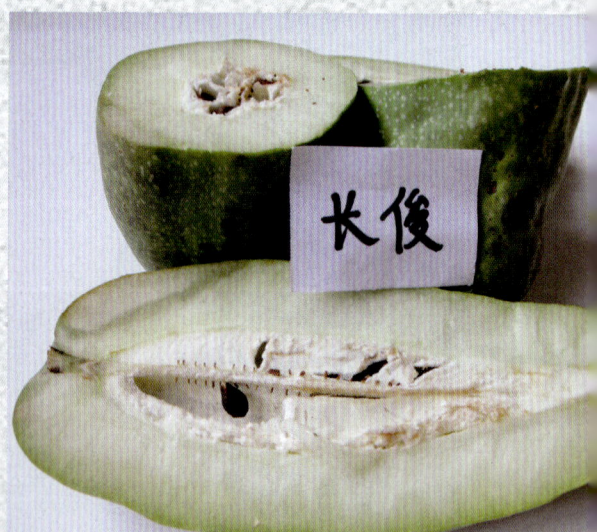

图 2-8　山东木瓜（长俊）

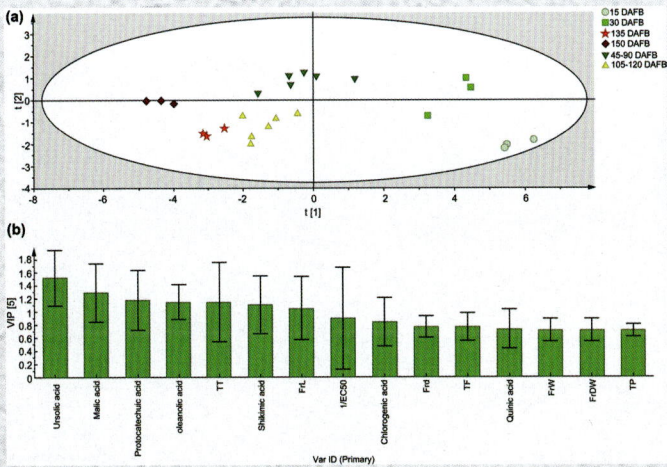

图 3-3 木瓜果实各生长过程的偏最小二乘法得分图和 VIP 值图

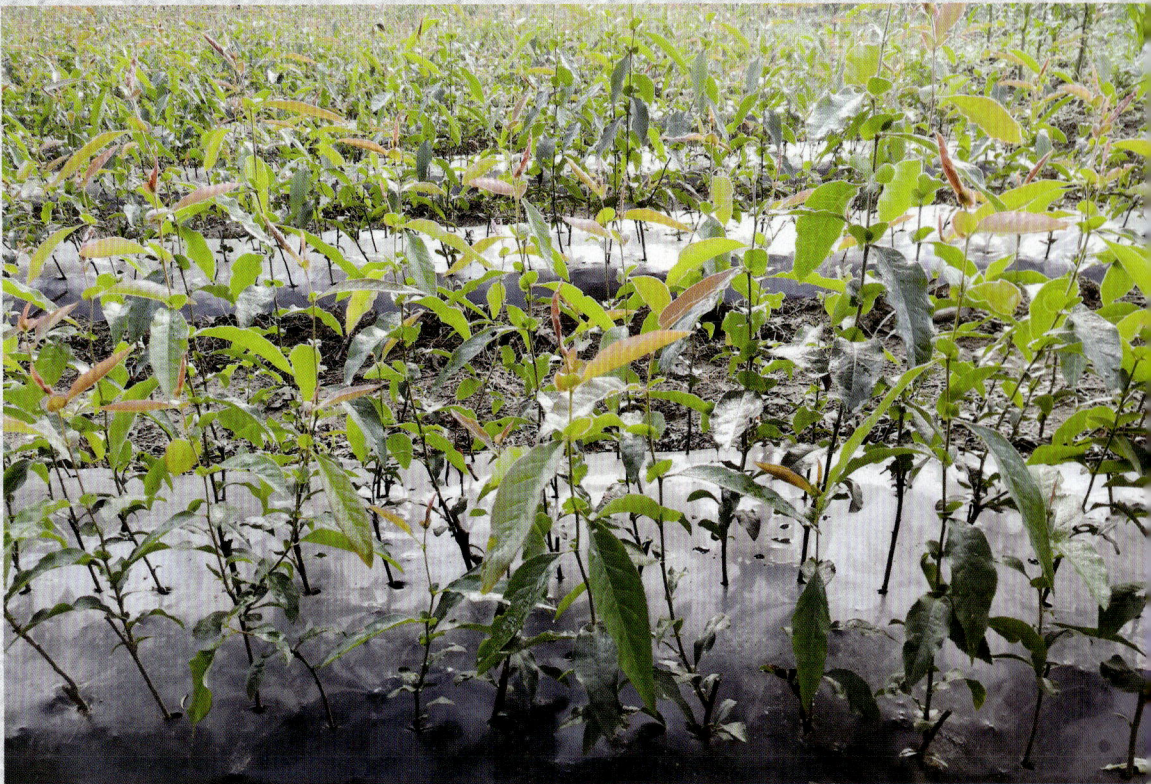

图4-1　木瓜苗

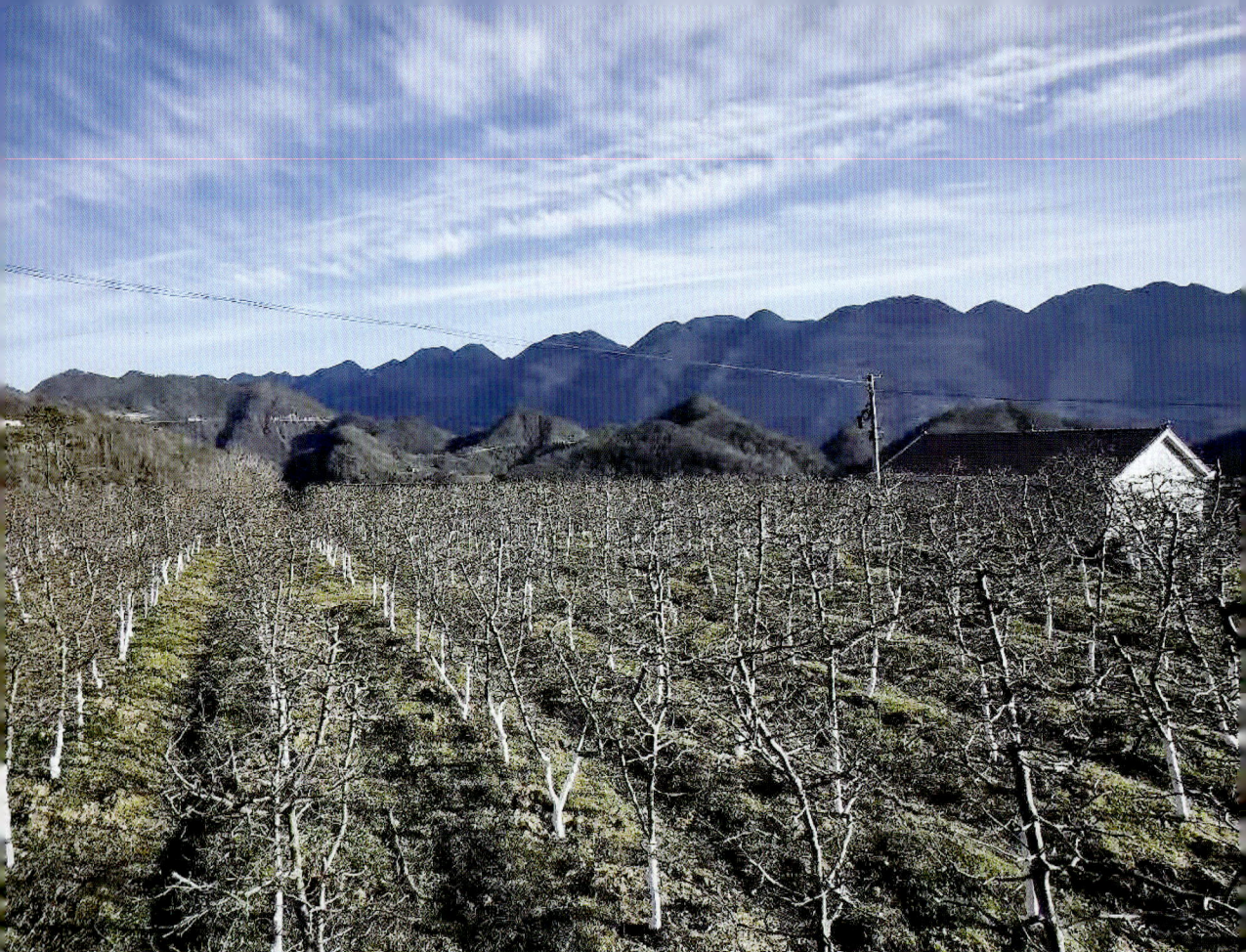

图 4-2　木瓜园

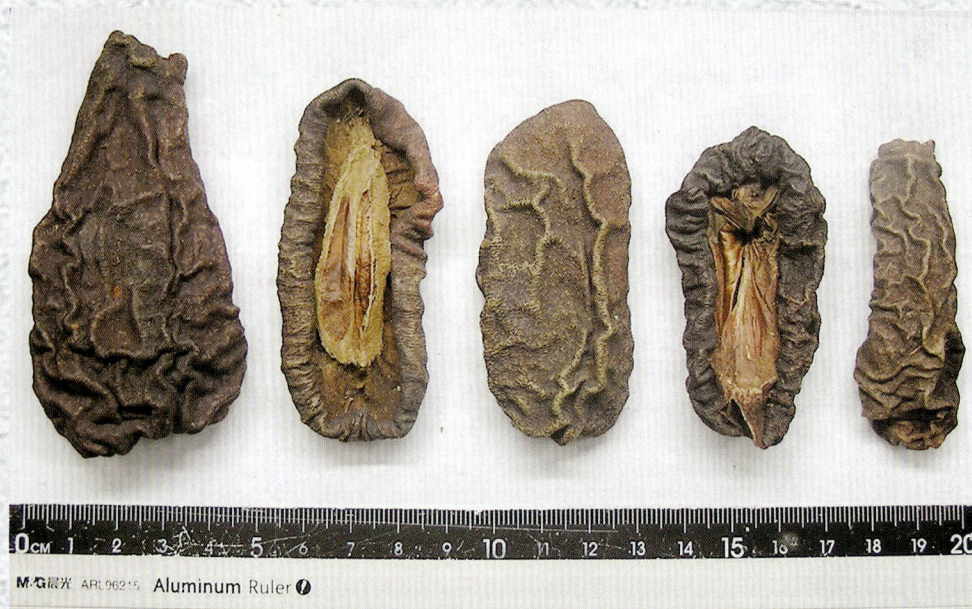

图 5-1
木瓜药材

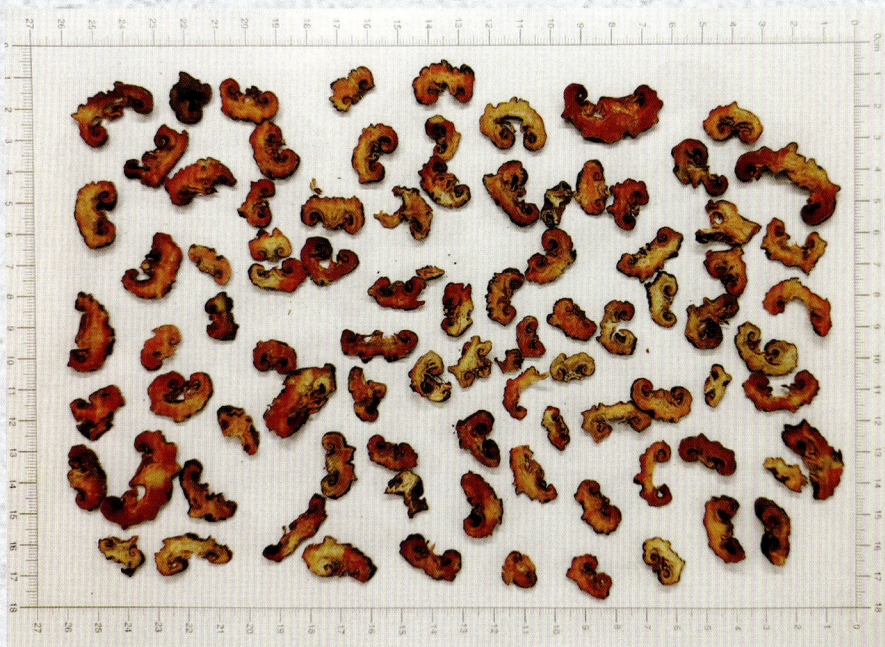

图 5-2（a）

传统方法木瓜片

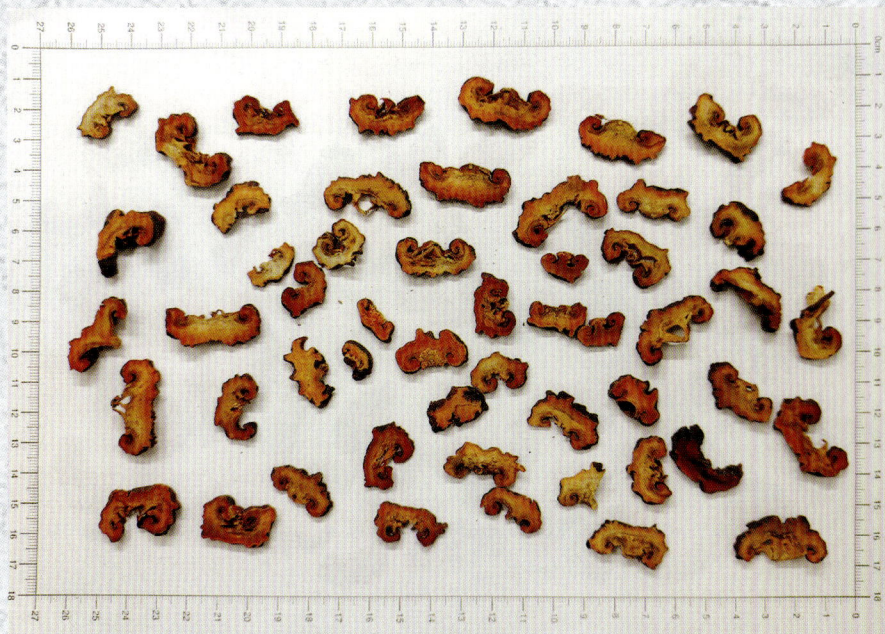

图 5-2（b）

方法 1 含水率 30% 切片

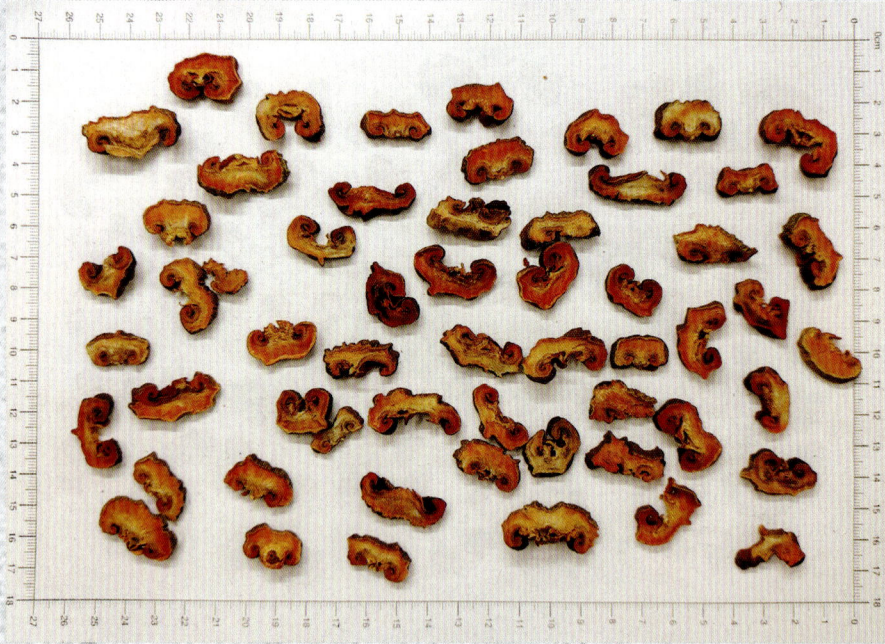

图 5-2（c）

方法 1 含水率 40% 切片

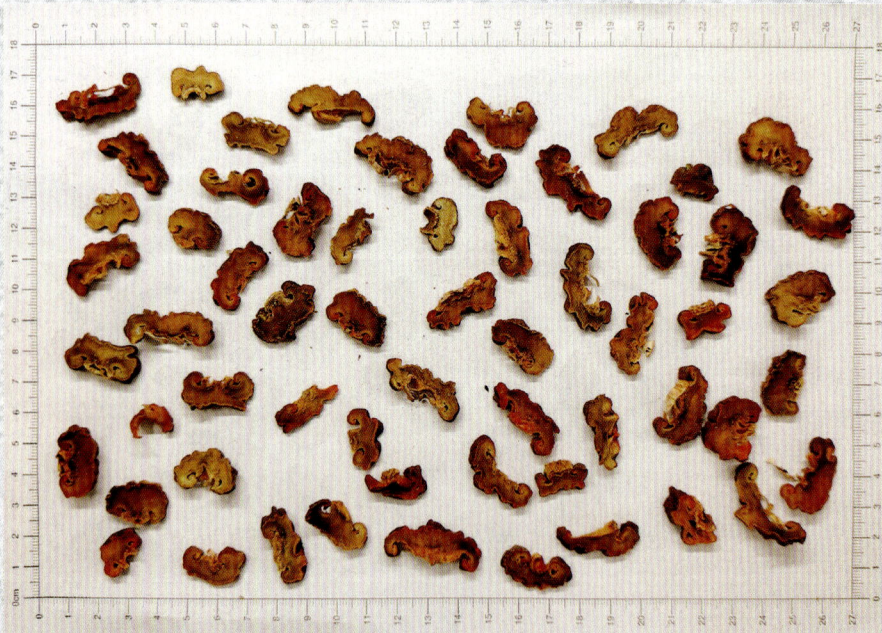

图 5-2（d）

方法 2 含水率 30% 切片

序
一

木瓜，并非人们常说的水果番木瓜。木瓜来源于蔷薇科植物贴梗海棠的干燥近成熟果实，是一种常用中药材和药食两用资源，广泛应用于中医临床，以及中成药、保健食品、食品原料，并出口海外。宣木瓜、资丘木瓜、淳木瓜为历史上木瓜品质最佳的三种道地药材，其中位于湖北省长阳土家族自治县、巴东县等的资丘木瓜种植规模在全国位于首位，是湖北省道地药材"鄂优十六味"品种之一，以其"肉厚、气香、质硬"和"个大、色红、无籽、皱皮"等独特商品性状著称于世。根据木瓜干品皱皮的典型特征，其常用皱皮木瓜与光皮木瓜之名进行区分。后者在全国也有较大规模种植及应用。此外，木瓜不仅具有药用、食用、观赏经济效益，还因水土保持、山体绿化、植被保护作用又具有生态效益，为中药材产业在当地脱贫攻坚及推进乡村振兴发挥了重要作用。

《中国药用木瓜》集结全国各地从事木瓜研究、生产及产业发展的科研院校、企业、产业中心或研究院专家，经过科学总结、系统整理多年的成果及大量资料，从育种、栽培、加工、产品、标准、产业等方面，详尽阐述了中国木瓜属植物的历史沿革、科学信息、基础研究及其应用开发。本书将理论研究与实际应用相结合，内容丰富，图文并茂，文笔流畅，是一部科学价值高、实用意义很强的木本类药材专著，可为从事木瓜资源、种植、生产、教学科研、基地建设、经营发展等人员

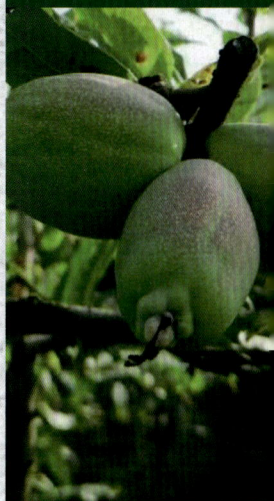

提供重要指导和依据。

　　书稿即将付梓，邀我作序，脑海中不禁浮现出《诗经·卫风》中"投我以木瓜，报之以琼琚。匪报也，永以为好也"的诗句，愿本书如你赠给我木瓜，我回赠给你美玉一样，为读者奉献珍贵之物。

中国工程院院士

成都中医药大学首席教授

2024 年 4 月

序二

道地药材是指经过中医临床长期应用优选出来的，产在特定地域，与其他地区所产同种中药材相比，品质和疗效更好，且质量稳定，具有较高知名度的中药材。我国中药资源种类已逾一万余种，常用中药仅有 400 余味，而备受中医药学家推崇的道地药材不足百种。道地药材可谓是中药资源的精华。

木瓜，自古就是著名的道地药材。安徽宣木瓜、浙江淳木瓜、湖北资丘木瓜品质最佳，享誉海内外。木瓜，具有舒筋活络、和胃化湿的功效，在中医临床上应用非常普遍，历代有很多以木瓜为君药的方剂，如虎骨木瓜丸。木瓜还是我国卫生部（现国家卫生健康委员会，下同）首批颁布的药食两用品种，广泛应用于保健食品、食品，并开发为日化用品等。

《中国药用木瓜》系统整理了药用木瓜的本草、基原、炮制与道地考证、种质资源、生物学特性、栽培技术、采收加工、化学成分与品质评价、功效与应用、炮制与精深加工、质量标准、产业发展等方面的资料，并重点收录了木瓜品种、栽培、成分、作用等研究取得的进展和成果，这些为木瓜的临床功效、生产质量、安全保障、产品开发等提供了重要的科学依据和技术支撑。

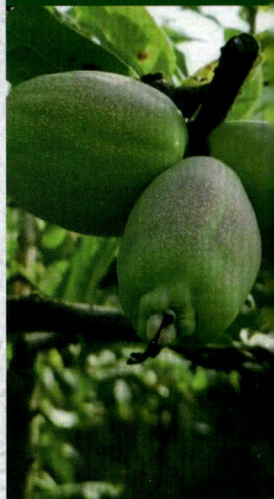

　　在书稿出版之际，为此作序，希冀大家共同努力，坚定不移地将中医药学这一文化瑰宝传承好发扬好，推动我国中医药事业和产业高质量发展。

金世元

国医大师

2024 年 4 月

前言

　　组织编写《中国药用木瓜》念头始于我在湖北省长阳土家族自治县工作期间。湖北省长阳土家族自治县榔坪镇（原乐园乡）是资丘木瓜的核心产区，也是被誉为"合作医疗之父"覃祥官的家乡。无论春光明媚，还是春寒料峭，也不管是阳光普照，还是阴雨绵绵，每年的三四月，这里的木瓜花总是应季节的召唤，漫山遍野，蓬蓬勃勃，东起秀峰桥，西到井水，绵延数十公里，从山脚开到山顶，红红火火，非常壮观；七八月，是木瓜收获的季节，家家户户忙于采收晾晒，全国各地客商往返于大路小路，一片收获景象令人陶醉、喜悦。一堆堆、一袋袋、一车车红棕色干果便是中药材业内的道地药材"资丘木瓜"。有感于我挂职长阳县服务中药材产业工作的一年间，为了木瓜三产发展跑遍这里的连绵山坳，历经了木瓜生长的春花秋实，感受到这里人们的真挚、热爱及建设家乡的奋斗历程，由此萌发了为木瓜出一本书的愿望。在中南民族大学、长阳县及各地木瓜相关科研及技术人员、从业人员的大力支持下，此书终得以呈现。

　　资丘木瓜是道地药材。木瓜的道地药材还有宣木瓜、淳木瓜。除了道地药材木瓜，还有易混淆的光皮木瓜。为了让人更多地了解木瓜，了解中国的药用木瓜，我邀请了北京、湖北、安徽、山东等地从事木瓜研究、生产及产业发展的科研院校、企业、农业产业服务中心专家，共同编写了《中国药用木瓜》一书。

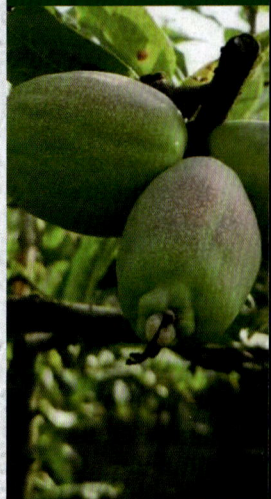

　　本书通过系统梳理并收录原创研究成果，翔实地展示了药用木瓜的本草考证、种质资源、生物学特性、栽培技术、采收加工、化学成分、功效主治、临床应用、产品开发、质量标准、产业现状等情况，比较系统地阐述了中国木瓜属植物的历史沿革、科学信息、基础研究及其应用开发，结合行业动态也提出了发展愿景，这些可为迅速了解木瓜需求及相关地方产业的持续性发展提供重要参考价值。

　　本书的定稿正值又一年的木瓜花开，漫山遍野的灿烂预示着即将到来的美好收获。本书可能还存在不足及疏漏之处，恳请同道及读者朋友提出宝贵意见，我们将不断予以完善提高。

葛月宾

2024 年 3 月

编写说明

　　木瓜始载于《名医别录》，是常用大宗药材。《中国药典》（2020 年版）中木瓜为蔷薇科植物贴梗海棠 *Chaenomeles speciosa* (Sweet) Nakai 的干燥近成熟果实，具有平肝舒筋、和胃化湿等功效。

　　《中国植物志》记载蔷薇科木瓜属 *Chaenomeles* 共有 5 种，均产于亚洲东部，分别为皱皮木瓜 *Chaenomeles speciosa*(Sweet) Nakai、毛叶木瓜 *Chaenomeles cathayensis*（Hemsl.）Schneid.、西藏木瓜 *Chaenomeles thibetica* Yu、日本木瓜 *Chaenomeles japonica*（Thunb.）Lindl. 和木瓜 *Chaenomeles sinensis*（Thouin）Koehne。值得注意的是 *Chaenomeles speciosa* 和 *Chaenomeles sinensis* 中文名，前者干燥后入药，药材称为"木瓜"，但是其中文名在《中国植物志》中称"皱皮木瓜"，《中国药典》则称"贴梗海棠"；后者干燥后在有的地方标准中称为"光皮木瓜"，但是其中文名在《中国植物志》和一些中药学著作称为"木瓜"。药材名称与植物中文名称的混乱给交流与应用带来了诸多不便。为了避免混乱，本书将 *Chaenomeles speciosa*（Sweet）Nakai 的中文名称为"木瓜"，将 *Chaenomeles sinensis*（Thouin）Koehne 的中文名称为"光皮木瓜"。

　　另外，木瓜与番木瓜名称易混淆。番木瓜来源于番木瓜科植物番木瓜 *Carica papaya* L. 的果实，果实成熟可作水果，在

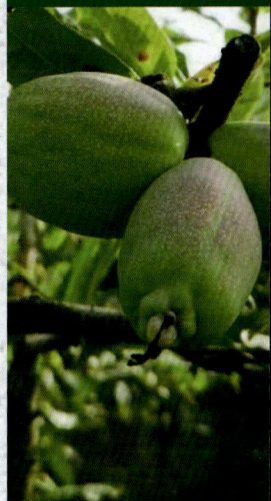

各地水果市场均为常见水果，日常也简称"木瓜"。还可加工成蜜饯及果汁、果酱、果脯及罐头等。番木瓜原产于美洲热带，17世纪传入我国。两种"木瓜"名称易混淆，应注意将番木瓜与我国传统药用木瓜相区分。

木瓜与野木瓜有时也容易混淆。野木瓜并非是野生的木瓜，一些著作中即指木通科植物野木瓜 *Stauntonia chinensis* DC.，又名五爪金龙、七叶莲、绕绕藤等。野木瓜为食药两用资源，果实食用。其药用始载于《救荒本草》，《中国药典》（1977年版）开始收载该品种。茎藤入药，具有祛风止痛、舒筋活络功效，用于风湿痹痛、腰腿疼痛、头痛、牙痛、痛经、跌打伤痛。野木瓜主要分布于贵州、云南、浙江、江西、福建、广东、广西、重庆等地。其中贵州省遵义市野木瓜资源丰富，其正安县被称为"中国野木瓜之乡"。由于"木瓜"与"野木瓜"名称相近，应注意区分。

本书中的药用木瓜，即指蔷薇科木瓜属 *Chaenomeles* 植物，不包括番木瓜科植物番木瓜 *Carica papaya* L. 或木通科植物野木瓜 *Stauntonia chinensis* DC.。为避免木瓜属植物中文名与药材名的混淆，本书中 *Chaenomeles speciosa*（Sweet）Nakai 的中文名为"木瓜"，*Chaenomeles sinensis*（Thouin）Koehne 的中文名为"光皮木瓜"。

《中国药用木瓜》编委会

2024年3月

目录

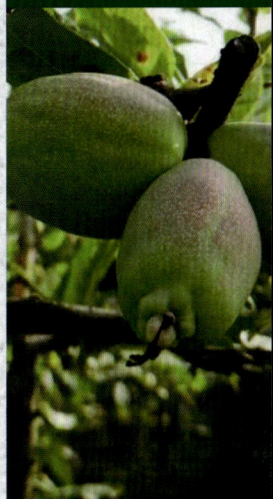

第四章
药用木瓜栽培技术

第五章
药用木瓜采收加工

第六章
药用木瓜化学成分与品质评价

第七章
药用木瓜功效与应用

第八章

药用木瓜炮制与精深加工

第九章

药用木瓜质量保障

第十章

药用木瓜发展现状与愿景

药用木瓜的本草考证

关于木瓜名称记载本草中多引用"木瓜实""木瓜"等，其"木瓜"名称可追溯到汉代的《尔雅》，云："楙，木瓜。"《诗经》云："投我以木瓜，报之以琼琚。"本草典籍中《名医别录》始载"木瓜实"，以后历代本草以木瓜作为药材名一直沿袭至今。

第一节　药用木瓜的基原考证

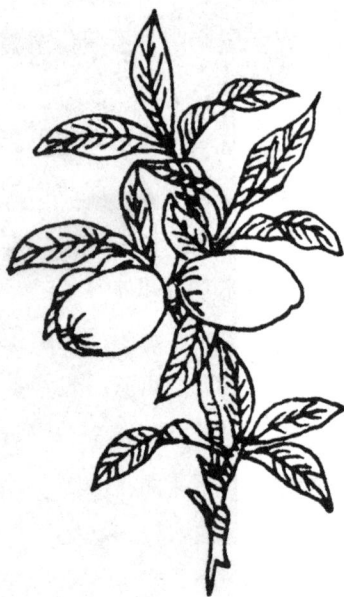

图1-1　《本草图经》
"蜀州木瓜"图

《本草图经》对木瓜有详细形态描述："今处处有之，而宣城者为佳。其木状若柰，花生于春末，而深红色，其实大者如瓜，小者如拳……又有一种榠楂，木、叶、花、实酷类木瓜……欲辨之，看蒂间别有重蒂如乳者为木瓜，无此者为榠楂也。"安徽宣城为木瓜的道地产区，所产木瓜来源于蔷薇科植物皱皮木瓜 *Chaenomeles speciosa*（Sweet）Nakai，宣木瓜有3个传统的农家品种，其中罗汉脐果实顶端有"脐"，与《本草图经》描述"欲辨之，看蒂间别有重蒂如乳者为木瓜"一致。《本草图经》绘有"蜀州木瓜"图（图1-1），2枚果实簇生，果为长椭圆形，未见果柄，与今皱皮木瓜 *Ch. speciosa* 一致。

《本草品汇精要》中"蜀州木瓜"图（图1-2）与《本草图经》中"蜀州木瓜"图（图1-1）基本一致。《本草原始》附"木瓜"图（图1-3），可见果型为长椭圆形，果顶有突起，并可见到未脱落的萼片，所绘应为皱皮木瓜 *Ch. speciosa*。

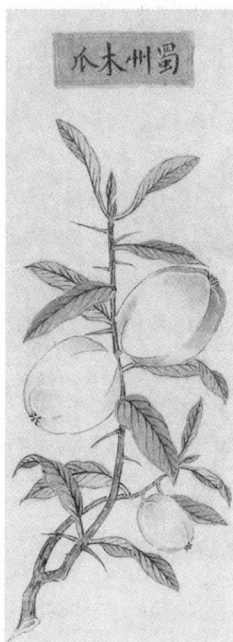

图 1-2 "蜀州木瓜"图

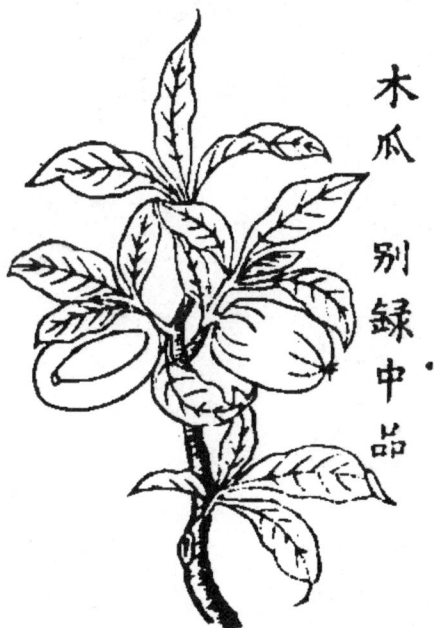

图 1-3 《本草原始》"木瓜"图

《本草纲目》云："时珍曰：按：《尔雅》云：楙，木瓜。郭璞注云：木实如小瓜，酢而可食。则木瓜之名取此义也。或云：木瓜味酸，得木之正气故名。亦通。从林、矛，谐声也……时珍曰：木瓜可种可接，可以枝压。其叶光而浓，其实如小瓜而有鼻。津润味不木者，为木瓜；圆小于木瓜，味木而酢涩者，为木桃；似木瓜而无鼻，大于木桃，味涩者，为木李，亦曰木梨，即榠楂及和圆子也。鼻乃花脱处，非脐蒂也。木瓜性脆，可蜜渍之为果。去子蒸烂，捣泥入蜜与姜作煎，冬月饮尤佳。木桃、木李性坚，可蜜煎及作糕食之。木瓜烧灰散池中，可以毒鱼，说出《淮南万毕术》。又《广志》云：木瓜枝，一尺有百二十节，可为杖。"李时珍把"鼻"解释得很科学，"鼻乃花脱处，非脐蒂也"，描述与今宣城所产皱皮木瓜 *Ch. speciosa* 品种之罗汉脐果型特征一致，罗汉脐果实顶端的"脐"确实是果实顶端宿存花萼发育所致。另外，《本草纲目》所描述果实形状特征也与皱皮木瓜 *Ch. speciosa* 的梨果球形或卵形、木质、黄色或带黄绿色特征基本一致。同时其附"木瓜"图（图1-4）中的果实为长椭圆形，并可见到还没有脱落的直立萼片，所绘为皱皮木瓜 *Ch. speciosa*。

　　《植物名实图考》绘有"木瓜"图（图 1-5），其干甚粗，其果甚大，果顶下陷而无突起；尤其是绘的花枝，花生于顶端，花与叶同时开放。此"木瓜"原植物与蔷薇科植物光皮木瓜 *Ch. sinensis* 完全一致。而《植物名实图考》绘有"贴梗海棠"图，图与木瓜 *Ch. speciosa* 基本一致。近代不少植物文献往往以此为据而将光皮木瓜 *Ch. Sinensis* 的中文名称为"木瓜"，将木瓜 *Ch. Speciosa* 的中文名称为"贴梗海棠"，其根源在于此。

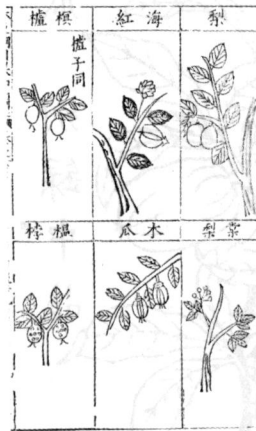

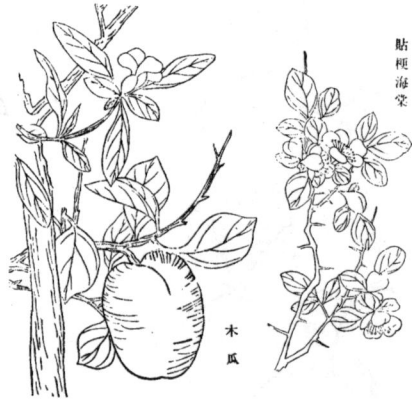

图 1-4 　《本草纲目》"木瓜"图　 图 1-5 　《植物名实图考》"木瓜"与"贴梗海棠"图

　　《中国药物标本图影》有"木瓜"药材图和"木瓜片"饮片图（图 1-6）。"木瓜"药材图所绘为木瓜对半切开干燥，表面皱缩不平。"木瓜片"饮片可见饮片明显皱缩。两者均与皱皮木瓜 *Ch. speciosa* 特征相符。

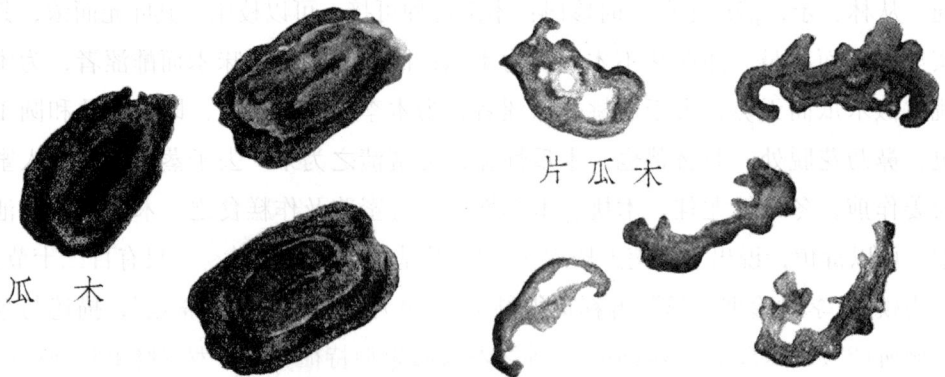

图 1-6 　《中国药物标本图影》"木瓜""木瓜片"药材图

　　历代本草中对木瓜的名称多取自果实的性质及形态，且历代以来正品来源为皱皮木瓜 *Ch. Speciosa*（Sweet）Nakai。

第二节　药用木瓜的产地考证

《吴普本草》云，木瓜"生夷陵（今湖北省宜昌市附近）"。《本草经集注》云"山阴兰亭（今浙江省绍兴市境内）尤多"。可知在宋以前湖北、浙江多产木瓜。

《本草图经》云："今处处有之，而宣城者为佳……宣州人种莳尤谨，遍满山谷。始实成，则镞纸花薄其上，夜露日曝，渐而变红，花纹如生。本州以充上贡焉。"说明宣木瓜在北宋时期已经有规模化种植。《本草衍义》云："今人多取西京大木瓜（今河南省洛阳市境内）为佳，其味和美。至熟止青白色，入药绝有功。胜、宣州者味淡。"《宝庆本草折衷》云："木瓜，生山阴兰亭，及西京、蜀州（今四川省崇州市境内）。今处处种之。生宣城即宣州者，名宣木瓜，见众方。"《本草品汇精要》云："道地：宣城为佳。"《本草蒙筌》云："各处俱产，宣州独良。"《本草原始》云："山阴兰亭尤多，今处处有之，而宣城者尤佳。"《食物本草》云："木瓜处处有之，而宣城者为佳。"《本草乘雅半偈》："木瓜处处有之，西雒（今四川省广汉市中心）者最胜，宣城者亦佳，山阴兰亭尤多也。"可知宋明时期木瓜多产自浙江、安徽、四川、河南境内。

《握灵本草》云："木瓜出宣州者良。"《本草详节》云："生各处，宣州者良。"《得配本草》云："宣州陈久者良。"《本草便读》云："木瓜处处皆有，而以宣城出者为佳"。清代本草中木瓜均以安徽宣城为道地。

《增订伪药条辨》云："按木瓜处处虽有，当以宣城产者为胜，陈久者良……产地首推浙江淳安县，名淳木瓜，最佳……湖北宣城产者，名宣木瓜，体结色紫纹绉，亦佳。其余紫秋、巴东、济南等处所产，虽亦有佳种，然不及以上两处之美。四川綦江县产者，名川木瓜，质松，色黄，皮粗糙，无细纹，个大而肉薄，亦次。福建产者，色黄而大，味香，不入药用。"从记载中可知淳安所产木瓜为最佳，宣城所产亦佳，其余地方所产均不如淳安和宣城。《药物出产辨》云："产湖北长沙市内资丘为最，其次湖南津市、湘潭，四川更次。"《本草药品实地之观察》载："据云：来自安徽宣城者，称宣木瓜，为药肆中之上品。"

《中药材手册》云："主产于安徽宣城、宁国，浙江淳安、昌化，湖南慈利、湘乡，湖北长阳、资丘，四川江津、綦江等地。此外，云南、山东、河南、贵州、江苏、福建、江西、广西及甘肃等地亦产。"《现代中药材商品通鉴》记载："主产于四川灌县、彭县、广元、旺苍，湖北恩施、资立、宜昌、长阳，安徽宣城、涡阳、六安，陕西、甘肃、浙江、贵州、云南、山东等省亦产。以四川产量最大，安徽宣城产品质佳。"《金世元中药材传统鉴别经验》记载："以安徽宣木瓜、浙江淳木瓜、湖北资丘木瓜品质最佳。"

综上，历代以来，安徽、浙江、湖北、四川、河南等地均产木瓜，本草中多推崇安徽宣城产木瓜，同时浙江淳安、湖北长阳所产木瓜品质也较为优良。

第三节 药用木瓜的炮制考证

关于木瓜炮制的记载最早见于《雷公炮炙论》，首次载黄牛乳蒸，曰："凡使木瓜，勿令犯铁，用铜刀削去硬皮并子，薄切，于日中晒，却用黄牛乳汁拌蒸。"

唐代仅见对木瓜净制要求。《食医心鉴》云"去皮心"，未有新增炮制方法。

宋代对木瓜净制有不同要求。《圣济总录》中有"去皮瓤切作片"。《宝庆本草折衷》云："今并以秋后实熟摘之，亦有待其自落而收者，并用铜刀及竹刀薄割片子，难晒，亦可穿挂晾干，或成颗并油麻藏密器中。忌铁。"宋代还首次出现蒸法（《太平圣惠方》）、焙法（《类证活人书》）。除此之外，加辅料炮制木瓜的方法也较多，主要有硇砂蒸制（《太平圣惠方》）、艾制（《博济方》）、酒浸焙干（《类编朱氏集验方》）等单一辅料制。《博济方》又进一步阐述硇砂蒸制："木瓜一个，去皮瓤，入硇砂一两，去砂石，蒸令熟，研烂极。治脾肾久冷，积成气块，或发疼痛。"此外还有多种辅料合制木瓜。《太平圣惠方》记载有硫黄青盐制，曰："切头上一片为盖子，剜去瓤并皮子，入硫黄、青盐在内。"之后，又陆续出现盐蜜合制（《太平圣惠方》）、糯米浆、盐合制、童便酒合制（《三因极一病证方论》）等。

明代木瓜净制沿用唐宋方法。《本草纲目》云："时珍曰：今人但切片晒干入药尔。按：《大明会典》：宣州岁贡乌烂虫蛀木瓜入御药局。亦取其陈久无木气，如栗子去木气之义尔。"古人多使用铜刀切制木瓜，切成薄片晾晒，待其变红后为佳。《炮炙大法》云："捶碎。现行，取原药材，除去杂质，洗净，略泡，蒸透，切薄片，干燥。生品长于舒筋活络，柔肝，多用于风湿痹痛、脚气等。"《外科启玄》云："炒。现行，取木瓜片，用微火炒至微焦，取出晾凉。炒木瓜以和胃化湿力胜，多用于呕吐泄泻、腹痛、转筋。"明代在沿用唐宋方法的同时，新增方法有盐制（《寿世保元》），酒洗（《增补万病回春》），炒（《外科启玄》），辰砂、附子合制（《奇效良方》）等。此外，《本草发挥》云："木瓜得木之正故入筋，以铅霜涂之则失醋味，受金之制，故如是。"记载炮制为木瓜霜。

清代记载木瓜的炮制主要有酒炒（《校注医醇賸义》）、姜汁炒（《类证治裁》）及络石藤制（《霍乱论》）等。

《中药材手册》云："摘下果实后，放入沸水锅中煮5分钟捞出，晒1～2天。待外皮有皱纹时即用铜刀（忌用铁器）纵切成两半，或摘下果实先纵切成两半后，再放入沸水锅中煮10分钟，捞出晒干。先仰晒（瓤向上）2～3天，再翻晒几天，反复晒至外皮呈赤褐色为止。夜间经露水露几夜后再晒干，色泽鲜艳，质量更佳。如遇阴雨天可用微火烘干，以防生霉变坏。也有的地区将果实摘下，纵切成两半晒干或烘干。"

现代，木瓜炮制主要有润切、蒸切及炒制等，蒸制方式各地不一，有直接蒸（山西）、浸蒸（北京、陕西、河南）、闷蒸（江苏、浙江、黑龙江）、浸闷蒸（山东、江西、河南）等。此外，还有煮（辽宁），即将原药材置于开水中煮至半透，再以蒸透（勿蒸黑）为度（河北）。

历代以来记载木瓜炮制的方法较多，主要以净制、炒制、蒸制、酒制、盐制为主，其他包括硇砂蒸制、艾制、姜制、盐蜜合制、辰砂附子合制等。

第四节　药用木瓜的道地性考证

道地药材在漫长的历史形成与发展中，不是一成不变的，而是经历了从雏形到发展再发展的一个复杂的演变过程。道地药材形成要素很多，有种质、产区、采集、加工、质量评价、鉴别等诸多要素。种质和产区是道地药材的核心要素，所以对药用木瓜的道地性进行考证十分有必要。

一、宣木瓜

宣木瓜主要种植于安徽宣城市宣州区、泾县、宁国等地海拔 100～300m 的低岗山坡上，其中以宣州区新田镇种植面积和产量为大。

《本草图经》云："今处处有之，而宣城者为佳。其木状若奈，花生于春末，而深红色，其实大者如瓜，小者如拳。"并描述了当时宣木瓜的生产盛况："宣州人种莳尤谨，遍满山谷。"此后历代本草均记载木瓜以安徽宣城为道地，如《本草品汇精要》（1505 年）云："道地：宣城为佳。"《本草蒙筌》（1565 年）云："各处俱产，宣州独良。"《本草原始》（1612 年）云："山阴兰亭尤多，今处处有之，而宣城者尤佳。"《食物本草》（1638 年）云："木瓜处处有之，而宣城者为佳。"《本草详节》（1681 年）云："生各处，宣州者良。"《握灵本草》（1682 年）云："木瓜出宣州者良。"《得配本草》（1761 年）云："宣州陈久者良。"《本草便读》（1887 年）云："木瓜处处皆有，而以宣城出者为佳。"《增订伪药条辨》（1927 年）云："按木瓜处处虽有，当以宣城产者为胜，陈久者良。"《本草药品实地之观察》（1937 年）云："据云：来自安徽宣城者，称宣木瓜，为药肆中之上品。"以上本草均记载宣木瓜为道地药材。

《宝庆本草折衷》云："木瓜，生山阴兰亭，及西京、蜀州（今四川省崇州市境内）。今处处种之。生宣城即宣州者，名宣木瓜，见众方。"《本草乘雅半偈》云："木瓜处处有之，西雒（今四川省广汉市境中心）者最胜，宣城者亦佳，山阴兰亭尤多也。"可知宋明时期木瓜多产自浙江、安徽、四川、河南境内，同样说明了木瓜分布广泛，四川和安徽品质佳。

《得配本草》记载："宣州陈久者良。勿犯铁器，以铜刀切片。多食损齿及骨，病癃闭。血虚脚软者禁用。"《本草害利》记载："八月采实，切片晒干入药。宣城瓜陈生者良。"再次提到了木瓜以安徽宣城木瓜最好，且以陈木瓜为佳。

地方志有记载宣城上贡木瓜的情况，最早记载"贡"的是万历《宁国府志》，其在"卷一"记载："四年六月罢宣州岁贡木瓜杂果。"同时嘉庆《宣城县志》在"贡赋"中记载"木瓜九斤十三两九钱四分五厘四毫"。

根据安徽省地方志的记载，可以确定清朝上贡"木瓜"的地点有"宁国府""旌德县""宣城县""泾县""南陵县"，与今木瓜种植范围相符，也印证了宣城一带所产木瓜为佳的记载。

宣木瓜"惊蛰"至"春分"开花,"清明"后坐果,"大暑"前后果实成熟,"霜降"前后种子成熟。调查表明,宣木瓜在"小暑"前后采收作为药用,此时宣木瓜果皮呈现青黄色;而"大暑"前后作为食品加工,这是因为随果实进一步成熟酸味渐轻,适宜作果品。宣木瓜采收后多对半纵剖开晒干,先将切面向上晒至泛红时再翻过来晒,日晒夜露直至晒干。少数药农选择开水烫后再晒干。

二、资丘木瓜

资丘木瓜多种植于清江北岸海拔 500～1300m 山地,主产于湖北宜昌市长阳县榔坪镇,其中以榔坪镇八角庙村、马坪村、关口垭村等地种植的历史长、面积大。在历史上,长阳县内所产木瓜经清江北岸的资丘镇集散,故习称资丘木瓜。

魏晋时代《吴普本草》记载木瓜"生夷陵"。夷陵是宜昌的古称,而资丘木瓜的核心产区长阳就在宜昌。在本草记载中,对湖北资丘木瓜的记载可追溯至《增订伪药条辨》,云:"紫秋、巴东、济南等处所产,虽亦有佳种,然不及以上两处(注:指浙江淳安与安徽宣城)之美。"《药物出产辨》对资丘木瓜的质量给予很高的评价:"产湖北沙市内资丘为最,其次湖南津市、湘潭,四川更次。"

湖北地方志中关于木瓜记载较为简单,多在"物产"项下记载"木瓜"一词,属别多为"药""果""瓜",1720 年土家族地方志《卯峒司志》首次提及资丘木瓜,并将其列入果部。乾隆《长阳县志》、同治《长阳县志》、同治《宜昌府志》均有记载木瓜,"长阳所产皱皮木瓜……主产于榔坪和秀峰桥两地(秀峰桥现亦为榔坪镇所辖)",具有"质优、肉厚、气香"等特点。现代《中国药材学》《中药大辞典》《新编中药志》写道:"以安徽、湖北资丘、浙江淳安质量最佳。"

资丘木瓜"惊蛰"至"春分"开花,花朵先于叶或与叶同时开放,"清明"后坐果,"寒露"前后果实成熟。其物候期根据不同海拔和气温回暖时间,会相应提前或推迟。资丘木瓜"头伏"开始采收近成熟果实作为药用,此时果皮呈现青色。资丘木瓜采收后多对半纵剖开晒干,先将切面向上晒至泛红时,再翻过来晒,日晒夜露直至晒干。少数药农选择开水烫后再晒干。若遇阴雨天,可用晾晒拱棚避雨。

三、淳木瓜

淳木瓜多种植于浙江淳安海拔 100～600m 山地,主产于浙江淳安左口乡、中洲镇等地,其中以左口乡龙源庄村、显后村等地种植的历史长、面积大。因产自浙江淳安,故习称淳木瓜。

淳木瓜在清以前本草中未见记载，但在光绪《淳安县志》中物产下记载有木瓜。在本草记载中，对淳木瓜的记载可追溯至《增订伪药条辨》，云"产地首推浙江淳安县，名淳木瓜，最佳"。而对浙江所产木瓜的历史可追溯至《本草经集注》，云"山阴兰亭（今浙江省绍兴市境内）尤多"。

浙江所产木瓜在明代地方志中记载较多，多是物产或贡赋项。其中嘉靖《仁和县志》记载"唐书地理志杭州余杭郡土贡……木瓜"，该记载转自《唐书地理志》，说明仁和县当年不清楚是否有上贡情况，但说明唐代就有木瓜上贡情况。而乾隆《杭州府志》记载："礼部本色……干木瓜一十斤价银。"说明清代有上贡木瓜情况。

淳木瓜"惊蛰"至"春分"开花，"清明"后坐果，"大暑"至"立秋"期间开始采摘，此时木瓜果实外皮显青黄色，即可摘取。淳木瓜采收后投入沸水中煮 10 分钟左右，待其果体转软，捞出，随即用钢刀纵切、对半分开，不去籽，果皮朝天薄摊，日晒夜露至完全干燥，若遇阴雨天可用文火烘干，即成商品木瓜。

主要参考文献

[1] 蒋廷锡. 草木典 [M]. 上海：上海文艺出版社，1999.

[2] 陶弘景. 名医别录 [M]. 尚志钧，校辑. 北京：人民卫生出版社，1986.

[3] 唐慎微. 大观本草 [M]. 尚志钧，点校. 合肥：安徽科学技术出版社，2002：710.

[4] 刘文泰. 本草品汇精要 [M]. 曹晖，校注. 北京：华夏出版社，2004：556-557.

[5] 李时珍. 本草纲目 [M]. 刘衡如，刘山永，校注. 北京：华夏出版社，2008：1186-1187.

[6] 吴其濬. 植物名实图考. [M]. 北京：中华书局，1963.

[7] 陈存仁. 中国药物标本图影 [M]. 上海：世界书局，1935：163.

[8] 吴普. 吴普本草 [M]. 北京：人民卫生出版社，1987.

[9] 陶弘景. 本草经集注 [M]. 尚志钧, 尚元胜, 辑校. 北京: 人民卫生出版社, 1994.

[10] 寇宗奭. 本草衍义 [M]. 颜正华, 常章富, 黄幼群, 点校. 北京: 人民卫生出版社, 1990: 63.

[11] 陈衍. 宝庆本草折衷 [M]. 郑金生, 张同君, 辑校. 北京: 人民卫生出版社, 1991: 164.

[12] 陈嘉谟. 本草蒙筌 [M]. 张瑞贤, 主编. 北京: 华夏出版社, 1998: 177.

[13] 李中立. 本草原始 [M]. 张卫, 张瑞贤, 校注. 北京: 学苑出版社, 2011: 715.

[14] 姚可成. 食物本草 [M]. 连美君, 楼绍来, 点校. 北京: 人民卫生出版社, 1994: 459.

[15] 卢之颐. 本草乘雅半偈 [M]. 张永鹏, 校注. 北京: 中国医药科技出版社, 2014: 510–511.

[16] 王翃. 握灵本草 [M]. 叶新苗, 校注. 北京: 中国中医药出版社, 2012: 139.

[17] 闵钺. 本草详节 [M]. 上海: 上海中医药大学出版社, 1997: 419.

[18] 严西亭, 施澹宁, 洪辑庵. 得配本草 [M]. 张瑞贤, 主编. 北京: 华夏出版社, 1998: 551.

[19] 张秉成. 本草便读 [M]. 上海: 上海中医药大学出版社, 1997: 528.

[20] 曹炳章. 增订伪药条辨 [M]. 上海: 科技卫生出版社, 1959: 61.

[21] 陈仁山. 药物出产辨 [M]. 广州: 广东中医药专门学校, 1930: 89.

[22] 赵橘黄. 本草药品实地之观察 [M]. 福州: 福建科学技术出版社, 2006: 45–46.

[23] 卫生部药政管理局. 中药材手册 [M]. 北京: 人民卫生出版社, 1959: 198.

[24] 张贵君. 现代中药材商品通鉴 [M]. 北京: 中国中医药出版社, 2001.

[25] 金世元. 金世元中药材传统鉴别经验 [M]. 北京: 中国中医药出版社, 2010: 85–88.

[26] 雷敩. 雷公炮炙论 [M]. 施仲安, 校注. 南京: 江苏科学技术出版社, 1985.

[27] 昝殷. 食医心鉴 [M]. 上海: 上海三联书店, 1990.

[28] 赵佶. 圣济总录 [M]. 王振国、杨金萍, 主校. 北京: 中国中医药出版社,

2018.

[29] 王衮. 博济方 [M]. 王振国，宋咏梅，点校. 上海：上海科学技术出版社，2003.

[30] 王怀. 太平圣惠方 [M]. 北京：人民卫生出版社：1958.

[31] 缪希雍. 炮炙大法 [M]. 北京：人民卫生出版社，1956.

[32] 申拱宸. 外科启玄 [M]. 北京：人民卫生出版社，1955.

[33] 徐彦纯. 本草发挥 [M]. 宋咏梅，李军伟，校注. 北京：中国中医药出版社，2015.

[34] 彭华胜，郝近大，黄璐琦. 道地药材形成要素的沿革与变迁 [J]. 中药材，2015，38（8）：1750-1755.

[35] 凌奂. 本草害利 [M]. 北京：中医古籍出版社，1982.

第一章

木瓜种质资源

第一章

第一节　木瓜属植物

蔷薇科木瓜属 *Chaenomeles* 植物有 5 种，均产于亚洲东部，分别为木瓜 *Chaenomeles speciosa*（Sweet）Nakai、毛叶木瓜 *Chaenomeles cathayensis*（Hemsl.）Schneid.、西藏木瓜 *Chaenomeles thibetica* Yu、日本木瓜 *Chaenomeles japonica*（Thunb.）Lindl. 和光皮木瓜 *Chaenomeles sinensis*（Thouin）Koehne。

木瓜属植物具有以下特征：落叶或半常绿，灌木或小乔木，有刺或无刺；冬芽小，具 2 枚外露鳞片。单叶，互生，具齿或全缘，有短柄与托叶。花单生或簇生。先于叶开放或迟于叶开放；萼片 5，全缘或有齿；花瓣 5，大形，雄蕊 20 枚或多数排成两轮；花柱 5，基部合生，子房 5 室，每室具有多数胚珠排成两行。梨果大形，萼片脱落，花柱常宿存，内含多数褐色种子；种皮革质，无胚乳。木瓜属植物分种检索表，见表 2-1。

表 2-1　木瓜属植物分种检索表

1. 枝条无刺；花单生，后于叶开放；萼片具齿，向外反折；叶边有刺芒状锯齿，齿尖、叶柄均有腺；托叶膜质，卵状披针形，边缘有腺齿　　　　　　　　　　　　　5. 光皮木瓜 *Ch. sinensis*
1. 枝条有刺；花簇生，先于叶或与叶同时开放；萼片全缘或近全缘，直立稀反折；叶边有锯齿或近全缘；齿尖无腺；托叶革质或薄革质，肾形或耳形或半圆形，有锯齿，无腺齿
　2. 叶片有锯齿；萼裂片直立
　　3. 灌木或小乔木，高在 1.5m 以上，常为 2～6m；小枝平滑，无疣状突起；果实卵球形、近圆形或梨形，直径 5～8cm
　　　4. 叶片卵形或椭圆形至椭圆状披针形，幼时叶背无毛或仅主脉上有疏短柔毛，叶缘有尖锐锯齿；花柱基部无毛或有时有疏毛　　　　　　　　　　　　1. 木瓜 *Ch. speciosa*
　　　4. 叶片椭圆形或披针形，幼时背面密被褐色柔毛，叶缘有刺芒状锯齿；花柱基部密被柔毛或绵毛　　　　　　　　　　　　　　　　　　　　　2. 毛叶木瓜 *Ch. cathayensis*
　　3. 矮灌木，高在 1.5m 以下，常为 0.8～1.2m；小枝粗糙，二年生枝条有疣状突起；果实近圆球形，直径 3～4cm　　　　　　　　　　　　　　　　　4. 日本木瓜 *Ch. japonica*
　2. 叶片全缘或近全缘；萼裂片反折　　　　　　　　　　　3. 西藏木瓜 *Ch. thibetica*

一、木瓜 *Chaenomeles speciosa* (Sweet) Nakai

木瓜又名贴梗海棠，落叶灌木，高 2～3m，枝直立开展，有长达 2cm 的直刺。小枝圆柱形，微屈曲，无毛，紫褐色或黑褐色，有疏生浅褐色皮孔。冬芽三角卵形，先端急尖，近于无毛或在鳞片边缘具短柔毛，紫褐色。单叶互生，薄革质，叶片卵形至椭圆形，稀长椭圆形，长 3～9cm，宽 1.5～5cm，先端急尖稀圆钝，基部楔形至宽楔形，边缘具有尖锐锯齿，齿尖开展，无毛或在萌蘖上沿下面叶脉有短柔毛。叶柄长约 1cm。托叶大形，草质，肾形或半圆形，稀卵形，长 5～10mm，宽 12～20mm，边缘有尖锐重锯齿，无毛。花先叶开放，3～5 朵簇生于二年生老枝上；花梗短粗，长约 3mm 或近于无柄；花直径 3～5cm；萼筒钟状，外面无毛；萼片直立，半圆形稀卵形，长 3～4mm。宽 4～5mm，长约萼筒之半，先端圆钝，全缘或有波状齿及黄褐色睫毛。花瓣倒卵形或近圆形，基部延伸成短爪，长 10～15mm，宽 8～13mm，猩红色、粉红色或白色。雄蕊 45～50 枚，长约花瓣之半；花柱 5，基部合生，无毛或稍有毛，柱头头状，有不显明分裂，约与雄蕊等长。果实球形或卵球形，直径 4～6cm，黄色或带黄绿色，有稀疏不显明斑点，味芳香；萼片脱落，果梗短或近于无梗。花期 3～5 月，果期 9～10 月。果实球形或卵形，长 4～9cm，直径 4～6cm，黄色或黄绿色。干燥果实外表面棕色或紫红色，因干缩有多数不规则的深褶和皱纹，剖面边沿向内卷曲，果肉红棕色细腻。种子少数，红棕色，三角形略扁平。

木瓜产于湖北、安徽、山东、四川、浙江、重庆、陕西、甘肃、贵州、云南等地。缅甸亦有分布。各地习见栽培。主要种植区域有湖北长阳、巴东，安徽宣城，山东临沂，四川宣汉，浙江淳安，云南临沧，重庆綦江，陕西旬阳，河南西峡，甘肃陇南等地。栽培品花色有大红、粉红、乳白且有重瓣及半重瓣多个品种，具有极高的观赏性，枝密多刺可作绿篱。

《中国药典》（2020 年版）记载木瓜来源于蔷薇科植物贴梗海棠 *Chaenomeles speciosa*（Sweet）Nakai 的干燥近成熟果实。夏、秋二季果实绿黄时采收，置沸水中烫至外皮灰白色，对半纵剖，晒干。

果实干制后入药，以质坚实、味酸者为佳。湖北、安徽、浙江、重庆等地是皱皮木瓜道地产区，中药行业习惯上将湖北长阳产皱皮木瓜称"资丘木瓜"，安徽宣城产木瓜称"宣木瓜"，浙江淳安产木瓜称"淳木瓜"。

二、毛叶木瓜 *Chaenomeles cathayensis* (Hemsl.) Schneider

　　落叶灌木或小乔木，高 2 ～ 6m；枝条直立，具短枝刺。小枝圆柱形，紫褐色，无毛，有浅褐色皮孔，冬芽三角卵形，先端急尖，无毛，紫褐色。叶片椭圆形、披针形至倒卵披针形，长 5 ～ 11cm，宽 2 ～ 4cm，先端急尖或渐尖，基部楔形至宽楔形，边缘有芒状细尖锯齿，上半部有时形成重锯齿，下半部锯齿较稀，有时近全缘，幼时上面无毛，下面密被褐色绒毛，以后脱落近于无毛。叶柄长约 1cm，有毛或无毛；托叶草质，肾形、耳形或半圆形，边缘有芒状细锯齿，下面被褐色绒毛。花先叶开放，2 ～ 3 朵簇生于二年生枝上，花梗短粗或近于无梗；花直径 2 ～ 4cm。萼筒钟状，外面无毛或稍有短柔毛。萼片直立，卵圆形至椭圆形，长 3 ～ 5mm，宽 3 ～ 4mm，先端圆钝至截形，全缘或有浅齿及黄褐色睫毛；花瓣倒卵形或近圆形，长 10 ～ 15mm，宽 8 ～ 15mm，淡红色或白色；雄蕊 45 ～ 50 枚，长约花瓣之半；花柱 5，基部合生，下半部被柔毛或绵毛，柱头头状。果实卵球形或近圆柱形，先端有突起，长 8 ～ 12cm，宽 6 ～ 7cm，黄色有红晕，味芳香。花期 3 ～ 5 月，果期 9 ～ 10 月。果实椭圆形、纺锤形或卵圆形，先端有突起，果大，单果重 500 ～ 700g，果面绿黄有红晕。干燥果实表面棕色或棕黑色，因干缩而有多数不规则的深纹，横断面果肉较薄，约 0.5cm。

　　毛叶木瓜产于陕西、甘肃、江西、湖北、湖南、四川、云南、贵州、广西等地。栽培或野生。主要种植区域有湖北郧阳、贵州正安、重庆綦江、河南西峡及西南多地。

三、西藏木瓜 *Chaenomeles thibetica* Yu

　　西藏木瓜又名藏木瓜。落叶灌木或小乔木，高 1.5 ～ 3m。通常多刺，刺锥形，长 1 ～ 1.5cm。小枝屈曲，圆柱形，有光泽，红褐色或紫褐色。多年生枝条黑褐色，散生长圆形皮孔。冬芽三角卵形，红褐色，先端急尖，有少数鳞片，在先端或鳞片边缘微有褐色柔毛。叶片革质，卵状披针形或长圆披针形，长 6 ～ 8.5cm，宽 1.8 ～ 3.5cm，先端急尖，基部楔形，全缘，上面深绿色，中脉与侧脉均微下陷，下面密被褐色绒毛，中脉及侧脉均显著突起；叶柄粗短，长 1 ～ 1.6cm，幼时被褐色绒毛，逐渐脱落；托叶大形，草质，近镰刀形或近肾形，长约 1cm，宽约 1.2cm，边缘有不整齐锐锯齿，稀钝锯齿，上面无毛，下面被褐色绒毛。花 3 ～ 4 朵簇生，花白色，花瓣边缘和背面具红色晕，花柱 5，基部合生，并密被灰白色柔毛。果实长圆形或梨形，长 6 ～ 11cm，直径 5 ～ 9cm，表面红棕色或灰褐色，饱满或稍带皱缩。剖开面果肉较薄，较松软，味香。萼片宿存，反折，三角卵形，先端急尖，长约 2mm。种子多数，每室 25 ～ 30 粒，扁平，三角卵形，深褐色。

西藏木瓜产于西藏、四川、云南高寒地带，模式标本采自拉萨罗布林卡，目前栽培较少。

四、日本木瓜 *Chaenomeles japonica*(Thunb.) Lindl.

日本木瓜又名倭海棠。落叶矮灌木，高约 1m，枝条广开，有细刺；小枝粗糙，圆柱形，幼时具绒毛，紫红色，二年生枝条有疣状突起，黑褐色，无毛；冬芽三角卵形，先端急尖，无毛，紫褐色。叶片倒卵形、匙形至宽卵形，长 3 ～ 5cm，宽 2 ～ 3cm，先端圆钝，稀微有急尖，基部楔形或宽楔形，边缘有圆钝锯齿，齿尖向内合拢，无毛；叶柄长约 5mm，无毛；托叶肾形有圆齿，长 1cm，宽 1.5 ～ 2cm。花 3 ～ 5 朵簇生，花梗短或近于无梗，无毛。花直径 2.5 ～ 4cm。萼筒钟状，外面无毛；萼片卵形，稀半圆形，长 4 ～ 5cm，比萼筒约短一半，先端急尖或圆钝，边缘有不显明锯齿，外面无毛，内面基部有褐色短柔毛和睫毛。花瓣倒卵形或近圆形，基部延伸成短爪，长约 2cm，宽约 1.5cm，砖红色。雄蕊 40 ～ 60 枚，长约花瓣之半；花柱 5，基部合生，无毛，柱头头状，有不显明分裂，约与雄蕊等长。果实近球形，直径 3 ～ 4cm，黄色，萼片脱落。花期 3 ～ 6 月，果期 8 ～ 10 月。

日本木瓜原产于日本。我国北京、江苏、浙江、陕西等地有少量栽培，培育品花单瓣或重瓣，白色至红色，供观赏用。

五、光皮木瓜 *Chaenomeles sinensis* (Thouin) Koehne

落叶灌木或小乔木，高 5 ～ 10m，树冠 3 ～ 4m。树皮成片状脱落；小枝无刺，圆柱形，幼时被柔毛，不久即脱落，紫红色，二年生枝无毛，紫褐色；冬芽半圆形，先端圆钝，无毛，紫褐色。叶片椭圆卵形或椭圆长圆形，稀倒卵形，长 5 ～ 8cm，宽 3.5 ～ 5.5cm，先端急尖，基部宽楔形或圆形，边缘有刺芒状尖锐锯齿，齿尖有腺，幼时下面密被黄白色绒毛，不久即脱落无毛；叶柄长 5 ～ 10mm，微被柔毛，有腺齿；托叶膜质，卵状披针形，先端渐尖，边缘具腺齿，长约

7mm。花单生于叶腋，花梗短粗，长 5 ~ 10mm，无毛；花直径 2.5 ~ 3cm；萼筒钟状外面无毛；萼片三角披针形，长 6 ~ 10mm，先端渐尖，边缘有腺齿，外面无毛，内面密被浅褐色绒毛，反折；花瓣倒卵形，淡粉红色；雄蕊多数，长不及花瓣之半；花柱 3 ~ 5，基部合生，被柔毛，柱头头状，有不显明分裂，约与雄蕊等长或稍长。花期 4 月，果期 9 ~ 10 月。果实长椭圆形，长 10 ~ 15cm，暗黄色，木质，味芳香，果梗短。干燥果实外表面红棕色或棕褐色，光滑无皱纹，故有光皮木瓜之称。剖面果肉粗糙。

光皮木瓜产山东、陕西、湖北、江西、安徽、江苏、浙江、广东、广西等地。栽培或野生。主要种植区域有山东曹州、湖北郧阳、河南桐柏、陕西白河、安徽六安、四川恩阳等地。果实入药有解酒、去痰、顺气、止痢等功效。目前主要用作观赏。

《中国药典》（1977 年版）收载光皮木瓜 *Chaenomeles sinensis*（Thouin）Koehne 作为木瓜药材的基原之一，自 1985 年《中国药典》不再收录。

《四川省中药材标准》（1987 年版）和《四川省中药材标准》（2010 年版）均收录了光皮木瓜品种。

第二节　木瓜的种质资源

木瓜栽培历史悠久，品种资源和变异类型丰富。木瓜属于 1822 年建立，当时只有日本木瓜一种。1890 年木瓜并入到木瓜属，1906 年木瓜海棠并入木瓜属，1929 年贴梗海棠并入木瓜属，1963 年西藏木瓜并入木瓜属，至此，木瓜属包括了 5 个物种。

中国是木瓜属植物的起源中心，已有 3000 多年的木瓜栽培历史，种质资源十分丰富，并分布广泛，东至辽宁、山东、浙江，西至新疆、西藏，南至云贵、广西，北至陕甘、河北等均有分布。木瓜属植物表型具有很强的可塑性，种间杂交容易，因此，变异类型和品种资源十分丰富，既为育种带来了便利，但同时也对种质资源的鉴别和分类带来了麻烦。目前已出现近 600 个栽培品种，随着新品种的培育和变异类型的增多，出现同物异名、同名异物、品种种源和品种间的亲缘关系模糊不清，缺乏完善的品种分类系统等一系列问题，亟待对木瓜属植物品种进行系统研究。

尽管我国古代关于木瓜的记载很多，但直到 20 世纪 90 年代，我国才对该属植物的分类、进化和重要栽培种的起源等问题开展深入研究。木瓜属植物物种以及品种的早期研究中，由于分类标准不统一，分类辅助手段较少，虽然对 5 个种认同一致，但对种的记载侧重点有差异，对品种的记载存在品种起源和演化不清、品种记载混乱、命名不规范等一系列问题，因而给木瓜属植物的研究、交流和开发利用带来了不利影响。《中国树木志》与《中国果树分类学》所载的皱皮木瓜虽为木瓜属内的同一个种，但是两者所指的侧重点不同；《中国树木志》注重突出贴梗海棠的观赏价值，因此，记载的贴梗海棠多指株型较小、花色艳丽、单瓣或复瓣、果实较小的观赏类型，而《中国果树分类学》注重突出贴梗海棠的果品应用价值，因此，记载的贴梗海棠多指树体高大、花单瓣且较小、果实较大的食用类型。

依据木瓜属植物形态特征和用途，将我国现有野生和栽培木瓜资源分为 3 类 5 种，3 类即观赏类、药用类、食用类。观赏类有单瓣观赏种和复瓣观赏种两种；药用类有光皮木瓜、假光皮木瓜两种；食用类有皱皮木瓜。这种人为的分类方法虽然着眼于应用上的方便，但概念不明、范畴重叠，如对贴梗海棠与皱皮木瓜的关系缺乏清晰定位。有的学者指出王嘉祥将本应属于毛叶木瓜的常见栽培品种"罗扶""红霞"等归入了贴梗海棠。臧德奎等对木瓜观赏品种进行了分类，共记载 20 个品种，其中贴梗海棠品种 5 个，毛叶木瓜品种 5 个，日本木瓜品种 3 个，傲大贴梗海棠品种 7 个。这解决了一些栽培品种的种源问题，但品种分类的标准还不统一。张茜等试图对木瓜属的品种命名进行分析与澄清，但同样也没有分析清楚品种之间的种源关系。因此，我国在木瓜种质资源的收集保存、分析评价和品种起源演化等方面仍有许多需要解决的问题，尚需深入研究。

木瓜品种间的差异表现各异。其花色、花径、重瓣性等重要性状是主要观赏要素，也相对稳定、容易识别，对于遗传育种和园林应用具有直接价值，因此是划分观赏品种的主要依据。果实的形状、大小、色泽等性状是划分果用品种的重要根据。为了规范木瓜新品种选育，国家林业和草原局发布了中华人民共和国林业行业标准 LY/T 3001—2018《植物新品种特异性、一致性、稳定性测试指南木瓜属》，为规范木瓜属植物新品种的测试提供了依据。

各木瓜产区对药用木瓜种质资源的管理与新品种选育工作各具特色，但存在种质资源的收集保存工作重视不足；分类及命名较混杂，种质混杂严重，同物异名、同名异物现象普遍；品种培育研究工作进展缓慢，良种繁育体系不健全，对优良品提纯复壮、防止退化等工作缺失；对不同特色品种资源进行差异化优化应用还不深入等问题。

一、木瓜主要产区的品种培育

（一）资丘木瓜产区

资丘木瓜是我国药用木瓜主要道地品种之一。资丘木瓜产区十分注重木瓜的药用品质，对种质资源保护最为严格，实行分区种植、分类利用。资丘木瓜产区以湖北长阳为中心向周边扩散，该区作为药用木瓜的起源地和产业核心区，种质资源的收集保存及品种培育研究工作还需要进一步加强。

资丘木瓜产区内有贴梗海棠、毛叶木瓜、木瓜等多个木瓜属植物自然种及其变异类型。木瓜（贴梗海棠）和光皮木瓜曾大量种植，为保护木瓜的种质资源及其原始种性，该产地对栽培品种进行了严格管理，清理了原来栽培的光皮木瓜及引进的其他木瓜品种，保留了当地特色品种，习称资丘木瓜，具有无籽或少籽、花粉红色等重要特点。其主要采用分株育苗，无性繁殖，有效保证了其品种纯、品质优，故道地性受到了全国公认。全国多处药用木瓜新产区种苗主要来自该产区，对有效保证我国药用木瓜的质量起到了重要作用。

据地方志记载，长阳种植的木瓜源于唐朝，已有一千多年的历史。在明清时代，已远销东南亚及世界各地。康熙五十七年编撰的《卯峒司志》，将其列入果部；乾隆年间编写的《长阳县志》，将其列入药材类。由于资丘木瓜的性状与品质具有鲜明特征，由此，有学者认为资丘木瓜是来自植物贴梗海棠的一个变种或是贴梗海棠与毛叶木瓜自然杂交种。

另有一种木瓜，习称为"药木瓜"或"药瓜"，花猩红色或鲜红色，高1～2m，树冠较小，自然结实率低。果实长卵圆形，表面光滑，果点明显，有籽，熊果酸含量明显高于其他品种。资丘木瓜、宣木瓜、川木瓜等主要传统木瓜产区均认为其药用价值优于其他品种，现今数目极少，处于濒危状态，值得重点关注，需要加大研究保护力度。

资丘木瓜在长期的栽培中分化出多种自然变异品种，通过变异株筛选等育种，近年来当地已选育出多个变异品种，并积极开展杂交育种。已选育的品种主要有"鄂皱皮木瓜1号""鄂皱皮木瓜2号""碧玉""挽春""丹丰""隐棘"等多个品种（图2-1，图2-2）。

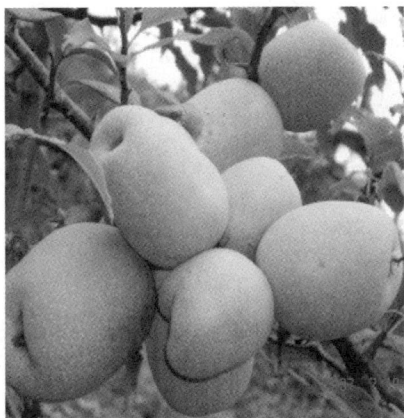

图 2-1　资丘木瓜（鄂皱皮木瓜 1 号）

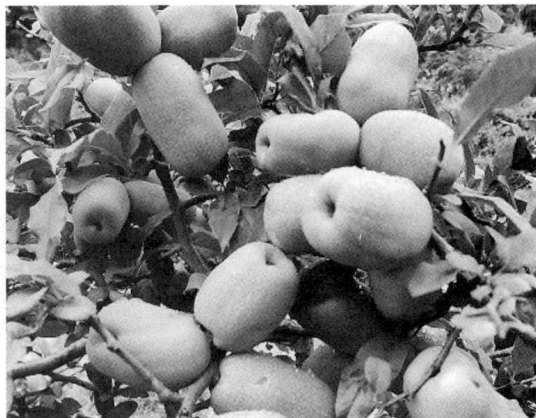

图 2-2　资丘木瓜（鄂皱皮木瓜 2 号）

（二）宣木瓜产区

宣木瓜是我国木瓜主要道地品种之一。宣木瓜产区注重木瓜的药用品质，产业运行管理和宣传力度大。但多品种同地并存，对传统地道药材的质量影响不可忽视。宣木瓜产区以安徽宣城为核心，已选育的品种有主要有"宣木瓜 1 号""罗汉脐""苹果红"（芝麻点）等（图 2-3，图 2-4）。该产区 2002 年前后从山东等地引进毛叶木瓜等食用型木瓜品种在宣木瓜主产区推广种植，为果脯、果酒和蜜饯等食品加工提供原料，扩大了木瓜种植面积和产业规模，但对传统道地药材"宣木瓜"质量产生影响。

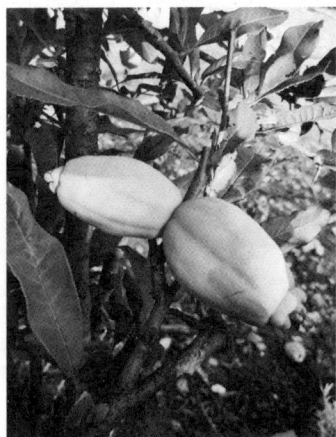

图 2-3　宣木瓜（罗汉脐）

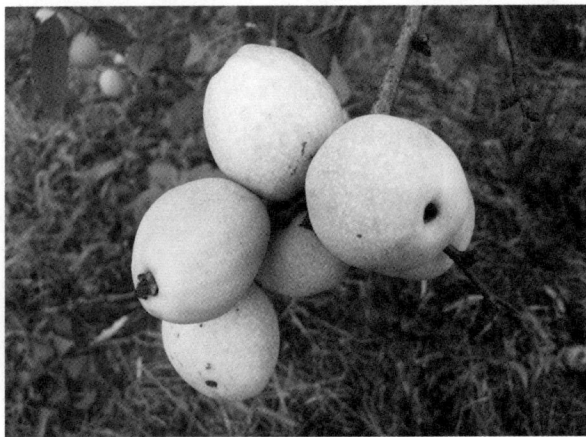

图 2-4　宣木瓜（苹果红）

（三）淳木瓜产区

淳木瓜是我国传统木瓜道地品种之一，主产于浙江淳安，淳木瓜产区与宣木瓜产区地理相近，其种质资源特点与宣木瓜产区相似（图 2-5，图 2-6）。

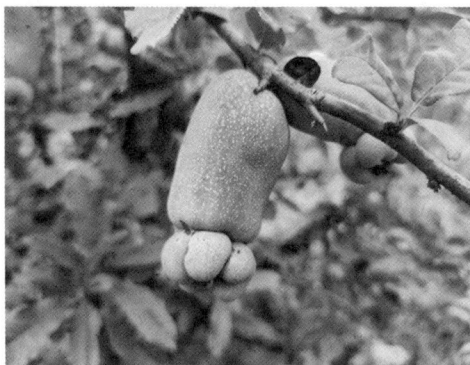

图 2-5　淳木瓜（有脐）

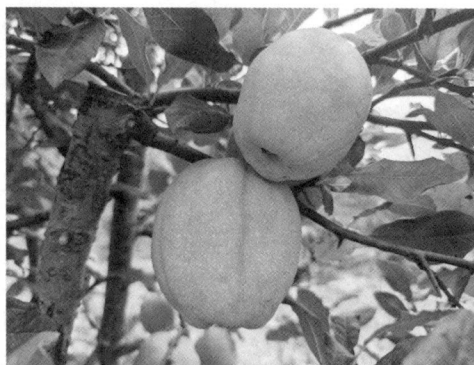

图 2-6　淳木瓜（无脐）

（四）山东木瓜产区

　　山东木瓜产区栽培木瓜较其他产区晚，但引进了各道地产区多个种并不断开展杂交等育种工作，使其种质来源繁杂，品种多样，既有观赏品种又有药用品种。一方面极大地丰富了我国木瓜的栽培品种，拓展了木瓜的应用价值，但另一方面，品种混杂不仅可能成为影响木瓜药材质量的重要因素，也可能导致原有传统品种资源的丢失。因此，对木瓜药用、食用、观赏等栽培品种的培育与管理提出了新的更高要求。

　　山东省各地市均有木瓜种植，以菏泽、临沂和泰安居多。2013 年木瓜被菏泽市正式选为市树。山东有木瓜品种 60 个左右，主要栽品种达 20 多个。果、药用品种及观赏品种均很丰富，均在 30 个左右，其中木瓜品种不少于 38 个，包括浓香型、淡香型 2 个品种群。"一品香""金香"等品种属浓香型；"罗扶""长俊""红霞""玉佛"和"奥星"等品种属淡香型（图 2-7，图 2-8）。

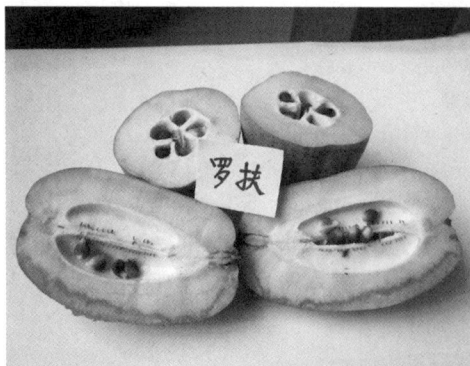

图 2-7　山东木瓜（罗扶）

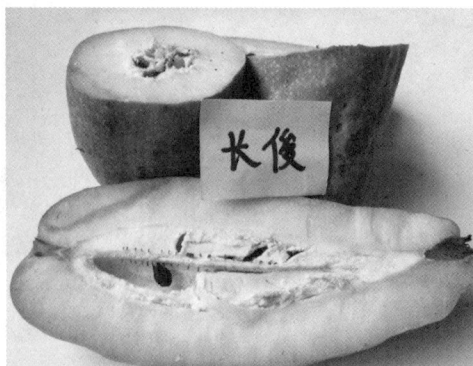

图 2-8　山东木瓜（长俊）

（五）其他木瓜产区

木瓜产区还包括云木瓜产区、川木瓜产区。云木瓜产区木瓜资源十分丰富，集观赏、食用和药用多种功效为一体。民族特色鲜明，有许多传统的独特加工食用方法。药用比例小，因此对药用木瓜的影响相对较小。

云木瓜以云南大理为中心，遍及滇西、滇中地区。云南木瓜资源十分丰富，种植利用最多的是木瓜（贴梗海棠）和毛叶木瓜，并存在许多变异类型和杂种。如白花木瓜、小桃红、剑川 1 号、甜木瓜、洱源 3 号、白花木瓜等。

木瓜主要产区培育的品种见表 2-2。

表 2-2　木瓜主要品种

序号	品种名	品种特征	备注
1	资丘木瓜	花先叶开放，粉红色，花柱基部有毛茸，约与雄蕊等长。果实卵形、椭圆形至长圆柱形，无籽或有 1 ~ 2 粒种子	道地品种
2	鄂皱皮木瓜 1 号	结果枝大于新梢的 60%，每花序 2 ~ 8 朵，每根结果母枝平均抽生结果枝大于 2.5 条。连续 3 年能结果的母枝超过 55%，3 年生株平均果产量大于 19kg	资丘木瓜品种
3	鄂皱皮木瓜 2 号	与鄂皱皮木瓜 1 号的区别是，晚熟 10 余天，3 年生株平均果产量更高，大于 22kg	资丘木瓜品种
4	碧玉	资丘木瓜变异品种，花为纯白色。其余同资丘木瓜	资丘木瓜品种
5	丹丰	花先叶开放，猩红色或鲜红色，树冠较小。果实卵形、椭圆形至长圆柱形，无籽或有 1 ~ 2 粒种子	药木瓜嫁接资丘木瓜形成的品种
6	挽春	资丘木瓜变异品种，花期晚半月左右。其余同资丘木瓜	资丘木瓜品种
7	隐棘	资丘木瓜变异品种，新生枝无刺，母枝少刺。其余同资丘木瓜	资丘木瓜品种
8	宣木瓜 1 号 *Ch. speciosa* 'Xuanmugua 1'	树高 2 ~ 2.5m；枝刺密集，小枝无毛，叶片浓绿色。花先叶开放，3 ~ 5 朵簇生，粉红色，少数淡红色或白色。果长椭圆或长管形，黄色或带黄绿色，脐突出，平均单果重 200 ~ 400g，最大可达 800g。种子少数	宣木瓜品种

续表

序号	品种名	品种特征	备注
9	罗汉脐	树姿开展，树高2.5m，枝干粗壮，抗病性强；叶簇生长卵形，花色粉红，苞大；果长卵形，脐突出，果大肉厚，平均单果重230g，最大可达750g	宣木瓜品种
10	苹果红	树高2m，分枝多、结果早，抗病性中等；叶片椭圆形，浓绿色，花粉红色；果扁圆，果皮黄红色，单果重120g，最大可达500g	宣木瓜品种
11	长香	树高1.5m，株形较矮，枝细而密，抗病性低；叶短宽，近圆形，质地脆，浓绿色；花叶同放，花深红；果卵圆形，果小，平均单果重50g，最大150g，熟时粉白色	宣木瓜品种
12	洱源3号	叶面、叶背光滑似皱皮木瓜，叶形和果实似毛叶木瓜。果实近圆形或椭圆形，先端萼洼处突起，单果重600～700g	皱皮木瓜与毛叶木瓜的自然杂交种
13	罗扶 *Ch. speciosa* 'Luofu'	适应性广，大灌木。花单瓣，花冠喇叭形，花瓣三角形至不规则圆形；花白色，花瓣边缘和背面带深红色晕。果实近圆柱形，大而匀整，五棱明显，棱沟深。单果重400～1000g。盛果期株产60kg以上。熟时果实由翠绿转黄绿，萼片多宿存。果皮细而薄。果肉淡黄色，肉质细腻，汁液较多	1994年原临沂地区科委鉴定
14	长俊 *Ch. speciosa* 'Changjun'	适应力强，大灌木。花单瓣喇叭形，底部白色，花瓣边缘和背面带深红色晕。果实特大，近圆柱形，具5道棱沟，先端有明显细颈。单果重450～1500g。盛果期株产75kg以上。香气清爽。果皮浅绿色，蜡质少，有光泽，皮孔大而明显，白色。果肉乳白色，肉质细腻，汁液丰富	1994年原临沂地区科委鉴定
15	红霞 *Ch. speciosa* 'Hongxia'	适应力强，大灌木。花单瓣杯型，白色带红晕，不平展，花瓣宽圆形，向内反卷，具瓣爪。花萼宿存，萼片半圆形。萼筒圆锥形。果实卵圆形，具5道棱沟，明显。单果重400～900g。果皮底色浅绿金黄色，阳面有红晕，蜡质稍多，有光泽，皮孔小而不明显。果肉较细，浅白色，汁液多。耐贮性强	1994年原临沂地区科委鉴定

续表

序号	品种名	品种特征	备注
16	一品香 *Ch. speciosa* 'Yipinxiang'	适应力强。花单瓣，圆形，具瓣爪。花白色带红晕，初花为粉花色，盛开时鲜红色。萼宿存，萼筒圆锥形，萼片半圆形。果实卵圆形，小型，单果重150～300g。果皮金黄色，蜡质多，有光泽，具5道棱沟，明显，果点乳白色，小而不明显。果肉细，汁液较多，香气浓郁，优良果用品种，果实不耐贮藏	1994年原临沂地区科委鉴定
17	绿玉 *Ch. speciosa* 'Luyu'	大灌木，生长势强，树高3m。主干直立。果梗部增大肥厚，近果顶部渐尖，由粗转细，果大，果形不整齐。单果重450～1200g。盛果期株产60kg以上。皮孔较大，稀少，褐色。幼果绿色，成熟时深绿黄色，微香，耐贮藏。果肉厚，金黄色，较细，汁液中多。种子多而大	1994年原临沂地区科委鉴定
18	金香 *Ch. speciosa* 'Jinxiang'	适应性强。树高2.0m。适于密植。11年生树株产50kg。果实卵圆形，单果重300～600g。盛果期株产50kg以上。果皮淡黄色，蜡质多，有光泽。皮孔小，不明显，乳白色。果肉嫩黄，细致，汁液较多。果实较耐贮运	1994年原临沂地区科委鉴定
19	玉佛 *Ch. speciosa* 'Yufo'	树高2.7m。生长势强。主干直立，侧枝平展，枝条较硬。果实鼓形，大而整齐。单果重420～1000g。盛果期株产55kg以上。果皮皮孔较大，稀少，褐色。成熟时深绿黄色。微香。果肉厚，金黄色，较细，汁液多。果实耐贮藏	1994年原临沂地区科委鉴定
20	国华 *Ch. speciosa* 'Guohua'	花粉红色。果实大，卵圆形，绿黄色。单果重400～1000g。该品种保存数量不多，资料少	1994年原临沂地区科委鉴定
21	奥星 *Ch. speciosa* 'Aoxing'	适应性强。树高2.7m。主干直立，主枝平展。果实近圆柱形。单果重500～1300g。盛果期株产60kg以上。果皮黄绿色，蜡质少。果肉厚，白色，汁液多，香气浓。果实耐贮藏	1994年原临沂地区科委鉴定

续表

序号	品种名	品种特征	备注
22	金宝萝青 101 木瓜 *Ch. speciosa* 'Jinbaoluoqing 101'	药食兼用。抗病能力强。树高 3m。枝条紧凑，花叶同出。花瓣近圆形，浅粉红色。果实圆柱形，有小突脐，具黄褐色斑点，大而稀。单果重 400～1800g。成熟时黄色，有光泽，棱沟明显。果肉淡黄色，肉细，无纤维，汁液多。种子少，饱满	山东亚特生态技术股份有限公司育成
23	金宝萝青 106 木瓜 *Ch. speciosa* 'Jinbaoluoqing 106'	药食兼用。树高 2.5m。树皮平滑。枝条平展。花叶同出。花瓣近圆形，粉红色。果实长卵形，有不明显突脐。单果重 450～2000g。幼果深绿色，有乳白或黄褐色斑点，向阳面红色，成熟黄绿色，果面光滑，棱不明显。果肉白色，汁液多。种子少。耐贮藏。不耐瘠薄	山东亚特生态技术股份有限公司育成
24	金宝萝青 102 木瓜 *Ch. speciosa* 'Jinbaoluoqing 102'	药食兼用。耐旱、耐涝、抗病。不耐瘠薄，树高 2.5m。树皮平滑，青灰色，枝条平展。花叶同出。花瓣倒卵形，浅粉红色。果实卵形，有突脐，具黄褐色斑点。单果重 400～1500g。成熟浅黄色。果面光滑，具 2～3 条深沟。有香味。果肉厚，淡黄色，无纤维，汁液多。种子 50～110 粒	山东亚特生态技术股份有限公司育成
25	金宝萝青 108 木瓜 *Ch. speciosa* 'Jinbaoluoqing 108'	药食兼用。抗病虫。树高 3m，树皮灰褐色平滑。枝条平展。花叶同出。花瓣近圆形，粉红色。果实长椭圆形，有突脐。单果重 600～2800g。幼果深绿色，有乳白或黄褐色斑点，成熟黄绿色，果面光滑，棱不明显。有香味。果肉白色，汁液多。种子少。果实耐贮藏	山东亚特生态技术股份有限公司育成，良种编号
26	金宝亚特红香玉 *Ch. speciosa* 'Hongxiangyu'	药食兼用。抗病虫。树高 2.8m，树皮浅褐色平滑。枝条紧凑。花叶同出。花瓣近圆形，浅粉红色。果实圆球形或短圆柱形，有大萼洼，内有花柱基，具白色斑点，大而稀。单果重 150～500g。幼时浅绿色，向阳处暗红色，成熟时黄绿色。果皮光滑，棱沟明显。果梗短或近于无梗。果肉较厚，白色，肉细，无纤维，汁液较多。种子多。果实耐贮藏	山东亚特生态技术股份有限公司育成

序号	品种名	品种特征	备注
27	金宝亚特绿香玉 *Ch. speciosa* 'Luxiangyu'	药食兼用。抗病虫。树高 2.6m，树皮平滑，灰褐色。分枝稍斜生。花叶同出。花瓣近圆形，白色或边缘带红晕。果实卵形，有较明显果脐，萼宿存，具白色斑点，小而稀，浅绿色。单果重 200～800g。熟时黄绿色，果皮光滑，具 1～3 条明显沟棱。果肉较厚，白色，汁液较多。种子少	山东亚特生态技术股份有限公司育成
28	金宝亚特黄香玉 *Ch. speciosa* 'Huangxiangyu'	药食兼用。抗病虫。树高 2.5m，树皮浅褐色。株形紧凑，分枝稍平。花叶同出。花瓣近圆形，深红色。果实圆球形或短圆柱形，有小萼洼，具黄褐色斑点，不规则，大而稀，果绿黄色，果皮光滑，棱沟不明显。单果重 200～650g。果肉较厚，淡黄色，肉细。种子少。香味浓郁。耐贮藏	山东亚特生态技术股份有限公司育成
29	金宝亚特金香玉 *Ch. speciosa* 'Jinxiangyu'	药食兼用。抗病虫。树高 2.5m，树皮灰褐色。二年生枝红褐色。花叶同出。花瓣倒卵形，深红色。果实短圆柱形，宿萼，具白色斑点，小而密，果黄绿色，果皮光滑，果实均匀，棱沟较明显。单果重 100～400g。果肉较厚，白色，肉细。种子多。香味浓郁。耐贮藏	山东亚特生态技术股份有限公司育成
30	金宝亚特青香玉 *Ch. speciosa* 'Qingxiangyu'	树高 2.8m，树皮黄褐色。树形开张，枝条稍平展。花叶同出。花瓣近圆形，浅粉红色。果实圆球形，有小萼洼，具黄褐色斑点，大而稀，果浅绿色，向阳处微红色，成熟时黄色，果皮光滑，棱沟较明显。单果重 450～1000g。果肉较厚，淡黄色，肉细，无纤维，汁液较多。种子多。果实耐贮藏	山东亚特生态技术股份有限公司育成
31	金宝红粉佳人海棠 *Ch. speciosa* 'Hongfenjiaren'	观赏品种。树高 50～60cm。枝条开展。花叶同出。花冠绯红色，花瓣 20～25 枚，花丝白色，花药鲜黄色，雌蕊发育不良。具芳香。不结果或结果早落。盛花期 4 月中旬，花期 30 天左右	山东亚特生态技术股份有限公司育成
32	金宝红牡丹海棠 *Ch. speciosa* 'Hongmudan'	观赏品种。树高 50cm，生长势强。成枝无刺，枝姿斜展。花冠绯红色，花瓣 15～20 枚，花丝白色，花药鲜黄色，形似牡丹。雌蕊发育不良。具芳香。不结果。盛花期 4 月下旬，花期 25 天左右	山东亚特生态技术股份有限公司育成

续表

序号	品种名	品种特征	备注
33	醉西施 *Ch. speciosa* 'Zuixishi'	观赏品种。老枝无刺。花3～5朵簇生于短枝。重瓣，花色艳丽。约25枚，近圆形，瓣爪短。花径3～5cm。初开时外面红色而内部绿白色，后渐变粉红色至浅红色。花蕾带红色。花期4～5月。果熟期7～9月	临沂市沂州海棠花卉研究所育成，初定名'贵妃醉'，审定名'醉西施'
34	蓝黛颜 *Ch. speciosa* 'Landaiyan'	观赏品种。树高2～3m。老枝无刺。花3～7朵簇生于短枝。复瓣，11～20枚，近圆形，瓣爪短，边缘呈波浪形，间或有花蕊瓣化被花瓣间隔。花径3～5cm。花蕾红色，初开胭脂红色，花冠暗红色，带蓝色底蕴。雌蕊发育不正常。花期4～5月，花期长，花色持久。果熟期7～9月	临沂市沂州海棠花卉研究所育成
35	世界一 *Ch. speciosa* 'Sekaiiti'	观赏品种。株高50～80cm，生长势较强。树皮灰色，皮孔明显，枝条无刺，小枝红褐色。花瓣近圆形，浅橙红色，28～30枚。花丝淡绿，无雌蕊，不结实。4月初盛花，花期约2个月，8～10月仍有少量开花	日本品种，杂交育成
36	长春乐 *Ch. speciosa* 'Tyojuraku'	观赏品种。小枝具毛，枝条黄褐色，具少量枝刺。单叶互生，绿色，长椭圆形，叶缘具不规则锯齿。托叶2片，对生，肾形。易成花，花朵大。花瓣红色，圆勺形，向上卷曲，15～20枚，3～5轮，具瓣爪。花冠红色，略带橙色，颜色鲜艳，最大花径6 cm。雄蕊70枚左右，花丝淡绿。花萼5，萼片半圆形，有的中间有缺口。果实黄绿色，扁圆形，具皱褶。盛花期4月初，花期约35天	日本品种，杂交育成
37	复长寿 *Ch. speciosa* 'Fuchangshou'	观赏品种。树皮灰色。枝姿平展，具针状枝刺。幼枝红褐色，被毛。花重瓣，10～15枚，2～3轮，圆形，具瓣爪。花径3～4.5cm。花冠红色。花丝黄色，开后红色。果实扁平，具棱，绿色。花期3～4月。果熟期9～10月	长寿乐的重瓣类型。来源不详
38	银长寿 *Ch. speciosa* 'Gintyoju'	观赏品种。株高50cm左右。嫩枝鲜绿色，成枝绿灰色，皮孔明显。花先叶开放。花瓣20～25枚，圆勺形，具瓣爪，初花淡绿色，盛花纯白色。花径4.5cm左右，花蕊鲜黄，花丝淡绿。雄蕊40～50枚，雌蕊发育不良，少有结果。果实小，棱沟深，扁圆形。盛花期4月上中旬，花期35天左右	日本品种，杂交育成

序号	品种名	品种特征	备注
39	东洋锦 *Ch. speciosa* 'Toyonisiki'	观赏品种。株高 1.0～1.5m，生长势较强。树皮灰色，枝干黄褐色。具枝刺。花单瓣，圆勺形，具瓣爪。花冠复色，大红、粉红与白色（带红晕）相嵌合，同株、同枝、同簇、同朵花色彩各异。花径 3～3.5cm。花丝绿色，雌蕊基部无毛。花托内色紫色。花期较长，花色有各种组合，观赏价值高。果实扁圆形，黄绿色，表皮细滑。花期5月。果熟期 7～9 月	日本品种，名称最早出现于1914 年 发 行的《放春花铭鉴》。异名"多彩""复色贴梗海棠""复色海棠"等
40	红艳 *Ch. speciosa* 'Hongyan'	树皮灰白色，具腺点。主枝无枝刺。二年生枝具短尖枝刺。花单瓣，5 枚，圆形，具瓣爪。花喇叭形，深红色，花径 3～4.5cm。花丝深红色。花萼萼片半圆形，有的有缺口，宿存。萼筒长圆柱形，向阳面深红色。果实卵形，绿色，向阳面红色。花期 3～4月。果熟期 9～10 月	异名"红贴梗海棠"。王嘉祥2004 年命名发表
41	凤凰木 *Ch. speciosa* 'Fenghuangmu'	树皮灰褐色。二年生枝具钉状枝刺。幼枝红褐色，被白色柔毛。花色鲜艳，花形独特，观赏价值高。花单瓣，5 枚，圆形，瓣爪细长，达 0.8cm。花冠亮橙黄至橙红色，略平展，花径 3.5～4.5cm。花丝黄色。花萼 5，萼片半圆形，红色，宿存或脱落。萼筒倒圆锥形，向阳一面为红褐色。花期3～4 月。果熟期 9～10 月	实生选育品种。王嘉祥2004 年命名发表
42	皇族 *Ch. speciosa* 'Huangzu'	树皮灰褐色，主枝明显、直立。具短圆锥形枝刺，二年生枝有疣点。幼枝红棕色有毛。花红色，碗型，重瓣,33～39枚,5～7轮，圆勺形，瓣爪短。花径 4～5cm。花丝绿色，有雄蕊瓣化现象，雌蕊退化。花萼 5，萼片半圆形至三角形，向阳一面为红色，宿存。萼筒开放钟形。花托内色为绿色。花期 3～4月。基本不结实	临沂市金盛海棠科技示范园刘宗钊2005 年选育。2015 年 临 沂市科技局鉴定验收
43	红运 *Ch. speciosa* 'Hongyun'	株高2m。生长势强。幼枝无刺，褐色，枝条斜展。花国旗红色，花瓣约 25 枚。花丝绿白色，花药鲜黄色。雄蕊多数，雌蕊发育不正常。不结果。盛花期4月下旬，花期约25 天	临沂市金盛海棠科技示范园刘宗钊 2006 年选育。2015 年 临沂市科技局鉴定验收

序号	品种名	品种特征	备注
44	紫玉 *Ch. speciosa* 'Ziyu'	高 2m，枝条直立开展，有刺。小枝圆柱形，微屈曲，无毛，紫褐色或黑褐色，有疏生浅褐色皮孔。花先叶开放。花瓣倒卵形或近圆形，猩红色，稀淡红色、白色，瓣爪短。花冠直径 4～6cm，亮红色带紫色。萼筒钟状，外面无毛。萼片直立，半圆形稀卵形，长约萼筒之半，先端圆钝，全缘或有波状齿。雄蕊 45～50 枚，长约花瓣之半。花柱 5，基部合生，无毛或稍有毛，柱头头状，有不明显分裂，约与雄蕊等长。极少结果。花期 4 月。果期 9～10 月	临沂市金盛海棠科技示范园刘宗钊 2005 年选育。2015 年临沂市科技局鉴定验收
45	妖姬 *Ch. speciosa* 'Yaoji'	高 2.5m。幼枝黄绿色。幼叶黄绿色，背面有毛，叶片披针形，叶缘锐锯齿。着花繁密。花碗型，红色，直径 5～5.5cm，花瓣不平展，20～25 枚，外部花瓣较大，内部 5～8 枚较小而显著皱褶。雄蕊散生于花瓣之间。偶有结实，果实小，扁圆形。花期 4 月。果期 9～10 月	临沂市金盛海棠科技示范园刘宗钊 2003 年选育。2015 年临沂市科技局鉴定验收
46	醉杨妃 *Ch. speciosa* 'Zuiyangfei'	高 3m。幼叶黄绿色，边缘红褐色。叶片长椭圆形至长椭圆状披针形，深绿色，叶缘有尖锐锯齿。花瓣 18～25 枚，近圆形，瓣爪短。花初开时绿白色或花瓣边缘略带红色，后渐变浅红至红色。花径 4～5cm。花丝初为黄色，后渐变为红色。花期 4 月。果期 9～10 月	临沂市金盛海棠科技示范园刘宗钊 2002 年选育
47	秀美 *Ch. speciosa* 'Moerloosei'	高 1m。树皮灰褐色。枝干细，主枝明显，具枝刺。幼枝红褐色，少毛。幼叶红褐色，中脉被毛。成叶椭圆形或椭圆状披针形，基部楔形，叶缘具尖锯齿，无毛。花碗形，单瓣，5 枚，圆形，瓣爪短。花粉红色至白色，略带红晕，花径 2cm。花丝初开时黄色，盛开后红色。花期 3～4 月。果熟期 9～10 月	比利时 1856 年之前育成的品种
48	红星 *Ch. speciosa* 'Hongxing'	树皮灰白色，主枝明显、直立。枝刺粗，二年生枝具疣点。幼枝红棕色，无毛。幼叶黄绿色，边缘红褐色，无毛，倒卵形。成叶长椭圆形至披针形，绿色，叶缘具尖锐锯齿。花五角星形，单瓣，5 枚，深红色，圆形，基部有短爪。花径 3.5～4cm。花托内紫色。花梗极短近无，绿色。花萼 5，萼片半圆形，红色。花丝黄色。雌蕊基部有毛。有雄蕊瓣化情况。果实圆柱形，绿色。花期 3～4 月。果熟期 9～10 月	原产地和主产地为四川成都（温江、都江堰、郫县）

续表

序号	品种名	品种特征	备注
49	金陵粉 *Ch. speciosa* 'Jinlingfen'	高约2.5m，主枝直立，侧枝平展。老枝具枝刺，幼枝灰色，无毛。幼叶黄绿色，边缘红褐色，无毛。成叶叶片互生，无毛，长椭圆形至长椭圆状披针形，墨绿色，基部楔形，叶缘重生尖锯齿。花碗形，平展，单瓣，5枚，浅红色，圆勺形，瓣爪短。花萼5，萼片半圆形，向阳一面为红褐色，宿存。萼筒长圆锥形。花丝黄色。花期3～4月。果熟期9～10月	江苏南京产品种
50	蜀红 *Ch. speciosa* 'Shuhong'	主枝直立，侧枝平展。老枝具枝刺，新梢黄褐色，嫩梢鲜红色。成叶绿色，略带紫色，长椭圆形至长椭圆状披针形。叶缘具重生钝锯齿。花五角星形，平展。单瓣，5枚，宽卵圆形至圆形，具瓣爪。花径2.5～4cm。花萼5，萼片四方形至圆形，宿存。花桃红色。花丝长，初开黄色，开后变红。花期3～4月。果熟期9～10月	四川雅安产品种

第三节　光皮木瓜的种质资源

　　光皮木瓜主产于山东、陕西、湖北、江西、安徽、江苏、浙江、广东、广西等地，主要为栽培，有零星的野生资源。主要种植区域有山东菏泽、湖北郧西、河南桐柏、陕西安康、安徽六安、四川恩阳等地。山东菏泽、湖北郧县等栽培面积大，已形成地方特色食用水果产业。光皮木瓜果实可入药，有解酒、去痰、顺气、止痢等功效。光皮木瓜曾是木瓜药材的基原之一，自1985年起《中国药典》已不再收录，国家药品监督管理部门于2003年下文停止药用，目前主要用作观赏和加工食品的原料，部分地区仍作木瓜习用品使用。

　　山东省以菏泽、临沂和泰安种植光皮木瓜最为广泛。2013年木瓜被菏泽市正式选为市树。山东种植的光皮木瓜有10多个品种，主要品种有玉兰、细皮剩花、粗皮剩花、豆青、细皮子和狮子头等。这些品种可按果实大小分为大果型和中小果型，玉兰、豆青等品种属大果型，细皮剩花、大手木瓜、金苹果、大狮子头、小狮子头等品种属小果型（表 2-3）。其中大部分品种都原产于山东菏泽。1958 年曾在菏泽境内发现光皮木瓜的变种牡丹木瓜，该变种具有良好的观赏、食用、药用特性，曾被认为是难得的珍稀经济林种。

湖北郧县大面积种植光皮木瓜，面积超过 20 万亩（本书中涉及的亩、公顷保留原单位。换算关系为：1 亩 ≈ 667 平方米，1 公顷 =10000 平方米。下同），最大成片区面积达到近千亩，选育了"郧阳 1 号"等优良品种。郧阳 1 号于2011 年通过湖北省林木良种审定。该品种叶片大，枝条粗壮，抗逆性强，开花早，花量大，结果早，丰产稳定性好，平均单果鲜重 400g 以上。

表 2-3　光皮木瓜主要品种

序号	品种名	品种特征	备注
1	玉兰 *Ch. sinensis* 'Yulan'	观赏和加工用品种。耐旱，抗涝，抗风，但不耐盐碱。高 7m。树干深茶褐色，新梢粗壮坚硬，绿色或绿褐色，叶片宽卵圆形。有腋花芽结果习性，以较粗壮的短果枝和极短果枝结果为主。两性花，能自花授粉结实，但异花授粉品种结实率更高。无采前落果现象。果实长椭圆形，单果重 500 ～ 2000g。萼洼深广，萼片脱落或宿存。果皮黄色，较厚，果面光滑，富有光泽，果粉较厚。果肉黄白色，汁中多，具芳香。9 月下旬至 1 月上旬成熟。耐贮藏，可贮至下年 3 月底。制干率高	荷泽地区传统品种
2	细皮剩花 *Ch. sinensis* 'Xipishenghua'	观赏和加工用品种。抗旱，抗涝，抗风。不耐瘠薄，不耐盐。高 5m。树冠呈圆头形。枝干茶褐色。果实椭圆形，多为平顶，单果重 500g。萼洼中深广，萼片不脱落，故称"剩花木瓜"。果皮成熟后细而薄，光滑，浓黄色，有光泽，蜡质多。果肉黄白色，肉质较粗皮剩花木瓜稍粗，芳香味浓郁且持久。9 月下旬至 10 月上旬成熟。耐贮藏，贮后香气更浓	荷泽地区传统品种
3	粗皮剩花 *Ch. sinensis* 'Cupishenghua'	观赏和加工用品种。抗逆性强。高 5m。树形直立，枝干皮黄褐色。果实椭圆形，多数尖顶，果顶有棱，单果重 500 ～ 2000g。萼洼浅，花萼宿存。果皮薄，蜡质厚，有光泽，浓黄色，有小的凸起。果肉细，香气浓。9 月下旬至 10 月上旬成熟，耐贮藏	荷泽地区传统品种

续表

序号	品种名	品种特征	备注
4	豆青 *Ch. sinensis* 'Douqing'	观赏和加工用品种。适应性强。高 6m。树势强旺，树姿直立。树冠大，属典型长枝型。枝干棱沟深，有瘤状突起，绿褐色。枝条粗壮，较硬，韧性不大。树皮斑状剥落。二年生枝红褐色，无枝刺，具疣状突起。嫩枝黄绿色，密被白色柔毛。叶椭圆状卵形至圆形，厚、硬，先端急尖，幼时密被黄白色绒毛，绿色，基部宽楔形，叶缘具规则尖锯齿。花单生叶腋，花冠淡粉红色，花丝黄色。花喇叭形，单瓣，5枚，长圆形，中间有缺口，具瓣爪。果实椭圆形或长椭圆形，两头平，单果重 700～3500g。果皮豆青色，粗厚有凸起，不光滑，果粉薄。果肉黄白色，质硬，汁少，有芳香。10月上旬成熟。耐贮运	荷泽地区传统主栽品种
5	细皮子 *Ch. sinensis* 'Xipizi'	观赏和加工用品种。抗旱、抗涝、抗风，不耐盐碱。适于肥沃砂壤土栽植。树姿直立，树冠半开张，呈圆头形。枝干红褐色，光滑，棱起不明显，脱落树皮斑块小。新梢较硬，红褐色。叶片卵圆形，突尖，叶较薄，绿色。果实椭圆形或倒纺锤形，果顶大于果基，两头平正，单果重 250～500g。果皮浓黄色，较薄，特细，果粉少，有蜡质光泽。梗洼狭深，果梗周围有皱纹。萼洼中深，萼片脱落或宿存。果肉黄白色，质坚实而细，汁较多，果实芳香味浓。9月下旬果实成熟。较耐贮藏	荷泽地区传统品种
6	小手木瓜 *Ch. sinensis* 'Xiaoshoumugua'	加工用品种。产量较低，栽培极少。抗旱，抗涝，抗风，不耐盐碱。树势强健，直立性较强，不甚开张。枝干红褐色。叶片小，绿色，叶肉较厚。果实圆球形或短椭圆形，果个小，单果重 50g。果皮中厚，橙黄色，光滑。有蜡质光泽。梗洼中深。萼洼浅，萼片脱落。果肉黄白色，汁少。果实芳香味淡。9月下旬成熟	荷泽地区传统品种
7	大手木瓜 *Ch. sinensis* 'Dashoumugua'	果实圆球形或短椭圆形，单果重 100～150g。特征、特性基本与小手木瓜相同	荷泽零散栽培，数量极少

序号	品种名	品种特征	备注
8	大狮子头 *Ch. sinensis* 'Dashizitou'	抗旱，抗涝，抗风，不耐盐碱。树势旺，树冠较大，圆头形，开张，易在多年生枝基部或粗短枝上结果。枝干棱起多，有瘤状凸起，不光滑，皮青褐色，枝刺较多。果实椭圆形，果基和果顶近平广，大小相等，其形似雄狮头，故名"狮子头"。单果重200～350g。果皮厚，黄绿色，经后熟变浓黄色，表面不光滑，有瘤状凸起，稍有光泽，果粉中多。梗洼中深。萼洼中深，萼片脱落。果肉黄白色，质坚硬，汁较少。成熟期9月下旬。果实芳香淡，品质较差	荷泽地区传统品种。有零散栽培，数量极少
9	小狮子头 *Ch. sinensis* 'Xiaoshizitou'	高4m。树势中庸，树姿直立，树冠半开张，圆头形。枝干红褐色，光滑，棱起不明显。新梢较硬，红褐色。枝干皮黄褐色。树皮斑状剥落。二年生枝红褐色，无枝刺，具疣状突起，嫩枝黄绿色，密被白色柔毛。叶椭圆状卵形至椭圆形，突尖，较薄，先端急尖，幼时密被黄白色绒毛，绿色，基部宽楔形，叶缘具规则尖锯齿。果实椭圆形或近圆形，果个较小，单果重130～190g。果皮黄色，果面粗糙，有瘤状凸起，稍有光泽，果粉中多。梗洼、萼洼浅平，花萼脱落。果肉浅黄白色。成熟期9月下旬。果实芳香淡，品质不佳	荷泽地区传统品种。栽培数量极少
10	种木瓜 *Ch. sinensis* 'Zhongnugua'	抗旱，抗涝，抗风，不耐盐碱。果实长椭圆形，果个较小，单果重100g。果皮中厚，黄色，稍有瘤状凸起。梗洼中深稍斜。萼洼浅而广，萼片宿存或脱落。果肉坚硬，汁少。果实芳香淡，品质较差。耐贮藏。成熟期9月下旬	荷泽零散栽培，数量极少
11	金苹果 *Ch. sinensis* 'Jinpingguo'	抗虫，病害较轻，较耐盐碱。树冠开张。树冠圆头形，干性稍弱，枝条柔软偏弱。枝干黄褐色。顶芽饱满，侧芽扁圆形，花芽极小。叶片长卵圆形，托叶中大，叶缘单锯齿，叶革质，深绿光亮。果实圆形，极似苹果形状，单果重500～700g。果粉较厚，颜色浓黄，香味浓。果肉木质化程度较重。耐贮藏。成熟期9月下旬	荷泽市光皮木瓜研究所选育

续表

序号	品种名	品种特征	备注
12	牡丹木瓜 Ch. sinensis 'Mudanmugua'	观赏、食用兼用。深秋绿叶变红。一年可开花 3～5 次。3 月下旬始花，7 月花尽，整树花期较一致。复瓣花，花状似牡丹，花色会自然变色，初花艳阳红，次花红色，再开绿白色或白色。初花先于叶开放，簇生于二年生枝。雄蕊、雌蕊发育正常，花径 5～7cm。次花与叶同放，花色淡红色，雌蕊发育不良，少量结果。再次开花与果、叶同放，花簇生，呈绿白色或白色，薄似绢绸，略有皱褶，无明显雌蕊，花而不实。果香气宜人，可长达半年。果实长椭圆形，单果重 300～800g，果皮黄色，表面光滑，芳香味浓。耐贮藏。10 月上旬成熟	荷泽地区传统品种。张继山等 2005 年首次报道
13	长寿梅 Ch. sinensis 'Tyojubai'	树皮灰绿色。主枝不明显，直立性差，具腺点。二年生枝黄褐色有疣点，具细尖枝刺，多且密。嫩枝绿色，被毛。幼叶无毛，黄绿色，椭圆形。成叶椭圆形，绿色，基部楔形，先端渐尖，叶缘具圆钝锯齿。花 2～4 朵簇生于短枝。具花梗，长约 3～5mm，绿色。花单瓣，具瓣爪。花冠杯形，红色，直径 2～2.5cm，果实圆形，绿色。花期 3～4 月。果熟期 9～10 月	日本品种。来源不详
14	白长寿梅 Ch. sinensis 'Sirotyojubai'	树皮灰绿色。主枝不明显，直立性差，具腺点。二年生枝黄褐色有疣点，具细尖枝刺，多且密。嫩枝绿色，被毛。幼叶无毛，黄绿色，椭圆形。成叶椭圆形，绿色，基部楔形，先端渐尖。叶缘具圆钝锯齿。叶柄绿色无毛。花小，碗形。花径 1～2cm。单瓣，白色，5 枚，圆勺形，具瓣爪。花萼 5，萼片半圆形，宿存或脱落。萼筒钟形。花丝绿色，雌蕊基部无毛。花托内色绿色。果实圆形，绿色。花期 3～4 月。果熟期 9～10 月	日本品种。长寿梅的白花类型。来源不详

　　光皮木瓜分布广，地理范围跨度大，表型可塑性强，种间杂交容易，使其变异类型多、变异幅度大，品种资源十分丰富，许多优良种质资源需要加强保护和利用。但光皮木瓜植物的形态变异大，种间性状差异大，鉴别困难。目前对木瓜

品种资源的研究主要通过表型鉴定和分子标记技术，明晰品种的种源，揭示品种间的遗传关系。

表型差异是植物多样性的最直观反映，易于观察，操作简单。通过表型性状多样性的研究，可了解光皮木瓜对产地生态环境的响应，探明表型性状的遗传变异规律。果实是光皮木瓜重要利用部分，同时果实和种子是繁殖系统的重要组成，在强大的选择压力下表现出很大的适应性，受遗传控制的特征较强，是表型性状多样性研究中常用的指标。通过对中国河南桐柏、安徽六安、陕西白河、湖南长沙、湖北郧县、山东菏泽、河南方城、浙江杭州、江苏南京、湖北武汉、河南郑州、陕西宝鸡12个主要产地的光皮木瓜的果长、果径、果实鲜质量及种子的长、宽、百粒质量、鲜质量等表型特征进行分析，结果表明果长、果径及种子的长、宽等多性状在不同产地间均差异显著。聚类分析可将12个光皮木瓜产地分为3个类群，第1类群为湖北郧县，其果实大小中等；第2类群包括河南方城、山东菏泽、河南桐柏、陕西宝鸡、河南郑州、陕西白河6个产地，该类群果实相对较大；第3类群包括安徽六安、江苏南京、浙江杭州、湖北武汉以及湖南长沙，该类群果实相对较小。产地在一定程度上呈现出南北分化的特点，类群间表型特征在一定程度上呈现出沿"秦岭-淮河"线逐渐变异的趋势。

光皮木瓜中功能性成分含量的多样性水平体现了种质资源的品质特质，品种间存在较大变异，预示其遗传多样性。12个不同种质资源光皮木瓜分析结果表明，维生素C的离散度较大，含量最大者为河南方城品（0.26%），最小者为山东菏泽品（0.15%），黄酮含量最大者为陕西白河品（0.32%），最小者为河南桐柏品（0.26%）。维生素C含量较稳定的为河南方城和河南桐柏品，黄酮含量较稳定的为湖南长沙、湖北郧县品等。内含物聚类分析同样将12个产地的光皮木瓜分为3个类群，内含物在一定程度上呈现出沿"秦岭-淮河"线逐渐变异的趋势。

花粉作为进化较保守的生殖器官受环境因素的影响相对较小，性状较稳定，不同植物花粉的表面纹饰、形态特征不同，常作为植物种属鉴别和种属亲缘关系判断的重要依据。采用田间生物统计与扫描电镜观察分析的方法对不同木瓜种质资源的生物学性状和孢粉学特性进行研究，结果发现，不同种的木瓜在花瓣的大小、雄蕊的数量和花粉粒特征上有显著差异。光皮木瓜的花粉粒在表面纹饰的走向、极轴与赤道轴的比值和差值上与其余4种木瓜花粉粒有极显著差异。另外，光皮木瓜的叶长/宽值，花瓣长/宽值方面也与其他种有明显差异。其表明木瓜的植物学特征结合其孢粉学性状可为鉴别不同种木瓜及木瓜变异品种分类提供依据。

分子标记技术已成为种质资源分类、遗传多样性分析的常用方法。随着遗传学的发展，分子标记的种类在不断增加。形态标记、细胞学标记、生化标记和DNA分子标记是常用的分子标记类型。DNA分子标记不受环境的影响，也不受基因表达与否的限制，能精准地揭示植物遗传物质的变异。目前随机扩增DNA多态性（RAPD）、扩增片段长度多态性（AFLP）、限制性内切酶片段长度多态性（RFLP）、简单重复序列（SSR）、简单重复序列区间（ISSR）、相关序列扩增多态性标记（SCoT）、序列特征性扩增区域（SCAR）、相关序列扩增多态性（SRAP）、单核苷酸多态性（SNP）和DNA条形码等DNA分子标记技术已广泛应用于药材的分子鉴别、遗传背景、地理变异、环境适应性及品种选育等方面。

通过对31个皱皮木瓜品种、光皮木瓜和温桲进行RAPD研究，选取9对引物共扩增出99条谱带，其中86条带显示多态性，聚类分析显示光皮木瓜与木梨亲缘关系较近，但遗传上与皱皮木瓜距离较远。利用AFLP分子标记技术对木瓜品种遗传多样性和群体遗传结构进行分析，表明光皮木瓜品种间亲缘关系相对较远。利用SRAP分子标记技术对木瓜属种质进行研究，表明光皮木瓜与西藏木瓜和日本木瓜的亲缘关系较远，与毛叶木瓜亲缘关系最近。

第四节　观赏木瓜的种质资源

木瓜在我国栽培历史悠久，除药用外，经过长期的自然选择和人工培育，还出现了大量观赏类型。日本木瓜原产于日本，中国陕西、江苏和浙江庭园内常有种植。相比于光皮木瓜和皱皮木瓜，日本木瓜更具观赏价值，可作为绿化、花卉栽植，用于花坛、花园、小区绿化、植物园、城市绿化带等。其主要栽培品种单瓣有贴梗海棠、四季贴梗海棠、复色贴梗海棠等，果实小、结果少；复瓣有世界一、绿宝石、银长寿、长寿乐、长寿冠、福长寿、艳阳红、红宝石、东洋锦、矮橙、圣果花等，花多数花而不实，基本不结果。目前经国家林业和草原局授权的木瓜新品种有近30种，还有近30种正在审核。已授权的主要品种见表2-4。

表 2-4　木瓜属主要观赏品种

序号	品种名	品种特征	备注
1	普天红1号	幼枝：红棕色；叶片：窄椭圆形；花型：半重瓣；花色：深红色	
2	醉西施	成叶倒卵形，托叶肾形；花蕾圆球状，带红色	光皮木瓜自然杂交
3	彩玉	成叶椭圆形、窄椭圆形；中后期花瓣渐变成粉红色，花萼5，萼筒阔钟状	东洋锦自然杂交
4	梦绘卷	成叶窄椭圆形、倒卵形；花3~5朵簇生，红色，半重瓣	木瓜自然杂交
5	花天女	成叶椭圆形或窄椭圆形；花半重瓣；花色有红色、白色、浅黄绿色、淡粉色	东洋锦自然杂交
6	凤冠红	叶片椭圆形，托叶肾形；花簇生，萼筒阔钟状，红色	沂州海棠自然杂交
7	红满棠	叶片椭圆形；花蕾椭球形；花丝绿白色；花萼倒圆锥形，紫红色	父本：长寿冠；母本：四季红
8	墨菊堂	叶片椭圆形，秋叶黄褐色；花蕾椭球形，花繁密色，重瓣	父本：长寿冠；母本：四季红
9	馨香	花着生方式单生，花色变异单色；花色（仅适于单色品种）粉红色，重瓣性（花瓣型）单瓣；果面有不规则凸起，种子不发育	光皮木瓜种子突变的实生苗
10	彩云飞	叶互生或在短枝上簇生，叶片椭圆形；花重瓣，花瓣平展	木瓜
11	蒙山紫玉	树皮褐色，皮孔横裂，有枝刺；叶片长椭圆形，花单性	
12	醉杨妃	叶片长椭圆形至长椭圆状披针形，托叶肾形；花瓣近圆形，瓣爪短	毛叶木瓜无性繁殖
13	妖姬	叶片披针形；花碗型，红色，花瓣不平展	父本：大富贵；母本：毛叶木瓜
14	雪荷	幼叶灰绿色；花单瓣，多枚簇生浅碗型；盛开后深粉色，花瓣圆形	无性繁殖（扦插繁殖）
15	翠玉篱	叶片椭圆形；花单色，碗型；花色初开淡绿色，盛开后白色	无性繁殖（扦插繁殖）、有性繁殖（种子繁殖）
16	小橘灯	叶片椭圆形；花1~4朵簇生，复瓣，碗型，花大；花瓣橘红色，圆勺形	无性繁殖（扦插繁殖）、有性繁殖（种子繁殖）

序号	品种名	品种特征	备注
17	雪丹	幼枝黄褐色；幼叶黄绿色，边缘红色；花单瓣，碗型，复色，盛开后深粉色，花瓣圆形	无性繁殖（扦插繁殖）、有性繁殖（种子繁殖）
18	丹霞醉日	叶片椭圆形；花单瓣，碗形，橙色；花瓣圆勺形	父本：世界一；母本：长寿乐
19	娇容三变	叶片椭圆状披针形；花朵簇生，重瓣，碗形；盛开后渐变粉色；花瓣圆勺形或不规则开裂	父本：银长寿；母本：长寿乐
20	嫣舞江南	叶片梯圆形；花簇生，半重瓣到重瓣，碗形；花瓣檀红色，圆勺形	父本：长寿冠；母本：四季红
21	雪玉	叶深绿色；单瓣，花色渐变，初开时花瓣基部黄绿色，花呈白粉色，盛开后浅粉色	父本：东洋锦；母本：长寿乐
22	玉女	花重瓣；花色为绿白粉色；花萼绿色，多为绛紫色所掩	父本：银长寿；母本：东洋锦
23	彩云追日	干皮灰绿色，枝刺极少；重瓣，初开的水粉色，盛开后的橙红色	父本：世界一；母本：东洋锦
24	玉立	叶深绿色，倒卵形；花半重瓣或重瓣；花初开为白色，盛开到末花期为粉色	父本：银长寿；母本：东洋锦
25	香玉棠	干皮红褐色，光滑；花单瓣，红色；果实8月成熟，果实呈橙黄色，具浓香	父本：长寿乐；母本：四季红
26	早春之光	干皮灰褐色，无枝刺；开花极其繁密，花期早且长；花单瓣，花色橙红色	父本：长寿乐；母本：银长寿
27	翠玉碗	干皮灰褐色，枝刺中等；半重瓣，浅碗形；初开时花色黄绿色，盛开后淡绿色至白色	父本：银长寿；母本：东洋锦

正在审核的品种有时代红（xpzsq04491）、绿宝石（xpzsq04490）、锦绣彩（xpzsq04492）、长寿乐（xpzsq04489）、俏夕阳（xpzsq05556）、玉粉跳枝（xpzsq05557）、普天红丹（xpzsq06055）、普天红2号（xpzsq06060）、普天晚艳（xpzsq06061）、普天红霞（xpzsq06064）、普天红3号（xpzsq06070）、普天高寿（xpzsq06056）、普天玉粉（xpzsq06053）、普天墨玫（xpzsq06065）、普天茶香（xpzsq06066）、普天红举（xpzsq06058）、普天红曲（xpzsq06068）、普天玉曦（xpzsq06059）、普天红宇（xpzsq06062）、普天红峦（xpzsq06063）、普天雪霞（xpzsq06069）、普天红盏（xpzsq06054）、普天红夏（xpzsq06057）、墨绿

企鹅（xpzsq02238）、红波粼粼（xpzsq01468）、双娇（xpzsq00952）、普天红霓（xpzsq06067）等。

　　木瓜引进品种主要是观赏品种。习称木瓜属海棠，木瓜属海棠是指木瓜属中贴梗海棠、木瓜、日本木瓜及3个物种的杂交品种，尤其是日本木瓜和贴梗海棠的杂交品种群，一般称为傲大贴梗海棠或华丽木瓜，是园林主要应用的木瓜属海棠材料。木瓜属海棠观赏品种具有树姿多样、花色多样、花期长等优点，有红色、橘红色、黄色、淡绿色、白色、粉色和渐变色多种花色，并具有跳枝和洒金等现象，十分奇特，观赏价值卓越，是早春园林绿化的优良树种，常应用于花坛、绿地边缘等，同时也是做盆栽、盆景的良好材料，各地均有引种栽培。早期的引种品种有东洋锦、长寿乐、长寿冠（红宝石）、多彩、大富贵、绿宝石等。2017年上海植物园从日本引进10个木瓜属海棠品种，通过对物候期、观赏性以及适应性等观察和分析，发现引进品种适应性良好，具有景观应用价值。10个品种分别为白寿（Ch.×superba 'Ha-kuju'）、彩之国（Ch.×superba 'Sainokuni'）、春之风（Ch.×superba 'Harunokaze'）、大樱华（Ch.×superba 'Oosakurahana'）、港之曙（Ch.×superba 'Minatonoakebono'）、高岭锦（Ch.×superba 'T-akanenisiki'）、黑潮（Ch.×superba 'Kurosio'）、黄华（Ch.×superba 'Ouka'）、宴（Ch.×superba 'Utage'）、越之夕映（Ch.×superba 'Kaosinoyuubae'）。

　　专用于花卉的由山东省临沂市河东区选育嫁接的"沂州海棠"，号称"北花南销"第一品，因花期长、花色艳、抗病性强、适应性广很受市场欢迎。沂州海棠主要以当地皱皮木瓜为砧木，以日本木瓜及选育一些杂交种、变异种等具有花卉观赏价值的品种为接穗培育而成；栽植1年即可开花，花有单瓣花和复瓣花品种品系，有结果和不结果之分，花色多种，有墨红、艳红、粉红、淡粉红、深粉红、橘红、绿花、红白镶嵌等。其花大、靓丽、清香，绿化、盆栽均较美。主要栽培品种，单瓣有贴梗海棠、四季贴梗海棠、复色贴梗海棠等，果实小、结果少；复瓣有世界一、绿宝石、银长寿、长寿乐、长寿冠、福长寿、艳阳红、红宝石、东洋锦、矮橙、圣果花等，花多数花而不实，基本不结果。沂州海棠通过控制其生长环境、调节温度湿度，使花期提前一个多月，填补了春节前后市场缺乏多色木本花卉的空白。沂州海棠除了在本地销售一部分以外，大部分都销往全国各地，主要在广州作为年宵花卉，国外销往日本、韩国、东南亚、澳大利亚等多个国家和地区。

主要参考文献

[1] 陈红，王关祥，郑林，等. 木瓜属（贴梗海棠）品种分类的研究历史与现状 [J]. 山东林业科技，2006（5）：70-78.

[2] 王嘉祥，王侠礼，管兆国，等. 木瓜品种调查与分类初探 [J]. 北京林业大学学报，1998，20（2）：123-125.

[3] 彭华胜，程铭恩，王德群，等. 药用木瓜的资源与采收加工调查 [J]. 中华中医药杂志，2009，24（10）：1296-1298.

[4] 查孝柱，查光圣. 不同品种宣木瓜鉴别研究 [J]. 齐齐哈尔医学院学报，2020，41（8）：983-985.

[5] 陈瑶，李坤明，陈伟，等. 云南少数民族地区木瓜属植物的开发利用 [J]. 云南农业科技，2013（6）：52-54.

[6] 张毅，刘伟，李桂祥，等. 山东木瓜属品种资源调查 [J]. 中国园艺文摘，2015，31（10）：1-11.

[7] 余文芝，常春祥，计合宪，等. "郧阳 1 号" 木瓜优良品种选育 [J]. 湖北林业科技，2014，43（2）：11-51.

[8] 岳华峰，李相宽，杨超伟，等. 不同产地光皮木瓜果实和种子表型性状多样性 [J]. 东北林业大学学报，2015，43（11）：52-55.

[9] 刘国顺，岳华峰，董卉卉，等. 不同光皮木瓜种质资源内含物含量的分析 [J]. 北方园艺，2018（6）：34-38.

[10] 刘伟，魏莹莹，周洁，等. 不同木瓜种质资源花期生物学性状及孢粉学研究 [J]. 中药材，2015，38（6）：1126-1130.

[11] 张秀秀. 山东省木瓜种质资源 AFLP 分析及果用新品种评价 [D]. 泰安：山东农业大学，2012.

[12] 尹长虹. 木瓜属种质资源的 SRAP 分子标记与评价 [D]. 泰安：山东农业大学，2012.

第二章

药用木瓜生物学特性与果实生长发育

木瓜 *Chaenomeles speciosa*（Sweet）Nakai 是落叶果树，具有较强的观赏性，在中国广泛栽培。木瓜的生物学特性、果实的生长发育与果实的品质、产量息息相关。

第一节 植物的生物学特性

木瓜自然分布在海拔 250 ～ 1600m，以海拔 800 ～ 1400m 生长最好，能耐 38℃的高温和 –15℃的低温。土壤以疏松深厚、排水良好的砂壤土为佳，山地黄棕壤、黄壤、棕壤都很适宜栽植。喜温暖湿润的气候，要求阳光充足耐寒，也较耐旱，喜光，坡向宜朝南（阳坡），不宜在低洼积水、荫蔽处栽种。

木瓜根系发达，分布在深远的表土层，抗旱性较强；具有较强的根萌蘖力，在土中能延伸到 2 ～ 3m 或更远地方萌发出幼苗；植株寿命较长，经济结果年限可达 15 ～ 20 年，30 年后树势转弱，结果减少，可以转作观赏。

一、枝的生物学特性

木瓜的营养枝有两种：普通枝和棘状枝（刺枝）。普通枝的营养枝有顶芽，数量极少。棘状枝顶端刺状无顶芽，是皱皮木瓜营养枝的主要形态。棘状枝有长短之分。

棘状枝的叶芽绝大多数为侧芽，顶芽极少，但花芽全为顶芽。侧芽有主芽和副芽两种，主芽为叶腋芽，位于叶腋中间，主芽左右各有一副芽，位于叶腋两侧，为托叶腋芽。主芽有早熟性，当年可萌发生成棘状枝，副芽为晚熟性，当年不萌发。

木瓜的徒长枝和生长势强的营养枝为有顶芽的普通枝，其顶芽再萌发形成的枝多数依然为有顶芽的普通枝，一般是主干和主枝的延长枝，但长势转弱后则只能形成无顶芽的棘状枝。主芽在当年萌发的只生成棘状枝（二次枝），棘状枝除在枝顶部形成的较长外，多数都是较短的棘状枝；而在第二年以后萌发的主芽（隐芽）可形成棘状枝，也可生成短缩叶丛枝开花，这种情况多在衰弱树或枝上出现。副芽只在第二年以后萌发，均形成短缩叶丛枝开花结果。

木瓜的结果枝主要来源于副芽，结果枝一般为特化的短缩叶丛枝，一般着生有 5 ～ 8 片叶，顶芽分化形成花芽，第二年开花结果。一般情况下，两个副芽只一个萌发，通常是短棘状枝右侧的副芽萌发成叶丛枝。

二、花的生物学特性

木瓜为常异花授粉植物，自花结实率低，常不到 30%。花序为多歧聚伞花序圆锥状，梗极短似无梗，故呈簇状着生，整个花序着花 8 ～ 15 朵。整个花序由 3 ～ 5 个小总状聚伞花序组成，小花序着花 1 ～ 3 朵，小花序梗 2 ～ 5mm，小花序梗、花梗共同构成将来的果柄。皱皮木瓜花芽圆形，鳞芽。皱皮木瓜花量较大，花近无梗，子房下位，与萼筒合生，萼裂片 5，花瓣 5，雌蕊 5，心皮 5，中轴胎座，5 心室，花柱基部合生，雄蕊多数，花丝着生在萼筒内壁，雌蕊明显长于雄蕊。梨果长卵形至椭圆形，部分品种萼端有乳头状突起。

三、果实的生物学特性

木瓜果实的发育生长要经过两个时期：幼果发育期和果实生长期。幼果发育期开花时子房呈长柄状，此后经历圆柱状，最后呈纺锤状或椭圆形。在由圆柱状到椭圆形的变化过程中，部分萼筒脱落，并伴随第一次生理落果，落下的是发育不全的果实和弱势果，目前未被利用。萼片脱落时可定为幼果发育期与果实生长期的界线。进入果实生长期后，出现第一次生长膨大高峰，并伴随第二次生理落果，不同品种和地区具有差异，一般约在谢花后 35 ～ 45 天，海拔 1000m 区域约为 5 月中下旬。第二次的生理落果目前不作药用，可用于饲料添加剂等其他用途。此次落果的程度与管理水平和气候条件的关系较大。6 月下旬到 7 月上旬，果实定形前有一次生长高峰，出现第三次少量生理落果，多数情况下最终挂住 1 ～ 3 个果。理论上一个花序至多只能容纳 5 ～ 6 个果实，三维交互相对排列。第三次生理落果，果实已基本定形，可作药用，习称"捡子木瓜"。

第二节 木瓜果实的生长发育

木瓜的果实为梨果，包括托杯和子房两部分。托杯由花被、花丝基部和花托联合形成。花期子房的横切制片中可清楚地观察到托杯中的5个花瓣维管束、5个花萼维管束。子房由5个心皮组成，各心皮与托杯愈合紧密形成子房下位。每个子房室中有2枚倒生胚珠，胚珠着生于5个心皮联合形成的中轴胎座上。

木瓜成熟果实中部的横切面上可以划分为果托与果皮两大部分。其中果托肉质膨大，形成了对果皮的保护作用。果托自外向内依次由角质层、表皮细胞层、单宁细胞层、间断石细胞环带、薄壁细胞及其间的花萼、花瓣维管束、果心线附近的间断石细胞环带等部分组成，对其内的果皮及种子构成了层层保护。

一、果实的结构发育

（一）花托的发育

1. 表皮的发育

花期，木瓜幼果的表皮细胞为一层排列整齐紧密的细胞，细胞呈长方形，径向壁约为切向壁的2倍；细胞核大而明显，位于细胞中央；外壁上有薄的角质层；气孔分布于表皮细胞之间。随着果实的发育，角质层逐渐增厚。角质层具有耐酸碱、耐氧化和不易透水、透气等特性，并对微生物的侵袭有高度的抵抗力。花后1个月，表皮细胞切向分裂为2层；花后50天，表皮细胞为2～3层，有的呈径向整齐排列，类似木栓形成层。细胞层数的增加、细胞间的紧密排列从而使保护作用有效增强。此外，气孔处发育为皮孔，在果实的外表形成果点，皮孔下也有较大的气腔。

2. 单宁细胞层的发育

花期幼果的表皮细胞下有1层单宁细胞，细胞多为方形或长方形，其气孔下的气腔附近无单宁细胞。随着果实的发育，单宁细胞层逐渐增多：花后 40 天，发育为 2 层单宁细胞；花后 50 天，发育为 2 ～ 3 层单宁细胞。

3. 石细胞环带的发育

花后 40 天，单宁细胞层内方的 5 ～ 6 层薄壁细胞发育为石细胞，形成石细胞群。木瓜的石细胞为短石细胞，类方形或长椭圆形，孔沟及胞腔明显。石细胞为厚壁组织，其次生壁显著加厚，次生壁的主要成分为木质素。木质素除增加植物体的硬度外，也有降低植食性动物消化率的作用。花后 50 天，石细胞群排成间断环状，每群石细胞约有 40 ～ 50 个；此时，果心线（花托与子房交界处）附近的薄壁细胞以及花萼、花瓣维管束外方的部分薄壁细胞也开始石细胞化，前者形成由 10 ～ 20 个石细胞组成的石细胞群，呈间断环状排列，后者形成十几个石细胞的小石细胞群。花后 2 个月，果心线附近、花萼及花瓣维管束外方石细胞群中石细胞数目增多，从而在果实的花托部分形成内、外两层石细胞群。

4. 果托薄壁组织的发育

果托是从表皮至果心线之间的薄壁组织，其间分布有 5 个萼片维管束与 5 个花瓣维管束及它们的细小维管束分支。花期时果心线不明显。果托的薄壁组织是指两个间断的石细胞环带间的薄壁细胞。花后 40 天，果心线以外的薄壁细胞不断增殖使层数增多，约为花期时的 4 倍。花后 50 天，果托的薄壁组织中细胞增殖速度趋缓，主要通过体积增大使果托加厚。在果托的薄壁组织中，细胞内普遍含有单宁，而且自内向外单宁的含量逐渐增多。

（二）果皮的发育

木瓜果实的果皮是指果心线至内果皮的部分，由其子房发育而成。幼果的果心线虽然不明显，但萼片维管束、花瓣维管束薄壁细胞内方的薄壁细胞为长椭圆形，多呈切向排列，与果皮薄壁细胞排列有一定差异。在中果皮中分布有 5 个心皮背束。花期果皮中含有单宁的细胞较花托中明显多，但至花后 40 天时，随着果实的发育，果皮细胞中含有的单宁越来越少。

二、果实农艺性状发育

木瓜是蔷薇科苹果亚科植物，农艺性状是判断果实发育阶段的重要指标之一。其主要指标包括种子发育、果实大小（纵、横径）、重量（鲜重、干重）等外观性状。

（一）果实色泽及种子外观性状的动态变化

随木瓜果实发育，其果实色泽及种子外观性状发生动态变化，根据规律，可将其生长发育分为三个阶段。

1. 盛花期

部分花朵已现坐果，子房逐渐膨大，可见部分未脱落的花丝。有的宿存花萼与花托联合，形成一圈膨大的突起，并逐渐发育成木瓜的脐。下位子房与花筒联合参与果壁加厚，逐渐发育形成肉质果的一部分，内果皮与花柱间形成腔室，内有多个白色种子。从横剖面上看，其可见典型的梨果结构，分隔成 5 室，每室包裹两列、多层未成熟的白色微透明种子。

2. 果实膨大期

在发育的初期阶段（盛花期后 15 ～ 30 天），果实呈青色，外果皮局部伴有鲜艳的红色。随着发育的进行，盛花期后 45 ～ 105 天，外果皮中的区域性红色褪去，果实整体呈青色，同时果肉加厚，这期间种子渐厚大，界限清晰；花后105 天，逐渐形成浅褐色种皮。

3. 成熟期

花后 120 天，外果皮和果肉呈浅黄色，随着发育的进行，种子变大，种皮颜色加深至深褐色，提示果实进入成熟阶段。花后 135 天，有自然落果和虫蛀等现象；花后 150 天，果实表皮出现褐变斑点。

（二）果实横纵径及质量发育

木瓜果实在发育过程中，果实的质量、果形、折干率等随品种、产地不同而异。以宣木瓜为例（图 3-1），在果实发育初期，纵径的增长优于横径；此后，果实主要以横径的增长为主，伴随纵径的缓慢增加，最终发育成短椭圆形果实。干重和鲜重曲线变化趋势类似，即在花后 15 ～ 60 天，二者的发育曲线具有较大斜率；花后 60 天，发育曲线逐渐平缓。木瓜果实的直径和重量发育呈现"先快速增长，再缓慢生长"的趋势，更类似单"S"型发育。研究发现，花后 90 天是木瓜果实重量生长的拐点，随后又呈现近 S 型的增长过程，但考虑结果的误差及木瓜的成熟时间，这也可能属于成熟期后的个体差异。

木瓜果实的果形指数在 1.01 ～ 2.09 变化。在发育早期，即 15 ～ 45 天间，果实纵径的发育速度高于横径；此后，纵径发育速率逐渐降低，而横径发育速率依旧持续，直到 75 天逐渐达到稳定。从细胞学的角度来看，木瓜从坐果到成熟经历了两个发育阶段：细胞快速分裂和细胞不断增大。因此，在 15 ～ 45 天范围内，果实发育的径向速度大于横向。在 45 ～ 75 天中，属于细胞扩张期，随着细胞溶解和细胞间隙的增加，果实主要向侧面发育，此时横向速度大于径向，木瓜果实最终发育成长椭圆形梨果。

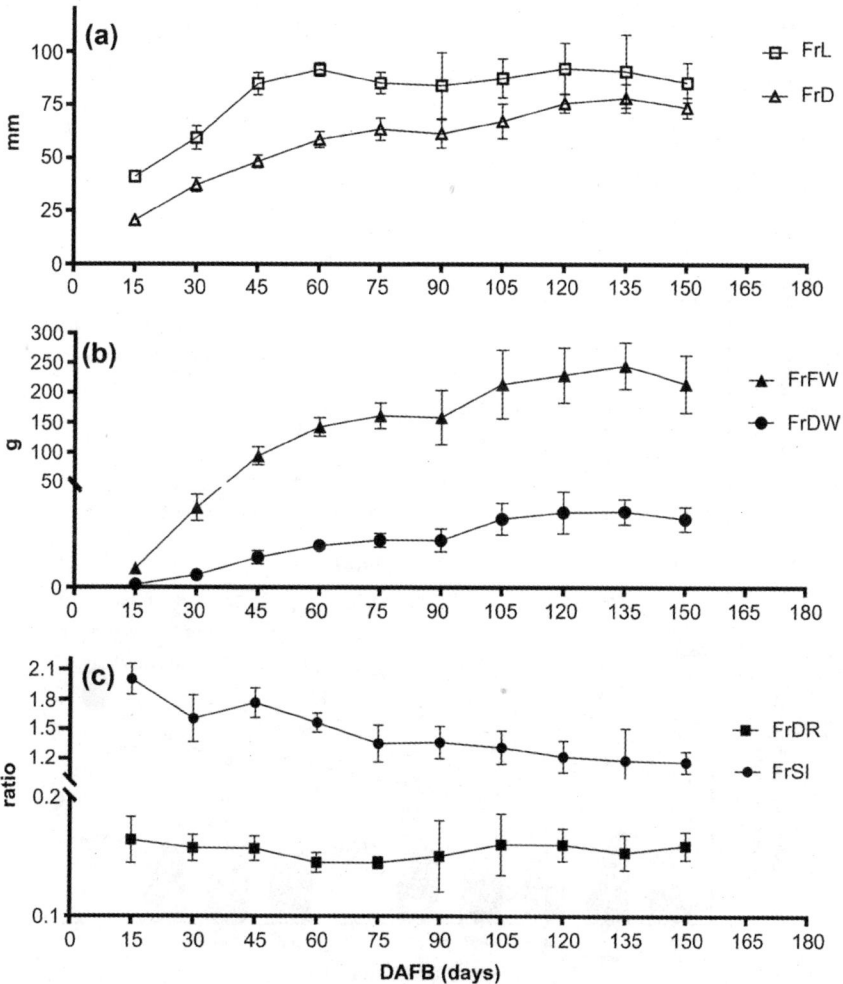

图 3-1 不同发育阶段木瓜发育曲线（均值 ± 标准差，n=6）

FrL：果实横径；FrD 纵径；FrFW：鲜重；FrDW：干重；FrDR：制干率；FrSI：果形指数

（三）木瓜全发育期化学成分积累研究

木瓜中富含萜类、黄酮、酚酸、多种维生素及微量元素。对不同发育阶段（盛花期至花后 150 天）木瓜果实中的总黄酮、总酚、总三萜及主要有机酸，即熊果酸、齐墩果酸、奎宁酸、苹果酸、莽草酸、原儿茶酸和绿原酸成分进行检测，可掌握其在不同发育阶段的内在品质变化（图 3-2）。

在木瓜果实发育进程中，总黄酮、总多酚、总三萜类化合物均为下降趋势；总黄酮和总多酚在盛花期 15 天时处于发育阶段的含量最高值；三类化合物都在盛花期 90 天或 105 天有下降拐点；最低值均出现在盛花期 150 天。熊果酸和齐墩果酸是《中国药典》中木瓜药材规定检测的参考物质，它们是分属于五环三萜类的一对异构体。自盛花期后 60 天起，二者之和不断增加，直到在盛花期后 135 天达到峰值 7.329mg/g，并逐渐稳定。有机酸在木瓜果实发育过程中差异显著，在果实发育的初期（花后 15 天），奎宁酸含量最高，原儿茶酸含量最低；花后 150 天时苹果酸含量最高，绿原酸最低；随着发育的进行，绿原酸含量差异最大，最高值与最低值相差 4.45 倍，其次为奎宁酸、原儿茶酸、莽草酸、苹果酸。

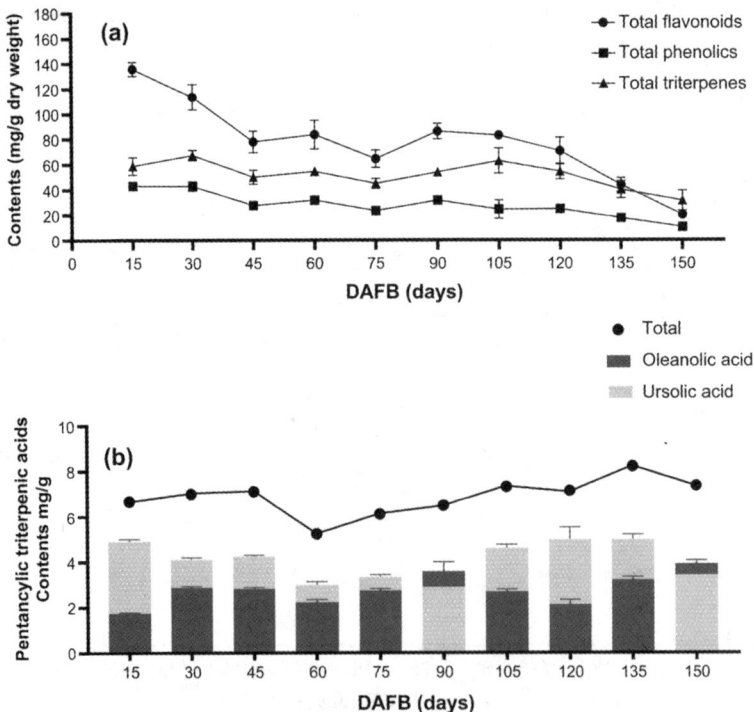

图 3-2　木瓜全发育期主要化学成分积累

Total flavonoids：总黄酮；Total phenolics：总酚；Total triterpenes：总三萜；Oleanolic acid：齐墩果酸；Ursolic acid：熊果酸

（四）果实农艺性状与次生代谢物积累的关系

木瓜果实发育指标受环境、个体影响较大。采用无监督的 PCA 方法对所有样本开展一个总体的趋势分析，每个生长过程作为一个组分，PCA 显示各发育阶段之间有一定的离散趋势。其中，15 天、30 天与其他阶段有明显的分离；45 天、60 天、75 天、90 天不能完全分开；相同时期样本之间有一定聚类趋势。这表明，在发育初期阶段，木瓜果实内部发生剧烈的生理生化过程；在发育中期，木瓜果实经历平缓过渡，直至果实成熟。为了进一步消除差异，最大化展示组间差异，并寻找发育过程中的差异性指标物，根据 PCA 结果将 15 天、30 天、45～90 天、105～120 天、150 天设置分组，进行监督性的多维分析，PLS-DA 得分如图 3-3 所示。根据模型得到变量权重重要性值（variable importance in projection，VIP）可发现各发育阶段中的差异指标。根据 PLS-DA 得分图，该模型经循环交互验证得到的模型评价参数 $R^2Y=0.896$，$Q^2=0.533$，各组分之间可以完全区分开。通过稳定可信的有监督模式识别模型可以辅助筛选有差异性的变量，挖掘在发育过程中差异性标志物，表明熊果酸、苹果酸、原儿茶酸、齐墩果酸、总三萜、莽草酸、果实纵径等都是对不同发育阶段分类贡献比较大的成分。

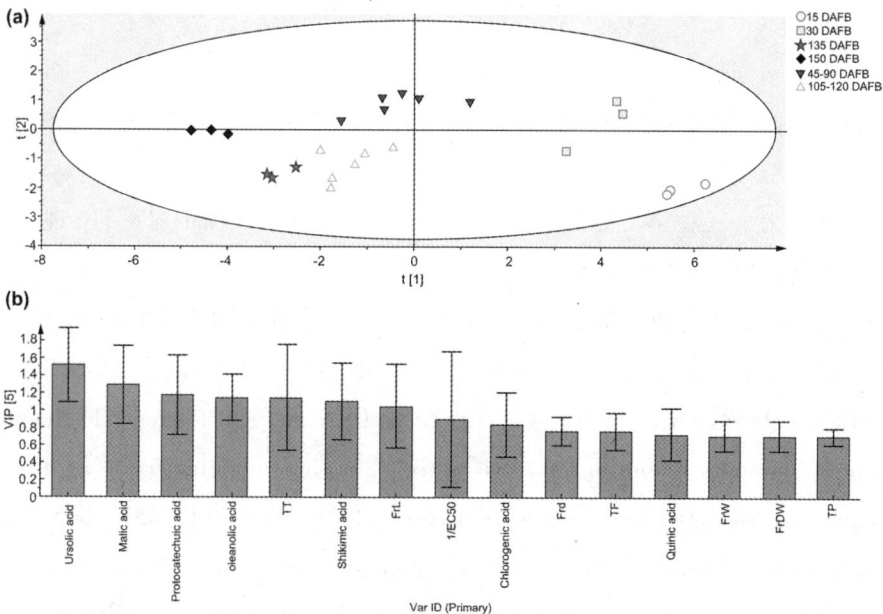

图 3-3　木瓜果实各生长过程的偏最小二乘法得分图和 VIP 值图

Ursolic acid：齐墩果酸；Malic acid：苹果酸；Protocatechuic acid：原儿茶酸；Oleanolic acid：熊果酸；Shikimic acid：莽草酸；Chlorogenic acid：绿原酸；Quinic acid：奎宁酸；TT：总三萜；TF：总黄酮；TP：总酚

综合看来，木瓜发育过程可分为 15 天、30 天、45 ～ 90 天、105 ～ 120 天、135 天、150 天 6 个典型阶段。综合木瓜的生长特性，可认为 15 ～ 30 天为木瓜的幼果期，在此阶段木瓜果实发生了重大的生理生化过程，与其他各阶段可明显区分；30 ～ 90 天为木瓜果实膨大期，该阶段果实体内次生代谢产物稳步积累；105 ～ 120 天，果实达到前成熟期，此阶段外观发育已逐步稳定，种子接近成熟，果皮青绿，有机酸、总三萜、总黄酮、总多酚等多种药用成分都达到峰值；120 天后，果皮变黄，鲜果重稳定，此时果实应进入成熟阶段；至 150 天时，果实进入成熟后期。根据木瓜果实发育阶段的划分结果，采用 PacBio Sequel 系统三代测序和 DNBSEQ 二代测序平台，联合非靶向代谢组学技术，对近成熟及其毗邻时期样品进行联合测序分析，研究结果再次证明，初生碳代谢化合物、有机酸、氨基酸和衍生物等是木瓜发育过程中质量相关的重要营养物质。

主要参考文献

[1] 向一兵 . 皱皮木瓜开花结果习性观察初报 [J]. 武汉植物学研究，2006（2）：171–172.

[2] 彭华胜，王德群 . 安徽地道药材宣木瓜生产现状与保护对策 [J]. 现代中药研究与实践，2003（2）：17–18.

[3] 彭华胜，王德群，胡正海 . 木瓜的果实发育及其结构防御策略 [J]. 中药材，2010，33（3）：325–328.

[4]Fang Q，Yin M，Chu S，et al. Comprehensive analysis of agronomic characters, chemical compounds, and antioxidant activity in Chaenomeles fruits at different developmental stages[J]. Pharmacognosy Magazine，2021，17（76）：657 – 665.

[5]Fang Q，Zheng H，Fu G，et al. Integrated untargeted metabolome, full–length sequencing, and transcriptome analyses reveal insights into the fruit quality at different harvest times of *Chaenomeles speciosa*[J]. Food Research International，2023，164：112314.

第四章 药用木瓜栽培技术

第一节　种苗繁育

木瓜种苗繁育方法较多，为保持优良种性，生产上常采用无性繁殖方法，最普遍的是分株（根蘖苗）育苗。为产业发展之需，可用扦插、压条、嫁接等育苗方法增加繁育途径，大量供应种苗。而种子育苗（有性繁殖），仅用于培育砧木苗或供育种、科研之用。

一、苗圃地选择与整地

育苗地要选择灌溉便利、排涝方便、通气性好的酸性或微酸性砂壤及黄壤土质为宜。在整地时，每亩施有机肥 3000 ～ 4000kg 或复合肥 80kg 作基肥，可用 0.5% 高锰酸钾或 50% 辛硫磷粉剂消毒及杀死地下害虫，然后将地耙碎整平，打成埂高、床低的 150cm 宽的苗床备用。

二、种子育苗

1. 种子采集

从生长健壮、抗逆性强的结果母树上采集充分成熟的果实，堆放在阴凉通风处后熟，到 11 月中、下旬用刀纵向轻切果实，勿割到底，剥出种子，将种子用 0.3% 中性洗衣粉液浸泡 2 ～ 3 小时并不断搓洗，将种子表面的黏液洗掉，然后用清水浸泡 3 ～ 4 小时，换水再泡 3 ～ 4 小时，最后将种子表面冲洗干净。

2. 播种

播种分春播和秋播两种，其中春播最常用。春播种子须催芽处理。12 月将芽胚饱满的当年干藏的新种子，用 5% 白碱溶液浸泡 12 ～ 24 小时后，用细油沙或草木灰等和以碱水浸泡过的种子一块揉搓，再在清水中将种子上的黏液洗掉，并将洗净的种子在清水中，最好是在流动中的河水中再漂洗 24 小时，以防白碱残留烧坏芽胚。种子漂净后用 1 份种子与 4 份细砂混拌均匀，也可一层砂一层种子（3cm 砂 1cm 种子），堆放在室内通风处或室外向阳处，并盖上麻袋、草片或秸秆等，保温保湿进行催芽。砂的含水量以用手握成团，伸手散开为宜，不可太湿或太干，太湿可使种子沤坏，太干不利于催芽。待春季 2 ～ 3 月，有 60% 的种子裂口露白后，即可播种。播种的方法是在事先整好的苗床上按行距 22 ～ 25cm 开深 5 ～ 10cm 的沟，把种子按 3 ～ 5cm 的株距撒于沟内，覆土浇水，每亩用种 5 ～ 7kg，播后 15 天左右即可出苗。

3. 苗木管理

种子出苗后要及时松土、除草，天旱时要及时浇水。7 ～ 8 月在下雨前或结合浇水施两次追肥，每次每亩施尿素 4 ～ 6kg，以促进苗木生长。到 11 月，一般苗高 60cm 以上，秋播或管理好的可达 80cm 以上，第二年春季即可出圃移栽。

三、扦插育苗

1. 选择插穗

插穗选择的好坏与否与成活率的高低有密切关系。选优良母株上组织充实、芽体饱满、粗 0.5 ～ 1cm 的 1 年生或 2 年生枝。一般多从 4 ～ 8 年生的优良母树上，选树冠中、上部向阳面的枝条，其贮藏的养分多，细胞活力强，再生能力亦强，插后生根快。秋末采的插条要低温保湿贮藏，春季扦插可随采随用。春季露地扦插在地温达 15℃ 以上时进行。绿枝扦插在生长季节（一般在 6 ～ 8 月）进行，采集半木质化的 1 年生枝条，去掉下端叶片。

2. 插穗处理

将插穗剪成 15 ～ 20cm 插穗，留 2 ～ 3 节，上端距顶芽 1cm 处剪平，下端近腋芽处剪成马耳形斜面。每 50 ～ 100 条一束，挂好品种标签，保湿贮藏备用。插前用 1000mg/kg ABT3 号生根粉浸泡插条下部 1/2 部位 2 小时，或用 1000mg/kg 吲哚乙酸蘸插条基部 10 分钟，以利于生根。扦插株行距（10 ～ 20）cm×（20 ～ 30）cm，上端芽眼露出地面 3 ～ 5cm。

3. 插床选择

插床要选择背风向阳，地势高燥，排水良好的地方。床土要求疏松、肥沃、保水保肥、通气性能好的砂质壤土。插前用竹签或小木棍在苗床上先插一孔作引眼，然后把枝条插入引眼内，以防枝条直接插入时使其基部伤口及皮部受刺受挤而影响愈合生根。插后要用手指把插条周围捺紧，使插入土中的枝条与土壤密接。扦插完毕后，用喷壶浇透水即可，可盖草，以保持土壤湿润，最好用塑料大棚增加地温。夏季扦插必须进行遮阳保湿处理。

4. 枝条扦插后苗床管理

枝条扦插以后，苗床管理重点要抓水分与温度。苗床浇水不可过多，否则会造成土壤通气不良，土温下降，从而抑制插穗生根，即使长出少量根系，也会因土壤湿度过大而腐烂，故以保持 24 ～ 28℃为宜。凡用塑料薄膜密封保温的苗床，在晴暖无风的中午前后，应视其膜内温度的高低，注意开窗或揭膜通风降温，防止烧坏刚生根发芽的插条。在妥善管理下，约 1 个月左右，插穗即可生根。插穗发叶和生根后去掉盖草和揭棚，平时要加强松土、除草、浇水、病虫防治等管理工作。培育 1 年后，即可出床定植。

四、分株、压条育苗

1. 分株

春、秋两季，将大树周围萌生的 60cm 以上的分蘖，带根刨出移栽。为了获得更多的根蘖苗，可于每年冬季落叶后，在距母株 1 ～ 2m 范围内，刨开表土露出侧根，每隔 5 ～ 10cm 用刀割伤皮层，然后盖细土，再施以腐熟的厩肥，上盖土或稻草。翌年春季，就能萌发众多的幼苗。

2. 压条

压条繁育适宜于较小范围的用苗。春、秋两季在根部长有枝条的母树周围挖穴或挑槽，深 25 ～ 30cm，然后将枝条中间部位用刀割一伤口，压入穴（槽）内，枝梢部分留在穴（槽）外，以利愈合生根。穴内填土埋实后，同时在枝条基部用刀割一伤口，促进生根。待枝条生根后，将枝条切断，带根移栽。在枝条稠密部位还可采用空中压条繁殖苗木，把枝条环剥一圈，用碎麻和泥土混匀，将环剥处用竹筒或塑料布包裹起来，上端不要扎紧，经常洒水使之保持湿润，待生根后截离母体，另行栽植。

五、嫁接育苗

1. 嫁接

如砧木和接穗粗度相差不大，常采用双切接（枝接）方法进行嫁接育苗。其方法为：接穗提前采集并砂藏好，保证在嫁接时还处于休眠状态。砧木萌芽0.5cm 时开始嫁接。将砧木和接穗分别剪成45°斜面，均从尖的一侧刚深至木质部切下留"皮"，背的一面刚深至木质部将皮削掉；将砧木和接穗的形成层对齐后，再将砧木与接穗的"皮"分别包住对方的伤口。将接穗的芽留在削面的侧面；绑扎时先将薄膜条上端留 4 ～ 8cm，开始自下而上绑扎；绑扎快完时将留下的一端用力拉下盖住接穗顶端的剪口，最后绑扎完毕。如砧木粗，接穗细，则可采用插皮接；其他嫁接方法也可。

2. 嫁接苗管理

（1）放松缠绑带：当嫁接苗接穗长到 20 ～ 25cm 时，及时松绑塑料缠带，将塑料带疏松后再按原方位轻松缠好，这样接穗缠绑处不易成"瓶颈"状，结实有力，抗强风。

（2）及时绑扶接穗：接穗成活长到 30 ～ 35cm 时，及时用 40 ～ 50cm 小棍进行绑扶，绑扶时先将绑扶棍与原来品种枝分 2 ～ 3 处绑固定，再将接穗枝与绑扶棍分 2 ～ 3 节绑扶。随着嫁接枝的持续生长，扶绑工作须分期跟上。另外，对于舌接方法，绑扶可不用，让其自然生长。

（3）适量疏枝：嫁接枝迅猛生长，通过扶绑不能从根本解决问题，这时就要适量取"绿枝"，减少嫁接枝基部压力负载强度，取枝对象为密生枝、背上枝、竞争枝（剪口下第二芽萌发的枝）、变向枝、重叠枝。疏枝量占嫁接发枝总量的25% ～ 35%，切记不得疏枝太多，以免影响树体早成形及根系养分积累。

（4）适时补接：对于嫁接未成活的树，7 ～ 8 月，芽体成熟后及时芽接（带木质芽接或丁字型芽接），促使整体平衡。

（5）弱小树"重"管理：对于嫁接后发育迟缓的弱小树，须专门管理，可用激素类，如赤霉素、芸苔素、硕丰481配合叶面肥如立可丰喷施。根部结合用多元微肥、稀土肥或腐植酸、氨基酸肥，配水浇灌，增强抗逆性，加快生长。

3. 绿枝劈接

绿枝劈接的最适时间是6月25日至7月15日，当砧木10cm处粗度达到0.5cm以上时，留几片大叶将头剪去，劈接上接穗。由于绿枝劈接接穗本身的养分较芽接芽片本身的养分要多，接穗的芽子能够迅速萌发，萌芽率较高。

六、圃内整形

圃内整形的主要目的是培养好的主干和侧枝，为构建良好的树体骨架打好基础。其以轻剪为主，尽量采用抹芽、除萌、摘心、扭梢的手段，少动剪刀，重点处理好竞争枝、徒长枝和轮生枝，培养健壮的主干和侧枝。

第二节　木瓜新园建造

一、选地与整地

（一）选地

优质木瓜生产基地应选择在距离交通要道公路50～100m，周围无工矿直接污染源（三废排放）和间接污染源（上风口或上游水域的污染）的地区。其空气、土壤和灌溉水的质量，应分别符合《环境空气质量标准》（GB 3095—2012）中的二类区要求、《土壤环境质量农用地土壤污染风险管控标准（试行）》（GB 15618—2018）的要求和《农田灌溉水质标准》（GB 5084—2021）中对旱地作物的要求。基地规模应在20hm² 以上，交通便利。园地宜选择25° 以下缓坡丘陵和平地，坡面朝向南或东南，土壤选择中性或弱酸性的砂壤土（pH值6.6～7.5），以山地黄棕壤、黄壤为宜，土层厚度50～80cm，有机质含量在2%

以上，有灌溉排水条件。

选地时要充分考虑温度、光照、水分、土壤、空气相对湿度等气候条件，发挥当地气候资源和生态环境优势，科学选择园区，木瓜园要避开风口、风道，选择背风向阳、比较肥沃、湿润而排水良好的砂壤土地区，不宜在朝北多风的地段种植。此外，还需要本着节约用地、方便管理的原则，涝能排水，确保雨后果园不积水。

（二）整地

栽植地坡度在 25° 以下的，与平田一样栽植，行向朝南或与坡向垂直，隔行（品字形）对齐，以利通风透光，更好地防止水土流失。

春季作物收获后，在选好的移栽地上挖穴或抽槽，穴直径、深度均 50cm，或槽宽 40cm、深 50cm，底土挖松，铺一层秸秆或树叶杂草，每穴施入栏圈肥10kg，过磷酸钙 1kg，回土。先回表层熟土，底层生土堆在表面，让其自然熟化。对于土层深厚肥沃但地势较低有积水倾向的平田熟地，宜采用高畦栽植。冬季前施足基肥，深翻，整平耙细后做高畦，畦宽 1.2m，畦高依地势而定，两边开30cm 宽的排水沟，以利排涝。

二、定植与管护

（一）种植密度及定植方法

肥力高、土层深的平地以株行距 2m×3m 或 2.5m×2.5m 为宜，667m²（1 亩）栽 100 株或 110 株，瘠薄、土层浅的缓坡地可适当密植，按 2m×2.5m 的株行距，亩栽 130 株。为获得早期高产，也可按 1.5m×2m 的密度计划密植，5 年后隔株抽取。

木瓜移栽从落叶后到发芽前均可，以春季萌芽前（3 月底以前）移栽较好。每穴栽苗 1 株，覆土至一半时，提苗舒根，分层填土踏实，浇透水封穴，在根际周围筑环形土埂，以利收集雨水和浇水。无根苗、马蹄苗，直径小于 0.5cm的小苗需在苗圃地集中培育 1 ～ 2 年后才可植入大田，以提高成活率和成株率（图 4-1）。

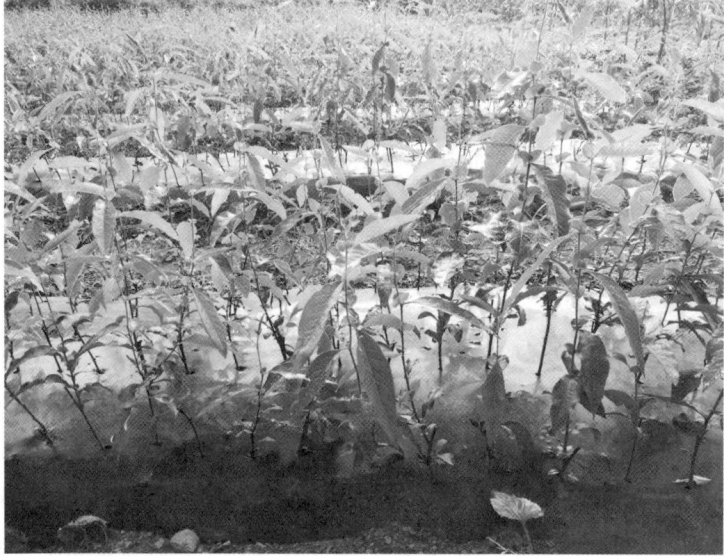

图 4-1　木瓜苗

（二）新建园管护

新建园切忌间作高秆作物，特别是苞谷和向日葵，除影响木瓜苗的光照和生长外，还有共同的虫害。定植后 1 ～ 3 年内，行间最好是间作豆科作物、绿肥和葱蒜类、茄果类蔬菜以及其他药材。

冬季是对树体实施全面管理和病虫综合预防的有利时期，主要工作是整形修剪、施基肥、清园和树干涂白，这是木瓜园管理的重要环节，绝不能忽视（图 4-2）。

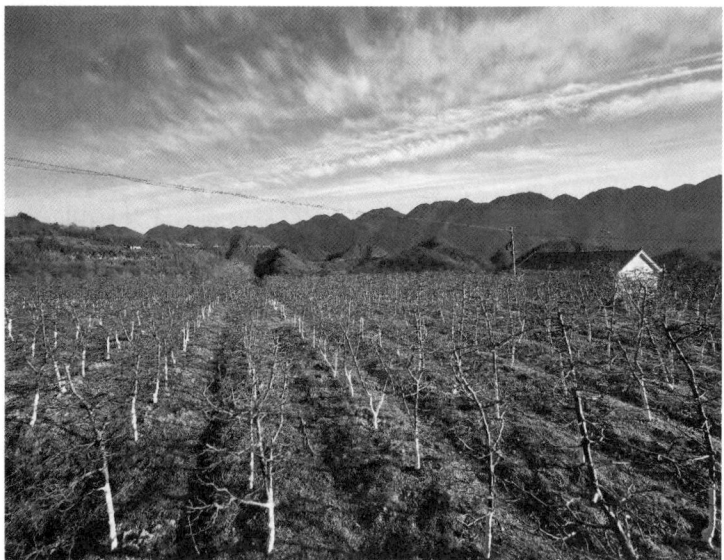

图 4-2　木瓜园

第三节 木瓜树整形与修剪

一、整 形

木瓜属落叶灌木，高密度田块宜采用纺锤形树形，低密度采用塔形树形、疏散分层形或自然开心形树形较好。

（一）常用树形

1. 塔形

干高 30cm，中心干上分布 4 层主枝，1、2 层各 3 个主枝，3、4 层各 2 个主枝，全树共 10 个主枝。层间距 1～2 层 50cm，2～3 层 30cm，3～4 层 20cm。层内主枝间距 8～10 cm，全树高 2.5m，外观似塔形。主枝长度从下至上分别为 80～90cm、60～70cm、40～50cm、30～40cm，具体根据密度而定，最下部主枝有 15%～20% 的交接为原则。主枝按基角 60°～70° 延伸，主枝上直接分布结果枝。主枝层内不留辅养枝，层间在不影响主枝生长的情况下留辅养枝，摘心早期结果。

2. 纺锤形

干高 30cm，中心干上直接着生侧枝结果（轴式结果），全树侧枝 10 个，侧枝间距 15～20cm，全树均匀分布。侧枝基角由下至上成 75°～80° 至 35°～40° 递减，侧枝在树干 1/3 处最长（长度以株间交接 15%～20% 为宜，具体根据密度而定），向上递减至顶枝 20～25cm，向下递减至 35～40cm。全树高 2.0m，外现呈纺锤形。

（二）整形要点

栽植当年生长季，在整形带（剪口下 30～40cm），选留中心干和 4～5 个侧枝，整形带以下的枝条全部疏除。第二年冬季，中心干留 50～70cm 短截，在适当部位选留 3 ～ 4 个主枝。第三年冬季，选留 2 ～ 3 个侧枝，并在前 2 年选留的侧枝上培养中小型结果枝组。第四年后，继续培养良好的结果骨架。侧枝缓放，促生中短枝，剪除过密枝、细弱枝、病虫枝等；缺枝部位可留 1 ～ 2 芽重短截，促生分枝，衰老的结果枝组及时回缩更新。

（三）整形方法

生产上常用纺锤形树形，整形操作较为容易，其方法如下。

1. 定干

纺锤形木瓜树形的整形定干高度在 60 ～ 80cm。充分利用水平枝和下垂枝结果。对弱苗要重短截促发新枝重新定干，对已定干的小树疏除下部枝，抬高侧枝的位置，主干高（即第一侧枝离地高）30 ～ 50cm。

2. 中心干的处理

为保持中心干直立健壮和防止上强下弱，在定干后的 1 ～ 3 年内，对中心干延长枝每年剪留 40 ～ 50cm，其上的竞争枝要及时拉平或用来换头，每年剪留的中心干段内选留 2 ～ 4 个侧枝。如中心干过旺，上部光秃的刻芽促枝，或是把延长枝拉向无分枝的一侧，在其背上刻芽重新培养中心干延长枝。对于严重的上强下弱树，将中心干从多年生部位锯除，留上部的一个较直立枝作为新的延长枝，促下控上，逐步使树冠上下生长势一致。

3. 侧枝的处理

侧枝不宜过粗、过大或超过中心干，在选留侧枝时采用单轴延伸、不分层、无分枝的培养方法，其上直接培养枝组。每年除对侧枝截留 40cm 使其保持一定生长势外，同时要疏除剪口下的竞争枝和辅养枝上较大的分枝，以削弱侧枝生长势，起到缓前促后、开张角度的作用。

4. 辅养枝的处理

中心干上的辅养枝在整形期间应临时保留，一般不疏除、不短截，但要拉开角度，拉向缺枝空间，经过一两年这样的缓放处理即可开花结果。这时对成花枝一般不动剪，强而长的枝用弱芽当头，抑前促后，促生短果枝结果，细而密的中、长枝适当疏剪。主枝增粗后，树冠枝条出现密挤时，疏除一部分辅养枝。

5.枝组的处理

由于树体较小，在枝组配备上以中小型为主。培养方法是先缓后截，或由果枝结果后的果台枝进行适当短截。枝组以着生在两侧为好，兼顾背下，控制背上，以"串"形为主，对局部过旺枝采取环割、刻芽促其成花，缩小体积。

6.枝条的处理

修剪时对枝条以轻剪长放为主。拉（撑）枝是一项关键技术措施，应从基部拉成 40°～ 80°（角度下大上小），不要拉成弓形，必须坚持定植后 5 年内年年拉枝。整个生长季节均可拉枝，但以秋季拉枝较好（8 月下旬至 9 月下旬）。被拉枝要求下部枝长 1 ～ 1.2m，上部枝长 0.8 ～ 1.0m。如不及时拉枝或拉晚了，中心干上侧生枝多直立生长，抑制中心干生长，造成整形上的困难。

二、修 剪

（一）幼年树修剪

培养骨架，促枝促花。主要手段是短截。生产上树形一般采用纺锤形，树高 2.2 ～ 2.5m，在主干上直接着生侧枝和枝组。主要操作方法：第一年在主干 60 ～ 80cm 处短截，主干 40 ～ 50cm 以下的枝去掉。于当年发出的新梢中，在剪口下选一直立旺长的新梢作主干延长枝培养；对竞争枝作控制处理但不去除侧枝。当长度达 30cm 时，摘心保留 25cm，未达到这个标准不摘心。第二年对主干延长枝留 50cm 短截，对其他侧枝进行轻度短剪促枝。

（二）初结果树修剪

初结果树的修剪目的是保证生长结果两不误，继续培养树体骨架，调整枝条姿势。主要方法是短截结合拉枝，对骨干延长枝进行短截，扩冠，其他部位枝条缓放，并应用疏剪措施改善树体光照条件，对扰乱树形的大枝要做拉枝处理，没有空间的要疏除。

（三）结果树修剪

结果树的修剪目的是维持树冠大小，调整花果量，防止大小年，延缓树势衰老。主要方法是回缩换头，更新枝组，经常用旺盛的枝条对骨干枝进行换头，保持树体活力，注意对枝组进行更新。枝组修剪时需重点注意：一是中心枝组距离中心主干不能远，二是枝组间距离不能过近。根据木瓜的特点，中心枝组距主干的距离为 50cm 左右，小枝组间距为 20cm，枝组中枝条修剪以"疏弱留壮，疏远留近，疏下留斜留上"为原则。

第四节　木瓜园田间管理

一、施肥

为保持木瓜的品质，要遵循其生长发育的自然规律，提倡有机生态栽培，不用或尽量少用化学合成肥料。木瓜施肥应遵循两个原则，即以地施为主，以农家肥为主。

（一）重施基肥

落叶后到 12 月底以前施入。幼树和初果期树亩用优质农家肥 2000 ～ 3000kg 或有机肥 1000kg，加过磷酸钙 20 ～ 30kg、硫酸钾 5 ～ 10kg（或草木灰 30 ～ 50kg）。盛果期树每亩施土杂肥 5000 ～ 7500kg 或有机肥 1500kg、过磷酸钙 50kg、硫酸钾 20kg（或草木灰 100 ～ 200kg）。农家肥以腐熟的圈肥、栏肥、堆肥、沼气渣或沼气液为主。

（二）稳施采果肥

采果前后 1 周内施入。亩施农家肥 1500kg 或翻压绿肥 4000kg，或者有机肥 500kg，加 50kg 氮磷钾复合肥。地施方法：开环状或放射状沟，沟深 35cm，宽 30cm，一次施肥沟总长不少于 1m，沟底垫农家肥或绿肥，上撒复合肥，覆土厚度不少于 20cm。

（三）及时根外补施叶面肥

必要时，喷施叶面肥补充氮磷钾和微量元素。自配叶面肥时，速效氮、磷、钾浓度为 0.3% ～ 0.5%，也可直接施用叶面专用肥。

二、防旱排涝

坡地土层浅的木瓜园常有干旱问题出现，最好的办法是进行小面积的坡改梯，就是把木瓜植株树盘带整平，以利保水。提倡种植浅根性绿肥，防水土流失，持墒保水，或夏季割草覆盖树盘也可部分缓解旱情。浇灌用水不能含有生活废水。

雨季来临之前，降雨量大的地方应及时做好排水工作，对容易发生积水的园地可适当起垄。

三、中耕除草

幼苗及移栽后至结果前，植株矮小，行间空隙大，易滋生杂草，造成草荒，要及时松土除草。一般每年进行 3 次，即春、秋两季各松土一次，第三次在冬季前结合培土施基肥进行。特别是夏季酷暑前除草，并将草就地覆盖，可有效缓解干旱对木瓜带来的影响；冬季除草并清除销毁，可有效控制病源、虫源，降低病虫害对木瓜的危害。提倡木瓜园间作豆科作物和绿肥。

第五节　木瓜园病虫害防治

一、木瓜病虫种类及绿色防控基本原则

木瓜分布在海拔 250 ～ 1500m 的山地，以中等海拔山地较为集中，海拔区域较广，病虫种类繁多且略有海拔差异。对木瓜产量和品质影响较大的病虫主要是木瓜花腐病、桃小食心虫、蚜虫、早期落叶病（褐斑病、圆斑病和黑星病）、锈病、螨螂。另外梨小食心虫、桃蛀螟、山楂红蜘蛛、食芽象甲、栎黄掌舟蛾、星天牛、金龟子、棉蚜、木瓜炭疽病、灰霉病、干腐病、轮纹病、白粉病等对木

瓜也有一定的危害。

　　木瓜的病虫害防治应遵循"预防为主，综合防治"的原则，以农业防治、物理防治、生物防治为主，化学防治为辅。严格按照《中药材生产质量管理规范》等相关规定进行，必须施用化学药剂时，应以生物农药、高效低毒无残留农药为主，限量并严格按照各农药的药效间隔期使用，确保采收期安全。农药使用应参照《农药合理使用准则》（GB/T 8321—2002），符合《农药安全使用规范总则》（NY/T 1276—2007）的要求。

二、农业防治

　　开展彻底的清园工作，加强栽培管理，增强树势；合理整枝，改善通风透光条件；冬剪病枝，春剪病叶病花，减少次生浸染源。各种带病器官集中烧毁，尽量远离老木瓜园和住宅区；冬季彻底清除园内枯枝落叶、深耕园地、树干涂白、合理修剪，减少枝干伤口，减少木瓜炭疽病、花叶病及褐腐病的传染源。

　　生长盛期注意覆盖保墒，所用肥料要达到木瓜生长的实际需要，控制好每次施肥的比例大小，水、肥、光协调促控有利于优质、高产、高效。

　　木瓜园地不套种玉米等高秆作物。秋季采果前树干绑草诱集越冬幼虫，早春根据蚜虫、蚧壳虫等害虫的越冬特性，及时进行人工刮除越冬卵块及雌壳虫，根据天牛、金龟子成虫的假死性特性，于傍晚时振落树上成虫进行人工捕杀。

三、木瓜花腐病

（一）病原菌及感病症状

　　木瓜花腐病由真菌引起，有性世代属于子囊菌亚门盘菌纲柔膜目核盘菌科链核盘菌属（念珠盘菌属）*Monilinia* sp.（可能为木瓜专化型），无性世代为无孢菌类丛梗孢属（念珠霉属）*Monilia* sp.。病菌以菌核在落于地面的病残体上越冬，翌春发育成子囊盘，产生子囊孢子，侵染花器和幼叶，很快蔓延至整个花序或嫩梢，使花序、嫩梢腐烂下垂干缩，引起花腐、叶腐症状，当空气湿度大时，感病花序和嫩叶上出现白色粉状物，即分生孢子。此为由子囊孢子引起的第一轮浸染。

　　第二轮侵染是由分生孢子导致。病花病叶上产生的分生孢子继续侵染花瓣，使其腐烂或干枯；分生孢子侵染柱头，菌丝沿花柱漫延首先侵入果内，当幼果内部腐烂超过 1/3 时，在幼果表面出现针尖状的斑点。随着病原继续为害，该斑点迅速扩大成水渍状病斑，并伴随有黄色菌浓状黏液流出，由内到外形成果腐症状。病花、叶、果中病菌继续向下延伸到新枝，造成枝枯症状。阴雨期，感病花瓣落到叶片、新梢和幼果上，也可直接引起叶片、新梢和幼果感病。

具体症状有以下几种类型。

1. 叶腐

叶未完全展开或初展叶时，叶片中脉两侧、叶缘、叶尖出现褐色圆形或不规则红褐色小斑点，并沿叶脉向下蔓延到叶柄基部，使叶片萎蔫、下垂、腐烂。空气潮湿时，病斑上产生大量灰白色粉状霉层。

2. 花腐

其有两种症状：一种是由叶腐蔓延扩展至花梗，使整个花系变褐腐烂，花朵萎蔫干枯下垂；一种是由花蕾开始染病，病花呈黄褐色枯萎。病花可产生粉状霉层。

3. 果腐

果腐发生在花后约 15 天，初期开花正常，但幼果长到烟嘴大小时，果面上发生褐色小斑，溢出褐色黏液，表皮和果肉分离，有酒精味，失水后成僵果。

4. 枝腐

枝腐多由病花、病叶、病果向新梢延伸所致，先在新梢上形成褐色溃疡病斑，枝腐部位下陷干枯，病斑绕枝条 1 周后，枝条上部枯死。

木瓜产区 3 月上旬陆续出现花腐、叶腐症状，3 月中下旬盛发，4 月中下旬果腐症状严重发生。后期有少量枝腐症状出现。花、叶感病率通常在 15%～20%，果腐率为 40%，严重时达 60% 以上。产量损失达 40%～60%，个别年份达 80% 以上。该病大发生的主要原因：一是木瓜园中有足够的越冬病菌；二是发芽、开花期低温阴雨天气；三是树势衰弱，栽植密度大，枝叶密集，通风透光条件差；四是雨后排水不畅，地面积水。在发芽展叶期，如雨水较多，土壤含水量达到 30%～40%，则有利于病菌的繁殖、传播和侵染，易引起花腐、叶腐。而在花期如遇低温多雨，使大量幼果感病，则果腐严重发生。

（二）防治措施

1. 清洁果园，减少病源

冬季修剪，剪除病枝、僵果，清除地面病枝、病叶、病果，带出园外烧毁或深埋。秋季翻耙树盘表土 20cm 以上。严重田块地面撒石灰每亩 25kg。

2. 合理修剪，通风透光

修剪少短截，多长放和疏枝，冬季疏除过密细弱枝，冬剪后，每亩枝量不能超过 10 万；春、夏季抹除过密、交叉、重叠新梢，生长季枝量控制在 12 万 ～ 15 万，保持树冠内通风透光，改善园内小气候。

3. 科学施肥，增强树势

基肥以优质农家肥和有机肥为主，使果园有机质含量达 2% 以上。还阳肥最好先测土配方，平衡施肥，尤其重视钙、镁、硼、钾的施用。开花期叶面喷立可丰等叶面肥。若土壤酸化应撒施生石灰，增加养分供应，提高树体的抗病力。

4. 及时排水，雨住田干

做好排灌，雨后及时排出果园地面的水，确保不长时间积水。

5. 药剂防治，准确及时

病害特别严重的田块，需药剂防治，要准确及时，应掌握四个关键时期和一个施药火候。

（1）花芽萌动露红时，地面树盘和枝杆喷药铲除部分越冬菌核萌发的菌丝体，降低病原基数。药剂有石硫合剂、甲基托布津、络氨铜、丙环唑等。

（2）花蕾分开时，树冠喷药保护花序和嫩梢，药剂可用具有保护和治疗作用的络氨铜、腐霉利、氯溴异氰尿酸等。

（3）花开 1/3 时，喷药对象主要是花，保护花柱免受侵害，可用兼具保护、治疗作用的氯溴异氰尿酸、吡唑醚菌脂、扑海因、戊唑醇等，严重的田块在阴雨后还要补喷一次。

（4）花谢 2/3 时，喷药对象主要是幼果，用腐霉利、春雷多黏杆菌、吡唑醚菌脂等喷雾，此期是防治果腐的重要时期，严重的田块 7 ～ 10 天后加喷一次，注意交替用药。

（5）防治花腐病的施药火候，即要掌握在每次冷空气来临之前的晴天或雨住露水干后及时用药，不能迟于雨后第一个天晴日。

四、早期落叶病

早期落叶病主要包括褐斑病、圆斑病和斑点病。在木瓜花谢后的新梢生长期开始侵染，褐斑病（*Marssonina coronaria*）4月开始发病，5、6月间发病较多，严重的5月中旬便开始大量落叶，7、8月树上叶片已所剩无几。圆斑病（*Phyllosticta solitaria*）发病始盛期比褐斑病略晚，6、7月盛发，落叶现象没有褐斑病严重，但嫩梢易感病，造成枝梢枯死，病梢上叶片枯垂不落。早期落叶病造成叶片过早枯、落，树体光合产物积累少，树势严重衰退，花器质量差，花而不实。树势弱则感病亦重，造成恶性循环，重病树很少挂住果，产量极低，而且"三年两不收"。

4、5月间观察叶片，若出现少量黑色小点时，开始施药，连续用药2次，斑点病可有效防治，有效药剂可选用腐霉利、氯溴异氰尿酸、吡唑醚菌脂等。

五、食心虫类

其以桃小食心虫（*Carposina niponensis*）和梨小食心虫（*Dichocrocis punchferalis*）为主，另有桃蛀螟、李小食心虫等。

（一）发生规律及危害

1.桃小食心虫

在长阳木瓜产区一年发生一代，极少个体发生二代，低海拔地区发生第二代的比例稍大，以老熟幼虫在土内作扁圆形"冬茧"越冬。4月下旬越冬幼虫出土，出土后经过1个小时左右的活动即结夏茧，并在夏茧内进行化蛹，蛹期13天左右；5月上旬成虫开始羽化，成虫羽化期一直持续到6月底、7月初，5月上旬到6月初为羽化盛期。成虫3天内可完成交配产卵，卵产于果实凹洼处，呈单粒散产，呈鲜橘红色，椭圆形，卵期7天左右；孵出幼虫很快蛀入果内，在果内为害20天左右成熟后脱出果外做冬茧越冬。由于木瓜在7月下旬采收，故第二代对木瓜没有危害。幼虫由木瓜脐部或表面凹陷处蛀入为害木瓜，蛀孔很小，有白色透明胶液流出，蛀孔附近无虫粪，虫果内虫道纵横，充满虫粪。

2. 梨小食心虫

在长阳木瓜产地，梨小食心虫从 5 月到 7 月均可羽化，其羽化盛期分别在 5 月上旬、5 月下旬和 6 月上旬。梨小食心虫在该地区一年可发生 3 ～ 4 代，以老熟幼虫越冬，越冬幼虫于翌年 4 月中旬化蛹，蛹期 10 ～ 15 天，4 月下旬至 5 月上旬为成虫羽化初期，雌雄交尾后即产卵于果实凹洼处，卵期 7 天左右，孵化后幼虫很快蛀入果内，幼虫为害状同桃小食心虫，果内流出无色透明胶珠。幼虫在果内为害 15 ～ 20 天后脱出果外，并在枝条缝隙处结茧化蛹。第二代幼虫于 6 月上中旬孵化。此后，随着气温的逐渐升高，各代历期也逐渐缩短，并出现明显的世代重叠现象。7 月中、上旬出现第三代幼虫，第 4 代幼虫于 8 月中、上旬孵化，并于 8 月中旬老熟入土或在树皮裂缝及各种缝隙内结茧越冬。

3. 桃蛀螟

一年可发生 2 代，以老熟幼虫在树皮裂缝、树洞、向日葵花盘、玉米秸秆内越冬。次年 5 月上中旬出现成虫，白天静伏于叶背阴暗处，夜晚活动交尾产卵。卵散产于木瓜上，一般每果产 1 ～ 3 粒，多达 20 粒左右。卵经 1 周左右孵化成幼虫，幼虫从果实肩部或脐部蛀入果内为害，一般一个果有 1 ～ 2 头幼虫，多时达 8 ～ 9 头。15 ～ 20 天后幼虫老熟，于果内或果与果、果与枝相接处化蛹，经 8 天左右羽化为成虫。为害木瓜以第二代为主，于 7 月上中旬为为害高峰期。幼虫由木瓜脐部或表面凹陷处蛀入为害木瓜，蛀孔较大，有黄褐色透明胶液流出并在蛀孔附近堆积有红色虫粪。

食心虫类在武陵山木瓜产区为害相当严重，从幼果至成果可陆续为害，不加管理的木瓜园虫果率在 60% 以上，一果内有不同虫龄的食心虫多达六七头，极大地影响了品质和折干率。食心虫主要取食木瓜果心和果肉，早期使果实膨大受阻，造成早落，后期严重降低产量、品质和折干率，对外观没有多大影响。

（二）防治措施

1. 绿色防控

食心虫类以综合防治为主：休眠期刮除老树皮和翘皮，刮下的皮彻底销毁。幼虫脱果越冬前树干束草诱集越冬幼虫，翌年早春惊蛰前取下束草烧毁。于 5 月中旬、6 月上旬和 7 月初分 3 次在园内挂糖醋液缸（糖 1 份、醋 1 份、酒 1 份加水 10 份），或利用黑光灯或者性诱剂诱杀成虫。木瓜园周围忌种桃、梨等果树，以防止交叉为害。

2. 性诱剂诱杀方法

将直径为 14cm 的一次性塑料碗盛满水，水中放少量的洗衣粉搅匀，在碗上离水面 2cm 的地方用细铁丝固定一个含有性信息素的诱芯，用细铁丝将此诱捕器挂在木瓜树上离地面 1.5m 的位置。每个诱捕器在林间放置时，保持 10m 的间距。诱捕器能有效地诱杀其雄成虫。同时，可以对食心虫的卵、幼盛期进行预测预报，指导药剂防治的最佳时期。在成虫羽化高峰期后 5 到 7 天喷洒杀卵、杀幼虫的无公害农药，比一般按经验防治的防效高出 10%，并减少 2 次用药，在节约大量防治成本的同时可减少农药对环境的压力。

3. 重点防治时期

综合来看，食心虫的药剂防治有三个重点时期：一是幼果从烟嘴大到指头大时（4 月中、下旬），趁雨后天晴越冬代幼虫出土之机，向地面树盘喷药防治出土越冬幼虫，可兼治地下害虫，药剂可选白僵菌、苏云茚虫威、茶核苏云金等；二是果实酒曲大小时（5 月上、中旬），此时越冬代成虫盛行，喷药的重点对象是树冠枝叶浓密处，防治成虫，药剂用氯虫苯甲酰铵、噻虫高效氯氟菊酯等；三是果实鸡蛋大小时（6 月上旬），主要是杀灭果实上的卵、幼虫，喷药部位重点是果实，可用苦参碱、蛇床子素、氯虫苯甲酰铵等。

六、蚜虫

蚜虫以瘤蚜（*Myzus malisuctus*）为主，另有桃蚜等。被瘤蚜为害的木瓜新梢顶部冬季有宿存的条索状叶束，瘤蚜可以成虫、卵在其中越冬，也可以卵在芽腋和其他部位越冬。4 月春梢萌发至秋叶展开陆续为害，盛发在 6、7 月间，整个期间均以孤雌胎生繁殖。

从发新叶起至新梢停止生长，瘤蚜都可为害，造成叶片无法展开，而背向纵卷成条索状弯曲，出现赤红斑。虫株普遍花少，果少，果小，枝条纤细，节间变短，植株不长，树势较差。该虫的发生与种植业结构调整如栽培蔬菜有关。氮肥过多和偏施氮肥诱发了木瓜大量的二次梢，新定植的木瓜幼苗新梢生长期延长，木瓜园田间持嫩指数增高，使木瓜树成了蚜虫重要的夏寄主，蚜虫为害呈上升趋势。受害严重的树，枝梢嫩叶全部卷缩，并引起分枝级数增加，枝梢稠密细弱短缩，使幼树长成小老树而不能投产，成年树生长受阻，发育不良，化芽分化不正常，或者无花，或者满树花而无果，严重影响产量。瘤蚜也是木瓜花叶病的主要传播媒介。

木瓜蚜虫的防治，一是清园时剪除宿存叶片，二是生长期及时剪去有蚜嫩梢，或每亩喷洒 1% 洗衣粉水 40kg，严重的用药杀灭蚜虫，高效药剂有吡虫灵、蚜虱啶，但卷叶后用蚜虱啶效果更好。

七、其他病虫害

（一）木瓜锈病

病原菌为梨胶孢（*Gymnosporangium asiaticum*），在木瓜、梨等寄主上产生性孢子器及锈子器，在桧柏、刺柏等寄主上产生冬孢子角，无夏孢子，一年只发生一次，不重复侵染。锈病发生在果枝、果柄处可造成落果。锈病的主要危害是引起早期落叶，造成树势衰退，导致花器发育不良（雌蕊等长于或短于雄蕊），授粉受精不良，落花落果较严重，枝干病害亦较严重。

锈病预防的关键是要清除木瓜园周围的刺柏，不能清除的刺柏，在早春时要施药控制病源。木瓜树上防治锈病最有效的时期是叶片正面芝麻粒大的黄斑（略凸起）上出现黑色针头大的小点时，此时应尽快用药，药剂有丙环唑、粉锈宁等。

（二）蝽类

其主要是茶翅蝽（*Halyomorpha picus*），其次为梨蝽（*Urochela luteovaria*）及其他蝽类，从幼果期（3 月下旬、4 月上旬）到成果期（6 月中下旬）可陆续为害。幼果期造成落果，后期形成畸形果。刺吸部位细胞石细胞化，停止生长，使整个果实生长不均，形成疙瘩状。蝽类防治的药剂有苦参碱、蛇床子素、氯虫苯甲酰铵等。

（三）木瓜炭疽病

该病主要危害果实，也危害枝和芽。果实发病初期果面出现淡褐色小点，之后迅速扩大。果肉腐烂后变软，呈圆锥状，味苦，病斑稍下陷，并产生子实体，在病斑上排列呈同心轮纹状，湿度大时产生粉红色黏液，病果腐烂失水后为黑色僵果，大部分脱落，少数越冬不落。一般年份从 5 月下旬到 9 月上旬经皮孔直接侵入果实，通常 5 ~ 10 小时即可完成侵染过程。防治药剂有甲基托布津、吡唑醚菌酯等。

（四）山楂红蜘蛛

该虫主要危害叶片和嫩芽，最初在叶背主脉两侧危害，之后向叶缘扩展，叶片正面出现较大的白色褪绿斑，背面呈现铁锈状，最后变硬脆，严重时叶片枯焦脱落，影响木瓜花芽分化、产量和质量，严重削弱树势。7 月下旬为全年危害高峰期，干旱有利于其发生危害。一般 20 天完成 1 代，9 月下旬潜伏越冬。防治方法是在为害初期用药，高效药剂有阿维虫螨腈、三氯杀螨醇、中保杀螨等。

（五）食芽象甲

该虫主要以成虫危害嫩芽，是一年中早期的重要害虫。该虫一年发生 1 代，以幼虫在树冠下 5 ~ 10cm 深的土层中越冬，次年 4 月初开始化蛹，4 月中旬进入化蛹盛期，4 月中、下旬出现成虫，5 月上旬为成虫危害盛期，5 月中旬开始把卵产在土中。由于该虫危害木瓜幼树，翌年春季若遭该虫危害，常出现大面积死树。防治药剂有金龟子绿僵菌等，其对硬壳类为特效的农药。

（六）栎黄掌舟蛾

该虫一年 1 代，以蛹在土中越冬，次年 6 月中下旬成虫羽化，产卵于叶背面，排列成整齐的单层卵块。初孵幼虫群集取食叶肉，仅留叶脉，2 ~ 3 龄幼虫取食全叶；末龄幼虫食量最大，能将枝上的老叶、嫩叶、叶脉全部食光。1 ~ 4 龄幼虫能吐丝下垂，受惊后，首尾不停摆动。8 月为危害盛期，9 月老熟幼虫入土化蛹越冬。可用氯虫苯甲酰胺进行防治。

（七）星天牛

该虫两年 1 代，以幼虫在树干虫道内越冬，次年 5 月中下旬开始化蛹，蛹期约 25 天。成虫于 5 ~ 7 月出现，有咬食细枝皮层及幼芽补充营养的习性，交尾后于树干近地面处咬破皮层呈"八"字或"丁"字形刻槽，每刻槽内产卵 1 粒，产卵处皮层隆起开裂。幼虫孵化后在树皮下盘旋蛀食，经 1 个多月后向木质部蛀食，并在树干向外蛀一孔口用来排泄和通气，虫道内充满木屑。11 月初幼虫开始越冬。此时可用注射器把 5 ~ 10 倍敌敌畏液注入虫孔，杀死幼虫；或用磷化铝片剂堵塞虫孔，熏杀幼虫，每孔塞 0.7g（1/4 片），可根据虫孔大小增减，然后外敷黏泥封口，杀虫率 90% 以上。

另有轮纹病、干腐病、白粉病、棉蚜、星毛虫、金龟子等在不同年份亦造成一定危害，应注意防治。

第六节　木瓜老园改造

一、老园改造的好处

多年疏于管理的放任木瓜老树，多丛状着生，树形紊乱，树势衰弱；主杆多，侧枝少，细弱，顶端下垂；病虫普遍发生，落叶早，营养积累不足，产量低且极不稳定，有"三年两不收"之说。

试验和改造实践表明，改造后的树体新梢增长增粗，叶片增重增大。成枝率提高，特别是内膛和下位枝条增多增长增粗，有利于转化为结果枝，调整结果部位；叶面积增大，叶色增绿，干鲜重增加幅度大，有利于木瓜树体养分的制造和积累，对生长发育特别是坐果产生积极作用，可使坐果枝趋短趋粗，坐果部位下移，坐果量增加，果实明显增大，产量显著提高。

二、老园改造的方法

木瓜老园改造包括环境改造、土壤改造、树体改造。环境改造主要是清除杂树，割除杂草，补齐缺株，有的还要砌坎培土。土壤改造重在树盘除草、除藤，松土上肥。树体改造是难点，资丘木瓜自然生长呈丛生状，单杆众多，每窝十多根至三十多根不等，交错纵横，无树形，下部侧枝少，产量极低。

树体改造可在木瓜采收后的 8 月开始进行，到第二年发芽前结束。方法为清蔸间伐、主杆截顶、冠内清疏、长枝回缩、撑拉并举、清理田园。具体步骤为：

1. 每窝选留 3 ~ 4 根有挂果能力的单株，其余的分出或锯掉。

2. 对所留的 3 ~ 4 单株截干，老株锯掉一半，幼旺株锯掉 1/3。

3. 再对所留部分的分枝进行处理，大分枝都锯掉 1/3；小分枝按不同情况处理，长弱枝留 20cm，中等枝剪一半，强旺枝锯到有花芽的地方。剪除交叉枝、病虫枝、枯枝。

4. 最后将整理好的 3～4 单株朝不同方向撑或拉开，充分占领空间，利用阳光。

5. 清理田间剪下的残枝，集中销毁。树体、树盘喷石硫合剂清园，树干涂白，原料为石灰、石硫合剂、食盐加水配成浆状。

每年对改造后的树进行更新、回缩修剪，促发下部分枝，随着单株侧枝的增多和长度的增加，每窝根数就要逐步减少，待下部分枝拥挤时，最后只留一株，其余移出另栽，改造成新建园的单株形式，之后按单株栽培管理模式进行。

第七节　资丘木瓜计划密植栽培技术

为使木瓜园尽早投产，提高并稳定木瓜园早期的产量，湖北省长阳土家族自治县的资丘木瓜产区进行了密植栽培技术试验示范。建园时先加大密度栽植，投产后间株移出的计划密植栽培方法，其栽培管理技术要点如下。

一、建园

定植前一年秋，平整土地，按行株距 2m×1.5m 挖 1m^2 的定植穴，表土和心土分别堆放。每穴以 12kg 作物秸秆与表土拌匀后填入底部，再将心土与农家肥（每穴 15～20kg）混匀后回填，灌水沉实。翌年春季，选取成龄木瓜园健壮母株周围 2～3 年生、无病虫害、株高 120cm 以上、地径 0.8cm 以上的根蘖苗，但最好用苗圃内集中管理的苗。挖苗时尽量多带须根，并剪去根系受损伤的部分。将苗木根系用清水浸泡 12 小时。栽植时，在已回填的穴中间挖 30cm^2 的小穴，施入与土混匀的硫酸钾复合肥 250g，然后定植苗木，栽后灌水。定植后第 1～2 年，行间间作花生、大豆等作物，树盘清耕。

二、肥水管理

定植当年 5 月下旬起，结合灌水连续追肥 3 ～ 4 次，每次每株施尿素 0.15kg 或碳酸氢氨 0.15kg。从定植后第二年开始，每年 9 月下旬至 10 月上旬施基肥。在树冠投影线下挖长 1m，宽、深均为 0.4m 的施肥沟，每株施农家肥 20 ～ 25kg 或有机肥 10kg，硫酸钾 0.5kg，施基肥在株间和行间交替进行。生长季追肥 2 次，第一次于春梢旺长期（新梢长 20cm 时），株施尿素 0.25kg，硫酸钾 0.3kg。第二次于 6 月中旬果实开始膨大期，株施尿素 0.5kg，硫酸钾 0.1kg，萌芽前、新梢速长期和入冬前各灌 1 次水，花期控水。

三、整形修剪

树形采用细长纺锤形树形，成形后树高 2.1 ～ 2.3m，冠径 1.2 ～ 1.5m，主干高 0.3 ～ 0.4m，中干上均匀着生 10 ～ 12 个交错排列的侧枝，相邻侧枝间距 20 ～ 25cm，每个侧枝上着生 1 ～ 3 个结果枝组。定植当年在距地面 60 ～ 80cm 处定干，生长季在整形带（剪口下 30 ～ 40cm），选留中心干和 4 ～ 5 个侧枝，整形带以下的枝条全部疏除。第二年冬季，中心干留 50 ～ 70cm 短截，在适当部位选留 3 ～ 4 个主枝，第三年冬季，选留 2 ～ 3 个侧枝，并在前两年选留的侧枝上培养中小型结果枝组。第四年后，继续培养良好的结果骨架。侧枝缓放，促生中短枝，剪除过密枝、细弱枝、病虫枝等；缺枝部位可留 1 ～ 2 芽重短截，促生分枝，衰老的结果枝组及时回缩更新。

每年生长季节搞好夏剪。夏剪的主要任务是剪去背上枝、病虫枝及基部的萌蘖。对发育过旺的侧枝及时摘心，避免外围枝交叉，以达到通风透光、平衡发育的目的。

四、花果管理

花期若遇严重阴雨天气，可人工辅助授粉，用毛笔蘸花粉点授于盛开的花柱上；或用水 10kg、白糖 0.5kg、尿素 30g、花粉 20g、硼砂 10g，另加干花粉 10 ～ 12.5g 配成花粉液喷布，随配随用，于初花期、盛花期各喷 1 次。

若花果量较大，应适当疏花疏果，一般 1 个花序保留 3 ～ 5 朵小花序中部的花，疏果在谢花后 7 ～ 30 天内及时进行。大型果间距在 25cm 左右，小型果间距 20cm 左右，上部及外围多留，下部及内膛少留，盛果期树合理负载量为每亩产量 3500～4000kg。5 月下旬对果台梢摘心，并将结果后下垂的侧枝用木棍或竹竿撑起，防止大量结果压断侧枝。

五、病虫害防治

3 月上旬（萌芽前）喷洒 3～5 波美度石硫合剂，以压低越冬病虫源。4 月下旬有蚜虫为害时，喷洒吡虫啉或蚜虱啶。5 月下旬至 6 月上旬和 7 月上旬各喷 1 次杀虫剂，防治木瓜主要病虫。7 月中旬至落叶前，间隔 15～20 天，注意防治果、叶病害，共施药 2～3 次。入冬后清理果园，扫除落叶、僵果、病虫枝，集中销毁，减少越冬病虫源。

六、密度调整

计划密植园第 4～5 年时，当园内植株过于拥挤荫蔽后，按计划隔行或隔株移出多余株。

第八节　资丘木瓜园周年管理月历

资丘木瓜周年管理月历列出每月的农事，各项分开罗列，不同年份不同地域不尽一致，需灵活操作，核心是按物候期（植株生长发育和病虫发展的进程）进行管理。特别是病虫的发生情况，不同年份差异较大，原则是有病治病，有虫杀虫，无病无虫就不必用药；病虫发生种类多、数量大，必须用药防治时，可综合考虑混合施药，不必分次进行，减少用药次数。

一、3 月农事：重点是花腐病预防

1. 补肥

冬季未施基肥的木瓜园，于 3 月上旬还可施入。方法为开沟施入农家肥或有机肥。幼树每株施 10kg 左右，大树施 20kg 左右。

2. 补剪

3 月 15 日前完成冬剪的扫尾工作。全面清除枯枝枯桩、病虫枝、过密枝。

3. 病虫普防

3 月上旬木瓜树发芽时，全园喷一遍 5 波美度的石硫合剂，或喷洒枯草芽饱杆菌，消灭病虫源。

4. 花腐病第一阶段防治

防治花腐病的施药火候，是掌握在每次冷空气来临之前的晴天或雨住露水干后及时用药，不能迟于雨后第一个天晴日。初花期是防治花腐病的重要时期。

3 月中旬，花芽萌动露红时，地面树盘和树冠喷药，铲除部分越冬菌核萌发的菌丝体，降低病原基数。药剂有大蒜素、石硫合剂、丙森锌等。

3 月下旬，花蕾分开时，树冠喷药保护花序和嫩梢，药剂可用具有保护和治疗作用的克菌利、天威 3 号、丙森锌、艾霜等。

5. 园区补植

需补植的木瓜园要及时补栽苗木。

二、4 月农事：重点是花期管理

4 月上、中旬是木瓜树的盛花期（产区海拔跨度大，物候期有差异），要重点做好花期的管理工作。

1. 保花保果

喷硼砂、尿素营养液，配制方法为 15kg 水中加入硼砂 7.5g、尿素 22.5g，也可配用锌、铜等微量元素。注意禁止使用植物生长调节剂。

2. 花腐病第二阶段防治

4 月上旬，全园开花 1/3 时，喷药对象主要是花，保护花柱免受侵害，可用兼具保护、治疗作用的天威 3 号、克菌利、扑海因、戊唑醇等，花腐病严重的田块在阴雨后放晴时还要补喷一次。

4月下旬，全园谢花 2/3 时，喷药对象主要是幼果，用大蒜素、克菌利、好力克加安泰生等喷雾。此期是防治果腐的重要时期，花腐病严重的田块 7 ~ 10 天后加喷一次，注意交替用药。

3. 防治蚜虫

蚜虫是木瓜幼树的主要害虫，成年树新梢抽发期也易被蚜虫为害，要注意观察防治。蚜虫严重的田块，在花后 1 ~ 2 周全园喷一遍 3000 倍的吡虫啉加 2000 倍的高效氯氢菊酯，或喷洒劈蚜雾。

4. 食心虫第一次防治

往年食心虫严重的田块，防治第一代食心虫，4月中下旬，幼果从烟嘴大到指头大时趁雨后天晴越冬代幼虫出土之机，向地面树盘喷药防治出土越冬幼虫，可兼治地下害虫，药剂有苏云茁虫威、辛硫磷、白僵菌等。

5. 除草

成园割除田间越冬杂草，留 5cm 左右草桩，割除上部。幼园中耕除草，植株矮小，行间空隙大，易滋生杂草，造成草荒，要及时松土除草。一般每年进行 3 次，即春、秋两季各松土 1 次，第三次在入冬前结合培土施基肥进行。特别是夏季酷暑前除草并将草就地覆盖，可有效缓解干旱对木瓜带来的影响。冬季除草并清除销毁，可有效控制病源、虫源，降低病虫害对木瓜的危害。注意木瓜园禁止使用除草剂。

三、5 月农事：重点是夏季修剪、食心虫防治

1. 夏剪

主枝、辅养枝分生角度小的要拉枝开角度，主枝开到 70°，辅养枝拉到 80°。待新梢长到 30cm 时要进行摘心或拉平促分枝，对生长旺盛的背上枝要拉平或重摘心，控制其生长，对有利用价值的徒长枝要摘心或拉平促花，无利用价值的要从基部疏除。对过于挤密的结果枝组要疏除一部分细弱枝条，打开光路。

2. 食心虫第二次防治

（1）药剂防治：5月上中旬，果实酒曲大小时，此时越冬代成虫盛行，喷药的重点对象是树冠枝叶浓密处，防治成虫，药剂用苏云菌虫威、天威击落、天威 4 号等。

（2）诱杀：木瓜园内挂糖醋液缸（糖 1 份、醋 1 份、酒 1 份加水 10 份），或利用黑光灯或者性诱剂诱杀成虫。

（3）性诱剂诱杀成虫方法：5 月上中旬挂诱杀器。将直径为 14cm 的一次性塑料碗盛半碗水，水中放少量的洗衣粉，使落水蛾不易跑掉。将碗用细铁丝挂在木瓜树上，碗离地 1.5m，在碗上离水面 2cm 的地方用细铁丝固定一个含有性诱剂的诱芯。7 天后注意加水和洗衣粉。

3. 锈病防治

木瓜树防治锈病最有效的时期是叶片背面或正面芝麻粒大的黄斑（略凸起）上出现黑色针头大的小点时，此时应尽快用药，药剂有克菌利、粉锈宁等。

四、6 月农事：重点是园地管理和食心虫防治

1. 夏剪

继续进行夏季修剪，剪除基部萌蘖和徒长枝。

2. 防涝

雨季山地果园要整修树盘，抓住时机拦蓄雨水。种植绿肥的田块，6 月可压入绿肥。低洼木瓜园要做好排涝工作，防止长时间的积水而死树。

3. 食心虫第三次防治

（1）药剂防治：6 月上旬，果实鸡蛋大小时，主要是杀灭果实上的卵、幼虫，喷药部位重点是果实，可用苏云菌虫威、蛇床子素、钻蛀绝杀等。

（2）诱杀：挂糖醋液缸进行诱杀。

4. 追肥

营养不良的木瓜园，可追施一次速效复合肥，每亩 30kg。

五、7 月农事：重点是防旱、保叶、采果

1. 除草防旱

在上月整修树盘的基础上，根据天气预报测算，旱前最后一场雨足墒后，结合第二次割草，树盘覆草 5cm 以上，保墒防旱效果很好。

2. 保叶

早期落叶病严重的田块，当出现大量黑色小点时应开始施药，一般连续用药 2 次斑点病可防治下来，有效药剂为克菌利兑加艾霜，或灰宁兑加艾霜，或百菌清，一般斑点病都能控制防除。

3. 除虫

挂糖醋液缸或性诱剂诱杀，防治最后一代成虫。

4. 采果

采果时期中低山在小暑至大暑间（7 月下旬），高山在大暑后（7 月底 8 月初）。

六、8 月农事：重点是采果、晾晒

1. 采收

为了保证果实应有的品质，在采收过程中，要尽量使果实完好无损，采收顺序应从树冠自下而上、由外及里进行；采果、捡果要轻拿轻放；供采果用的筐（篓）或箱内部应垫蒲包、麻袋片等软体保护物；应减少换筐次数；运输过程中要防止挤、压、抛、碰、撞。采摘后要及时进行果品分类，把病虫果、刺伤果、碰压果及等外小果单独放置。

2. 晾晒

先肉面朝上晒 2 ～ 3 日至干口，再翻面晒，反复翻晒至外皮起皱。晾晒期不能淋雨或结露（上汽水），否则易生霉。为避免雨淋，现在搭塑料拱棚晾晒较普

遍，但要注意天晴时要揭开薄膜，以免高温蒸烫。注意要符合安全卫生规定。

七、9月农事：重点是园地整理

1. 成园管理

施还阳肥，整田、除蘖，绿肥作物或越冬间作物播种。提倡木瓜园间作豆科作物、绿肥和林下药材。

2. 木瓜园选地

优质资丘木瓜的立地条件和生态环境：海拔 750 ~ 1400m，坡向朝南（阳坡）；气候温和湿润，年平均气温 12 ~ 14℃，年降雨量 1200 ~ 1400mm；土壤为山地黄棕壤类黄大土，土壤母质为硅质白云岩、灰岩分化物，质地中等，pH值 6.6 ~ 7.5；土壤养分含量丰富，有机质 2% ~ 3%，全氮 0.15% ~ 0.20%，全磷 0.04% ~ 0.06%，全钾 1.5% ~ 2.0%。

3. 新园建造整地

苞谷等作物收获后，在选好的建园地上挖穴或抽槽，穴直径、深度均为50cm，或槽宽 40cm，深 50cm，底土挖松，铺一层秸秆或树叶杂草，每穴施入栏圈肥 10kg，过磷酸钙 1kg，回土。先回表层熟土，底层生土堆在表面，让其自然熟化。株行距一般为 2m×3m，根据土壤肥力、土层厚薄及坡度可适当调整。

八、10月农事：重点是新园苗木定植、除杂

1. 定植

每穴栽苗 1 株，覆土至一半时，提苗舒根，分层填土踏实，浇透水封穴，在根际周围筑环形土埂，以利收集雨水和浇水。无根苗、马蹄苗，直径小于 0.8cm的小苗需在苗圃地集中培育 1 年后才可植入大田，以提高成活率和成株率。

2. 除杂

全面割除木瓜园内及周边杂草、杂树，堆沤绿肥。

九、11 月农事：重点是老园改造、施基肥

1. 老园改造

方法为清蔸间伐、主杆截顶、冠内清疏、长枝回缩、撑拉并举、清理田园。每窝选留 3～4 根有挂果能力的单株，其余的分出或锯掉。对所留的 3～4 单株截干，老株锯掉一半，幼旺株锯掉 1/3。再对所留部分的分枝进行处理，大分枝都锯掉 1/3；小分枝按不同情况处理，长弱枝剪留 20cm，中等枝剪一半，强旺枝锯到有花芽的地方。剪除交叉枝、病虫枝、枯枝。最后将整理好的 3～4 单株朝不同方向撑或拉开，充分占领空间，利用阳光。

2. 幼园整形修剪

定植后将主干离地 50～60cm 处截断（定干），30cm 以下的萌芽抹除，30～60cm 间的分枝，选留一枝向上作中心干延伸，选 3～4 个分枝斜向延伸作主枝，依次逐年向上培养 2～3 年即成型，确保骨架牢固，分枝均匀。低密度用疏散分层形或塔状形，高密度用纺锤形整形。另可采用自然开心形。

3. 施基肥

幼树和初果期树每亩用优质农家肥 2000～3000kg 或有机肥 1000kg，尿素 10kg，过磷酸钙 20～30kg，硫酸钾 5kg（或草木灰 30～50kg）。盛果期树每亩施土杂肥 5000～7500kg 或有机肥 1500kg，尿素 20kg，过磷酸钙 50kg，硫酸钾 10kg（或草木灰 100～200kg)。农家肥以腐熟的圈、栏、堆肥、沼气渣或沼气液为主。

十、12 月农事：重点是修剪改造、清园、树干涂白

1. 修剪改造

继续完成上月的老园改造和幼园整形修剪。

2. 冬季清园

清除枯枝落叶、病虫枝，捡拾树上、树下的僵果，刮除老树皮，集中销毁，

消灭虫源。树体、树盘喷石硫合剂清园。

3. 树干涂白

对树干进行涂白，原料为石灰、石硫合剂、食盐加水配成浆状。

十一、1月农事：重点是备农资、农机具

1. 备农资

备足春季所需肥料、农药等农资，整修水利水保工程。

2. 备农机具

修缮农机具，计划木瓜园间作套种种类。

十二、2月农事：重点是园田基础建设、新园苗木定植

1. 园田基础建设

继续完成上月农事。

2. 新园苗木定植

年前没完成新园苗木定植的，本月下旬完成。

第五章

药用木瓜采收加工

第一节　传统采收加工

一、木瓜采收

《中国药典》（2020 年版）记载，药材木瓜为"蔷薇科植物贴梗海棠 *Chaenomeles speciosa*（Sweet）Nakai 的干燥近成熟果实，夏、秋二季果实绿黄时采收"。药材木瓜的外观性状为：本品长圆形，多纵剖成两半，长 4 ～ 9cm，宽 2 ～ 5cm，厚 1 ～ 2.5cm。外表面紫红色或红棕色，有不规则的深皱纹；剖面边缘向内卷曲，果肉红棕色，中心部分凹陷，棕黄色；种子扁长三角形，多脱落。质坚硬。气微清香，味酸。在主要质量指标中，一是以乙醇做溶剂，通过热浸法测定的醇溶性浸出物含量不得少于 15.0%；二是通过高效液相色谱法测定，以果实干燥品计算的齐墩果酸和熊果酸（齐墩果酸的同分异构体）的总含量不低于 0.50%。

（一）由果实颜色变化确定采收期

木瓜一般初熟于立秋前后，木瓜果皮由青转黄即为成熟，完全成熟时间在 8 ～ 9 月。作药用的木瓜采收是在八分成熟（即初熟期）时进行，即果实由青转淡黄或略带淡紫时采收。湖北省资丘木瓜产区一般在"大暑"至"立秋"这段时间，即 7 月中下旬至 8 月初采收。有研究表明，木瓜中齐墩果酸在 8 月上、中旬都维持在高含量水平，8 月下旬以后逐渐下降，而熊果酸含量在 7 月下旬高、8 月初以后呈现下降趋势，两个组分的总含量在 8 月初相对最高。因此，立秋期间是木瓜采收的最佳时节，应尽量在处暑前采收完毕，即湖北产区药用木瓜的适宜采收期在 7 月下旬至 8 月中旬。

木瓜果实初熟以后果皮由绿转黄的颜色变化进程见表 5-1。

表 5-1　木瓜成熟后果皮色泽的变化

时间（月–日）	果皮色泽
08–01	绿色
08–10	绿色，始现红晕
08–19	绿色，红晕增多
08–27	浅黄绿色
09–07	浅黄绿色
09–15	浅黄绿色
09–24	黄绿色

从果皮外观色泽上的变化可以直观地判断药用皱皮木瓜的适宜采收期，即果实基本成熟后，从果皮呈绿色到果皮转黄色（黄绿色），持续时间有 20 多天，是适宜的采收期，应尽量在果皮颜色变黄之前完成采收。若采摘过迟，当果皮色泽一旦变黄以后，果肉会变软，除有效成分含量下降外，加工后质地也会出现松泡、不坚实的问题。因此，掌握好采摘时期是保证木瓜质量的关键环节。

（二）由果实中活性物质含量确定采收期

为了更好地确定不同品种木瓜的采收期，不少研究者对不同品种、不同时期、不同活性物质含量进行了测定与比较。

由不同木瓜品种各活性物质的动态变化可知，不同活性物质在花后达到最大值的天数不一致，且有的呈现双峰或三峰的曲线变化，同时木瓜果实的重量一直在增加，后期趋于平稳。所以，不同收获期木瓜果实中各活性物质的总量受果实重量和活性物质含量水平两个因素的影响，而单从活性物质的动态积累变化不能确定经济效益最高的收获时期。

鉴于此，兼顾果实品质与果农产量效益对各木瓜品种不同收获期各活性物质总量做了多重比较，以确定其最佳收获期。以芝麻点、沂锦、绿玉、豆青、狮子头为研究材料，花后每 20 天设为一个采收期；各个收获时期内，各木瓜品种果实的平均单果重与该品种各活性物质含量的乘积计为该时期该品种该活性物质的总量进行比较分析。

不同品种木瓜在不同收获期，其平均每个鲜果中各活性物质总量的多重比较结果见表 5-2。由表可知，在花后 100 天时，宣州木瓜芝麻点品种 SOD 总活性、总酚含量、类黄酮含量、花青素的相对含量及可溶性糖的含量均最高，其中前四者与其他收获期内该四种活性成分的含量有极其显著的差异，而可溶性糖含量与120天时含量差异不显著；同时也可以看出，芝麻点品种在花后120天时其可滴定酸含量和维生素C的含量最高，且与其他收获期内该活性成分的含量有极其显著的差异；此外花后120天时，芝麻点品种的可溶性蛋白的含量也较高，与其最高值差异不显著。由此可以得知，在花后120天收获时，芝麻点品种的营养价值最好，而花后100天收获时其药用价值最高。

同理可得，花后100天收获沂锦和绿玉时，其总酚含量和花青素相对含量最高，同时超氧化物歧化酶（SOD）活性和类黄酮含量也较高；120天收获沂锦和绿玉时，其可滴定酸和维生素C含量最高，同时可溶性糖和可溶性蛋白的含量也较高。花后140天收获豆青和狮子头时，其总酚含量和花青素相对含量最高，同时能兼顾SOD活性和类黄酮的含量；花后160天收获豆青和狮子头时，其可溶性蛋白的含量最高，同时能兼顾可溶性糖、可滴定酸和维生素C的含量。

综上所述，宣州木瓜与沂州木瓜在花后100天采摘、曹州木瓜在花后140天采摘时，各品种木瓜所得果实中药效活性成分的含量较高，有利于作为药用或开发保健品；而分别在花后120天和160天采摘各品种木瓜果实时，其营养类活性成分含量最高，利于果品的开发。

由不同品种木瓜在不同收获期其果实中各活性物质总量的多重比较可知，各品种木瓜收获期均大致分为药用采收期和食用采收期两个黄金采收期，前者采摘日期偏早，后者稍晚。

沂州木瓜和宣州木瓜收获时期在花后100天左右或花后120天左右最佳，作为药用时花后100天左右收获，食用则在花后120天左右采收最佳。曹州木瓜则具有花后140天左右和花后160天左右两个最佳收获期，提取类黄酮、总酚、花青素及SOD时在花后140天左右采摘最佳，果品加工则于花后160天左右采摘为益。

（三）果实采收方式

木瓜的采收方式分手工采摘和竹竿敲落两种方法。若对采摘的果实要求完整、无伤痕，就必须采用手工采摘。贴梗海棠茎、枝上多刺，手工采摘时，需戴上帆布手套，按后续加工对果实规格和成熟度的要求逐一摘取，并按不同规则、级别进行大致分级，分类袋装。用采果剪采摘，采收时最好用竹制背篓盛装，轻拿轻放，以避免机械损伤。竹竿敲落是药用木瓜产区主要的采收方式，采摘下来的果实多用于产地初加工。通常采用长度1.5m左右、端部光滑、不会轻易划伤鲜果的竹竿，对着果实逐一敲打，让果实脱落、坠地后，再集中捡起，运回、加

表 5-2 不同品种木瓜不同收获期果实中活性物质总量的多重比较

品种名称	花后天数（天）	平均每个鲜果中各种活性物质总量							
		I（mg）	II（g）	III（mg）	IV（mg）	V（U）	VI（mg）	VII（mg）	VIII（ΔOD）
芝麻点	20	228eE	0.11eE	117eE	1.6dD	7152dD	69eE	121fF	0.73fF
	40	1270eE	1.28dDE	439deDE	10.4dD	25473dD	269dDE	200eE	5.67eE
	60	3113dD	1.75dD	931dD	17.4cdCD	63447cC	408dCD	268dD	5.82eE
	80	4900cC	5.11cC	2711cC	60.0bB	147330bB	598cC	583bB	19.02bB
	100	11609aA	5.90bcBC	4050bB	51.0bB	189002aA	1241aA	659aA	22.76aA
	120	10619aA	11.65aA	4832aA	109.6aA	162932abAB	1162aA	343cC	14.60cC
	140	8601bB	6.69bB	4990aA	29.2cC	151426bB	804bB	309cCD	8.91dD
沂锦	20	105eD	0.09eD	88eD	0.9dC	4352cC	39eE	88dD	0.36eE
	40	828eD	1.13deD	439deD	10.2dC	21693cBC	200deDE	214cC	3.35dD
	60	2256dC	1.25dD	787dD	15.5dC	52922bB	245dCD	186cC	3.21dDE
	80	3434cC	4.44cC	2365cC	52.9bB	141325aA	446cBC	269bB	11.08bB
	100	8101aA	5.58bcBC	3578bB	35.1cB	171629aA	1225aA	341aA	12.48aA
	120	7720aA	11.13aA	4612aA	109.6aA	169558aA	1048bA	371aA	9.14bcBC

续表

品种名称	花后天数（天）	I（mg）	II（g）	III（mg）	IV（mg）	V（U）	VI（mg）	VII（mg）	VIII（ΔOD）
					平均每个鲜果中各种活性物质总量				
沂锦	140	6062bB	6.72bB	4653aA	38.0bcB	169581aA	563cB	375aA	7.56cC
绿玉	20	162eE	0.13eD	122fE	1.3eE	5942eC	57eE	111eD	0.56eE
	40	1646dD	2.03dC	847eE	17.1eDE	39757dC	425dD	343cC	7.50dD
	60	3982cC	2.27dC	1762dD	33.4dD	104254cB	633cC	302dC	5.89dD
	80	8939bB	6.65cB	4478cC	100.8bB	256122bA	587cdCD	453aA	24.24bB
	100	13342aA	6.81bcB	5893bB	65.5cC	281488aA	1732aA	441aA	27.77aA
	120	12798aA	14.21aA	6845aA	135.9aA	280623aA	1710aA	399bB	16.67cC
	140	12651aA	7.93bB	7103aA	65.9cC	281062aA	1027bB	401bB	15.98cC
豆青	20	510gH	0.23gG	306gG	3.7fF	1319gG	142gG	219gG	1.94hH
	40	2130gFG	0.85fgFG	1105fF	4.5fF	41409gG	352fF	441eE	8.69gG
	60	1393gG	1.68fEF	1952eE	15.8fF	80378fF	426fF	325fF	9.61gG
	80	4100fE	2.89eE	2177eE	40.2eE	153278eE	769eE	301fF	27.00dD
	100	10632eD	11.39cC	6489dD	124.3dD	357112dD	2739bB	686dD	52.74bB
	120	14524dC	7.60dD	9944cC	196.7cC	410407cC	2553cBC	769cC	39.08cC

续表

品种名称	花后天数（天）	平均每个鲜果中各种活性物质总量							
		Ⅰ（mg）	Ⅱ（g）	Ⅲ（mg）	Ⅳ（mg）	Ⅴ（U）	Ⅵ（mg）	Ⅶ（mg）	Ⅷ（ΔOD）
豆青	140	28617aA	17.11bB	13146bB	352.1aA	630339aA	3732aA	1144aaA	72.56aA
	160	27897abA	22.80aA	14039aA	350.2aA	623316aA	2404cC	1078aaA	22.73eE
	180	23607cB	21.97aA	9917cC	294.5bB	557926bB	2044dD	938bB	14.49fF
	20	245gF	0.13gF	161gG	2.7gF	7573gG	87fF	157gG	1.35iI
	40	1140fgF	0.42fgF	590gG	3.1gF	26492gG	159fF	226fF	5.05hH
	60	1417fF	1.29fF	1692fF	13.4gF	71315fF	374eE	277eE	7.97gG
	80	4439eE	2.82eE	2337fF	38.7E	143155eE	758dD	238fEF	27.18eE
狮子头	100	11159dD	9.64cC	6770eE	97.5eD	301480dD	2817cC	342dD	51.06bB
	120	15581cC	8.14dD	9080dD	181.7dC	341309cC	2856cC	427cC	37.13cC
	140	21760aA	12.93bB	12337bB	304.8bA	519722aA	3794aA	637aA	60.47aA
	160	21551aA	19.14aA	13908aA	321.5aA	528541aA	3299bB	627aA	30.69dD
	180	18528bB	19.14aA	11208cC	248.8cB	505224abAB	3196bB	549bB	20.90fF

注：①不同小写字母表示在5%显著水平显著，不同大写字母表示在1%极显著水平极显著。②Ⅰ可溶性糖含量，Ⅱ可滴定酸含量，Ⅲ可溶性蛋白含量，Ⅳ维生素C含量，ⅤSOD酶总活性，Ⅵ总酚含量，Ⅶ类黄酮含量，Ⅷ花青素相对含量。

工。采收同时按大、中、小分级堆放，堆放厚度不超过 30cm，堆放时间不超过 48 小时，提倡采一批切一批晒一批，以防堆沤和霉变。

竹竿敲落法采摘时要注意对母树进行保护，采摘完成后需及时对母树进行养护，以保证翌年丰产。一是使用竹竿采摘时注意击打果实，不能用力拍打树体，尽量降低对母树的损伤；二是果实采收结束后及时对母树进行养护，如用油漆涂抹伤口，对劈裂枝丫进行修整、捆绑、固定；三是及时对母树进行修剪、施肥、病虫害防治等，修剪时剪掉虫害危害的枝梢，带出田外集中处理，剪除当年抽生徒长枝梢，去除基部萌蘖；四是施"还阳肥"，在树干外沿 30 ～ 40cm 挖一小穴，按树龄大小施入木瓜专用肥，每棵小树施入 500g，每棵大树施入 1.5 ～ 2kg。

随着果园新型设施发展，铺设轨道式采收运输车在部分产地木瓜基地进行建设实施应用。为解决陡坡地木瓜和各类生产物资运输难、人工成本高等问题，在木瓜基地建设山地运输轨道，实现了农产品和农资运输的"机器换人"。

二、木瓜产地传统加工方法

木瓜的传统初加工以晾晒干燥为主（图 5-1），《中国药典》（2020 年版）中木瓜产地初加工方法为：将夏、秋二季采收的外果皮颜色为绿黄的果实，"置沸水中烫至外皮灰白色，对半纵剖，晒干"，水分含量

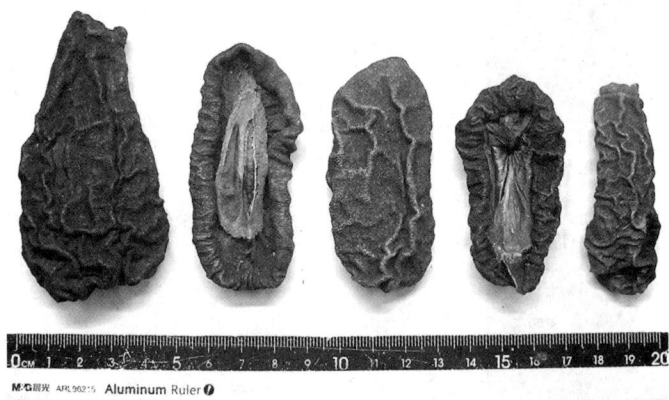

图 5-1　木瓜药材

在 15.0% 以下即可，这种先蒸煮、后晾晒的方法即为"熟晒法"。而在木瓜产区，木瓜的初加工基本上采用的是"生晒法"，即不经过蒸煮直接将药用木瓜鲜果实对半纵切，晾晒至干的初加工过程。

（一）熟晒法

木瓜的产地熟晒法初加工方法为：先将木瓜鲜果实按大小分批放入沸水中，大的煮 7 ～ 8 分钟，小的煮 5 ～ 6 分钟，烫制时间以外果皮转为灰白色、果肉刚熟过心为宜。然后立即捞起，沥干表面水分，再纵切成两半后，及时放到晒场上暴晒至干，一般 8 ～ 10 天即可晒干。如遇阴雨天，需做好避雨措施，晒干时间相应变长。晾晒期间经过日晒夜露其色泽会更加鲜红，提升外观品质。

采用熟晒法，以整个果实进行煮烫，也有先纵切两半后再煮烫；也有尝试蒸汽烫者，所需时间更短。注意煮烫、蒸汽烫时间不宜太长，蒸烫煮至随后的摊晒过程中应不要损伤外果皮，否则会引起品质（组分含量）指标的降低。

（二）生晒法

木瓜的产地生晒法初加工方法为：将采摘的木瓜果实趁鲜纵切成两半，直接摆放在晒场上暴晒至干。一般需要连续暴晒 15 ～ 20 天晒干，暴晒开始的 3 ～ 4 天需把切面向上对着阳光，晒至切口面皱缩干枯呈深红色后，然后进行翻晒，翻晒至果身出现皱褶后就可以任意摆放。为加快晒干过程和果实着色，可在翻晒后期用塑料薄膜将果实全部封盖，再于烈日下暴晒 2 ～ 3 天，待果实"烘蒸"熟透后揭去覆盖薄膜，再经"日晒夜露"式晾晒至完全干燥后即可。

晒干后的木瓜成品在外观上以外果皮棕红色或紫红色、呈现不规则深皱褶，剖面边缘内卷、果肉红棕色，中心部分凹陷、棕黄色，质地坚实者为佳。晾晒过程中，经过日晒夜露和覆盖"烘蒸"等过程，可以使果实上的青皮转为紫红色或棕红色，果皮随着果肉水分的散失慢慢收缩，逐渐呈现不规则的深皱褶及微细皱纹。晾晒期间应避免雨水淋泡，以免切面生霉、变质。短时小雨可及时遮盖，若遇长时间阴雨天气，需用烤房在 60℃ 以下低温烘烤，烘烤时应将切面朝下，未烤干的可继续晾晒，干燥至水分含量不超过 15.0%。

与熟晒法相比，生晒法摊晒至干的时间稍长，市场上流通的药用木瓜主要以生晒法加工为主。已有研究结果表明，两种初加工方法加工的木瓜产品在质量（组分含量）指标如总灰分、酸不溶性灰分、水浸出物、醇浸出物以及绿原酸含量方面均无显著差异，而熟晒法的齐墩果酸和熊果酸含量较生晒法略高一些；除了干燥后的果肉颜色存在小的差异外，熟晒法加工的干燥木瓜果肉呈红棕色，中心部分凹陷、棕黄色，生晒法加工后的木瓜果肉颜色略深外，药材的其他外观性状一致，不存在明显差异。

　　熟晒、生晒两种方法加工出来的成品药用木瓜在质量所测指标上无显著差异，外观性状上的差异也不大。生晒法在木瓜主产区湖北、四川、云南等地广泛应用。生晒法是将采摘下来的鲜木瓜果实纵切成两半后，直接放到摊晒场上晾晒，省去了蒸煮过程，简化了操作手续，适合大量鲜木瓜的快速初加工，降低了能源和人工成本；在熟晒法蒸煮过程中，需要掌握好烫制木瓜的温度和时间，对于人工、大批量操作时消耗较大，同时木瓜烫制以后果肉、果皮变软，纵切、晾晒过程中易造成破损，影响最终商品的完好率。

　　研究发现，在熟晒法加工过程中，经过沸水烫制的木瓜果实含水量较高，一旦缺少连续晴好天气、不能连续晾晒时，易霉烂变质；而在生晒法加工木瓜过程中，若遇到阴雨天气时，只需用塑料薄膜遮盖、防水，雨过天晴揭开薄膜继续晾晒即可，商品质量、完好率以及加工的成功率均可得到保证。因此，生晒法在木瓜年产量大的产区被长期采用，是一种可以保证其产品质量的初加工方法。

三、光皮木瓜产地传统加工

　　光皮木瓜为蔷薇科植物木瓜（又名榠楂）的果实，新鲜的光皮木瓜同皱皮木瓜外形相似，但干燥后果皮光滑不皱缩，故被称作光皮木瓜。果实味涩，常水煮或糖液浸渍后供食用，民间用之解酒、祛痰、顺气、止痢。树干材质坚硬，可作床柱用。

　　早期光皮木瓜主要用于闻香，采摘后放在衣柜或是床头，因可以放置较长一段时间，故有人将采摘鲜木瓜包装成礼盒进行销售。

　　随着人们对光皮木瓜不断的认识和开发，光皮木瓜现已进入人们的餐桌，被开发出酸甜木瓜丝、木瓜丸子、木瓜酸汤鱼等菜肴，有的还做成酸辣木瓜丝开胃小菜，也有的经过水煮或糖液浸渍后做成木瓜罐头，或是再经晾晒后做成木瓜脯，也有人直接将木瓜用于泡酒等。

　　目前，产业化种植和开发的光皮木瓜区多用分拣、清洗、去皮、切块等系列设备进行罐头、果脯、木瓜汁、木瓜粉、木瓜酒等产品的加工。

第二节 木瓜的趁鲜切制加工

一、产地趁鲜切制相关术语及应用

《中国药典》一部收载药材和饮片，药材是指中药材，来源于药用植物、药用动物等资源，经规范化的种植（含生态种植、野生抚育和仿野生栽培）、养殖、采收和产地加工后，用于生产中药饮片、中药制剂的药用原料。饮片系指药材经过炮制后可直接用于中医临床或制剂生产使用的药品。品种正文未列饮片和炮制项的，其名称与药材名相同，该正文同为药材和饮片标准。

产地加工属于中药材来源范畴，中药材收获后必须在产地进行连续加工的处理过程，包括拣选、清洗、去除非药用部位、干燥及其他特殊加工等。产地趁鲜切制是产地加工的方式之一，是按照传统加工方法将采收的新鲜中药材切制成片、块、段、瓣等。产地趁鲜切制这个术语并不是新概念，很多药材在采收后，为利于后续再加工、干燥、储藏、运输等，在产地需要及时切制，并进行干燥或特殊处理。《中国药典》（2020 年版）收载产地趁鲜切制药材品种目录（70 个）包括：药材切片（29 个）如干姜、土茯苓、山柰等，药材切段（18 个）如大血藤、小通草、肉苁蓉等，药材切块（3 个）如何首乌、茯苓、商陆，药材切瓣（4 个）如木瓜、化橘红、枳壳、枳实，药材切瓣或片、段（11 个）如丁公藤、大黄、天花粉、木香等，去心（3 个）如远志、莲子、牡丹皮，去粗皮（2 个）如苦楝皮、椿皮。

药材在产地进行一定处理（干燥往往是必经环节）后，进入中药饮片企业再进行制造饮片的炮制过程。这个过程中，药材往往需经浸润（变软）、切制、再干燥的加工环节。但在部分品种上，药材在产地直接制成符合临床应用的饮片规格，如茯苓（块、片）、银杏叶等。

《药品生产质量管理规范》附录中规定，产地趁鲜加工中药饮片，是指在产地用鲜活中药材进行切制等加工中药饮片，不包括中药材的产地初加工。在这里，更多的是指产地趁鲜切制及饮片一体化，指未改变中药材性质，且减少了中药材经干燥、浸润、切制、再干燥的加工环节，一定程度上有利于保障中药材质量。

各省市先后公布了开展趁鲜切制研究的药材品种目录，累计品种数目已超过500个（含部分"重复"品种）。其中，《四川省中药饮片炮制规范》将"已收载且在省内有较大规模种植和产地加工传统、适宜趁鲜切制、有依据支持趁鲜切制对质量无不良影响的川产道地药材"都纳入了趁鲜切制范围。广东省则是出台了《广东省中药材产地趁鲜切制风险管控品种目录》，公布了纳入风险管控品种目录的原则，而且几乎将省外发布的趁鲜切制药材品种均纳入了可以产地趁鲜切制加工的范围。

二、木瓜的趁鲜切制加工

中药饮片的传统加工（切制）是将产地加工后的干燥药材运输至饮片厂后，再进行浸润软化，按照相应的规格、要求切制后，再次干燥成为传统饮片的过程。干燥药材的浸润增加了污染、霉变的风险，不可避免地产生药材中有效成分的溶解、水解损失，增加了中药饮片质量不合格的风险。为了保证饮片质量，提高临床药效，实现"降本增效"的目的，部分药材的趁鲜切制得以准许或开展研究。

《中国药典》（2020年版）记载的木瓜饮片炮制方法为：洗净，润透或蒸透后切薄片，晒干。炮制后的饮片性状特征为："本品呈类月牙形薄片。外表紫红色或棕红色，有不规则的深皱纹。切面棕红色。气微清香，味酸。"水分（<15.0%）、醇溶性浸出物含量（>15.0%）要求与木瓜药材要求的指标一样。

中药材趁鲜切制是在中药材产地加工时将采收的新鲜中药材清洗干净，切制或经适当干燥后切制成片、段、块、瓣等，然后干燥的方法。其省去了传统饮片切制过程中干燥药材的洗药、浸润等加工环节。

有研究木瓜趁鲜切制的工艺流程如下：将新鲜木瓜对半纵剖两半，直接切成薄片，或是在沸水中烫5分钟后再继续蒸4分钟，晾干表面水分后，再根据要求规格切成2～4mm的薄片，晾晒至干，或是采用热风干燥法在60～80℃下烘干，再分级、包装、贮运。新鲜木瓜切成薄片（2～4mm）后，在60℃干热风下的干燥时间只要5小时左右，干燥时间短，因此，药用木瓜产地趁鲜切制可方便地实行自动化、一体化加工工艺。也有研究结果表明，土家药材木瓜（皱皮木瓜）产地趁鲜切制后的齐墩果酸和熊果酸总含量均不低于0.5%，且比传统的木瓜切片的有效成分含量高，药效也优于传统的木瓜切片。

但上述鲜切木瓜片的外观性状与传统木瓜饮片存在明显差别，其在大小、颜色、质地、皱缩程度等方面均与《中国药典》中描述的存在差别，而且翘片比较严重。传统皱皮木瓜饮片表面有不规则的深皱纹，通过表面皱纹深浅很容易与光皮木瓜加以区别，而上述方法的鲜切皱皮木瓜片表面皱纹浅，导致与光皮木瓜切片的外观形态差异变小，为两者的外观性状鉴定带来了难度。

　　采用两步干燥法能获得更佳的木瓜片（图5-2）。第一步将新鲜木瓜纵剖两半后，经晒（方法1）或50℃烘（方法2）至湿基含水率30%～40%时，第二步切片再晒干至含水量15%以下。所得木瓜片外观皱缩明显，颜色深红，无翘片和碎片等，且切制难度小，而两步全程晒制的木瓜片比第一步烘第二步晒的颜色更红；两种方法木瓜片所测总酚、总黄酮、齐墩果酸和熊果酸总量均不低于传统木瓜片，且第一步烘制的含量高于传统方法，用时最短。如第一步湿基含水率高于40%切制的木瓜片皱缩程度低，翘片和卷边严重；如第一步湿基含水率低于30%切制的木瓜片，因坚硬导致切制难度大，且木瓜片易掉渣和碎片（表5-3）。

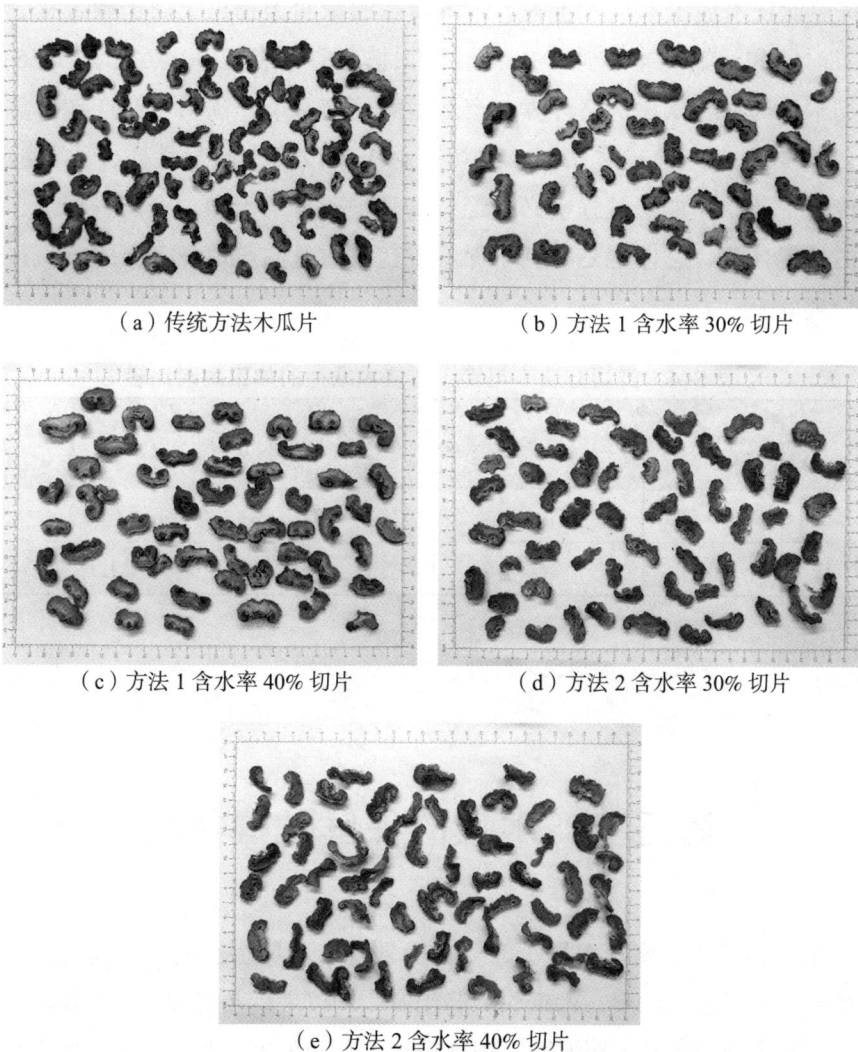

（a）传统方法木瓜片　　　　　　（b）方法1含水率30%切片

（c）方法1含水率40%切片　　　　（d）方法2含水率30%切片

（e）方法2含水率40%切片

图5-2　木瓜趁鲜切制片和传统木瓜片外观（方法1两步晒，方法2一步烘一步晒）

表5-3　不同含水率木瓜瓣切制片的切片过程和外观性状评价

木瓜瓣含水率	木瓜片外观形态				
	切制难度	掉渣和碎片	切面颜色	翘片和卷边	皱缩程度
75%	容易	无	棕红	严重	较光滑，无皱缩
60%	容易	无	颜色加深变红	严重	较光滑，皱缩少
50%	容易	无	颜色加深变红	部分	较光滑，皱缩少
40%	容易	无	棕红	极少	皱缩明显
30%	容易	无	红	无	皱缩明显
20%	困难	有	红	无	皱缩明显

按照此技术加工木瓜片省去了传统饮片的水润透和再干燥步骤过程，节省了用工时间和运输成本，整个加工过程预估可省时省工30%以上（表5-4）；按市场木瓜药材和饮片价格计算，产地趁鲜切制木瓜片预估可在产地效益前移增加20%以上。产地趁鲜切制（鲜切药材）未改变中药材性质，重要的是减少了传统中药饮片加工过程中必须经过的"中药材经干燥、浸润、切制、再干燥"的加工环节，总体上是有利于保障中药材质量的产地加工方式，值得深入研究与规范。

表5-4　鲜切方法1与传统方法木瓜片的加工用时比较

方法	切片前干燥用时（h）	水润或蒸透用时（h）	切片后干燥用时（h）	总时间（h）	运输时间	预计省时
鲜切方法1	240～288	0	26～32	272～314	<24h（产地）	>30%
传统方法	348	2～24	12	362～384	>48h（饮片厂）	/

第三节　木瓜的保鲜贮藏技术

木瓜干燥后不易腐坏，易于贮藏，通常置于阴凉、通风、干燥处，注意防潮、防蛀，便可安全贮藏。木瓜作为药用时，均以采后及时加工、干燥的方式进行处理，加之药用木瓜不耐鲜贮，因此药用木瓜的保鲜贮藏在主产区的占比相对较小。木瓜作食用如果脯、醋、酒等在加工过程中，因生产规模和周期相对较长，往往涉及新鲜木瓜的保鲜贮藏。

一、鲜木瓜贮藏常用方法

药用鲜木瓜贮藏是切晒前的临时贮藏，规模化加工企业也存在鲜木瓜贮藏问题。简便或常用的贮藏方法如下。

1. 箱藏

先在箱底铺上几层草纸或青松毛，再将木瓜整齐地排列在箱内，待距箱口 3～5cm 时，铺上 3～4 层草纸或 3～5cm 厚的青松毛，最后盖上盖板，置于通风的冷凉室内。

2. 缸藏

先用清水把缸洗净再用沸水浸烫，控干水汽，把选好的木瓜放入缸中，在缸底和缸面放 1 层松毛，盖好盖子，用软泥涂严或用薄膜封扎好，置于冷凉室内，贮藏至次年夏天仍不变色变质。数量多，也可选用窖藏、冷库和气调贮藏。

3. 砂贮

选择完好无损的新鲜木瓜，将其掩埋于砂中，在砂表面覆盖一层薄膜。建议生产企业在食品加工前对木瓜的常温贮藏采用砂贮，若采用深沟砂贮效果会更好，因为深沟砂贮既保湿又降温，更有利于木瓜的保藏。

4. 薄膜 + 砂贮

选择完好无损的新鲜木瓜，先装入薄膜袋中，然后掩埋于砂中。

5. 冷藏

鲜木瓜散放于冰箱中保存，能较好地保持品质和颜色。短期保鲜贮藏，应采摘成熟度在五成以下的鲜果，将表面洗净、擦干水分后，装入保鲜袋或用保鲜膜包裹后，放入冰箱冷藏，能保存 3～5 天。

6. 薄膜 + 冷藏

将鲜木瓜装入薄膜袋中再保存于冰箱中，品质和颜色保存较好，失重较低。

7. 冷冻

将鲜木瓜置于冰箱冷冻室或专业化冷库中，能很好地保持品质和颜色，几乎不失重。

二、鲜木瓜贮藏新方法

木瓜果实的成熟度越高越不容易保存，果皮转黄是木瓜完全成熟的外观标志，因此，需要进行保鲜处理的木瓜应在果实初熟时采摘。木瓜属于呼吸跃变型果实，一旦出现呼吸跃变果实便进入完熟状态，成熟快而集中，因此，木瓜保鲜的关键是推迟或消除木瓜的呼吸跃变进程。

此外，木瓜果实在低温下易受冷害，在 10℃ 贮存条件下，24 天便出现冷害症状，5℃ 下贮存 15 天出现冷害症状。此外，木瓜果实上有多种可引起果实腐烂的真菌，如炭疽病就起始于未成熟果实的潜伏侵染，茎腐病会感染采后果实引起果蒂腐烂。在鲜果保鲜贮藏前，必须对引起木瓜果实腐烂的病原菌予以消杀，再结合气调法进行冷藏。

木瓜果实病原菌的消杀处理通常采用下列 2 种方法：①热烫杀菌：将待贮藏的鲜果于 50℃ 热水中处理 15 ~ 20 分钟，然后用水冷却。②辐照杀菌：使用 750 ~ 1000Gy 的 γ 射线辐照果实表面，也可有效杀灭引起木瓜果实腐烂的真菌。需要保鲜的木瓜果实，可在果实生长期间喷雾果蔬保鲜杀菌剂，以减少病原菌侵染，采摘后再进行病原菌消杀。

木瓜的气调冷藏保存法：将杀菌处理后的木瓜果实存放在密闭的容器或库房中，在室温条件下，把一定剂量的乙烯抑制剂——1- 甲基环丙烯（1-methylcyclopropene，1-MCP）粉剂或片剂溶解在水里（环境温度大于 10℃ 条件下 1-MCP 便会释放出气体），按容积比计算将 1-MCP 的浓度控制在 500nL/L 左右，保持贮库内气体循环流动流速 0.3m/s，以便 1-MCP 气体扩散均匀，密闭处理（气体熏蒸）24 小时，然后将库房温度调节到 13℃ 左右、相对湿度维持在 90% 左右，进行冷藏保鲜。若在 1-MCP 气体熏蒸之后，再通入 CO_2 气体将库房中的含氧量调节至 1% ~ 1.5%，对药用木瓜的冷藏保鲜会更好。

主要参考文献

[1] 国家药典委员会. 中华人民共和国药典 [M]. 北京：中国医药科技出版社，2020.

[2] 胡居杰，汪电雷. 木瓜炮制历史沿革 [J]. 安徽中医药学院学报，2000，19（6）：42-43.

[3] 黄鹤，严宜昌，万明，等. 两种初加工方法对木瓜药材的影响 [J].2009，27（4）：91-94.

[4] 靳李娜，刘义梅，杨蕾磊，等. 资丘木瓜产地干燥加工方法的研究 [J]. 安徽农业科学，2014，42（21）：7180-7182.

[5] 李平媛，汪鋆植，柳杰，等. 土家药木瓜产地趁鲜切制及炮制规范研究 [J]. 中国民族医药杂志，2020，26（5）：46-51.

[6] 齐红，王云，郭庆梅，等. 不同采收期皱皮木瓜质量动态分析 [J]. 中国实验方剂学杂志，2017，23（2）：19-22.

[7] 汪燮，肖云峰，李军民，等. 资丘木瓜果实采收与晒制环节技术初探 [J]. 湖北林业科技，2011（5）：77-78.

药用木瓜化学成分与品质评价

第六章

第一节　化学成分

目前从木瓜属植物中分离得到各种类型的化合物，主要有萜类、苯丙素类、黄酮类、有机酸类、氨基酸类、挥发性成分、多糖类等。

一、萜类成分

萜类化合物是由异戊二烯或异戊烷以各种方式联结而成的一类天然化合物。三萜类化合物是木瓜中最早分离得到的主要活性成分，《中国药典》以齐墩果酸、熊果酸为木瓜的含量测定指标。从木瓜中分离出多种五环三萜类化合物，按其结构可以分为齐墩果烷型、乌苏烷型和羽扇豆烷型三种。从木瓜中分离出的三萜类化合物有齐墩果酸、熊果酸、3–O–乙酰坡模醇酸、桦木酸、3–O–乙酰乌苏酸、3–O–乙酰基熊果酸、山楂酸、委陵菜酸等。

从光皮木瓜中分离出的三萜类化合物有齐墩果酸、熊果酸、熊果酸–3–O–山嵛酸酯、3–乙酰熊果酸、3–乙酰坡模醇酸、桦木酸、2α–羟基熊果酸、β–香树素。

光皮木瓜枝条中分离出的三萜类化合物有古柯二醇、山楂酸、白桦脂酸、2α–羟基白桦脂酸、白桦脂醇、3–（E）–p–香豆酰基白桦脂醇、3–（Z）–p–香豆酰基白桦脂醇、羽扇–20（29）烯–3β,24,28–三醇、2α–羟基乌索酸、2α,3α,19α–三羟基乌索–12–烯–28–酸、2α,3β,19α–三羟基乌索–12–烯–28–酸。

日本木瓜根中分离得到一个新的酰化三萜化合物为3–O–（E）–3,5–二羟基肉桂酰基熊果酸。

除上述三萜类化合物之外，还从光皮木瓜中分离得到9个倍半萜类化合物，分别为2–反式–4–反式–脱落酸、（±）–abscisin methyl ester、

（+）–dehydrovomifoliol、blumenol A、blumenol C glucoside、（6S,9R）–roseoside、dihydrophaseic acid、（+）–isololiolide、（3R,6S）–3–hydroxy–2,2,6–trimeth–7–oxabicyclo[4.3.0]non–9–en–8–one。从皱皮木瓜中分离中得到 3 个结构较为独特的降碳倍半萜，分别为 roseoside、vomifoliol 和（6S,7E,9R）–6,9–dihydroxy–4,7–megastigmadien–3–one–9–O–[β–D–xylopyranosyl（1 → 6）–glucopyranoside]。从光皮木瓜果实中又分离得到 9 个新的萜类化合物，分别为 8–hydroxy–2,7–dimethyl–2E, 4E–decadienedioic acid 1–β–D–glucopyranyl ester– 10–methyl ester、monomethyl glansreginate、2,7–dimethyl–2,4–dienedeca–α,ω–di–acid、（6S）–ment–hiafolic acid、（4E,6E）–2,7–dimethyl–8–hydroxyoctadienoic acid、glansreginic acid、2,7–dimet–hyl–2E,4E–octadienedioic acid、9ξ–O–β–D–glucopyranosyloxy–5–megastigmen–4–one、icariside B_9。从皱皮木瓜中分离得到新的萜类化合物主要有 thymol、santonin、triptophenolide、pyogenic aci–d B、corosolic acid、3–acetyl–11–keto–β–boswellic acid。

木瓜中主要三萜类物质化学结构式如下：

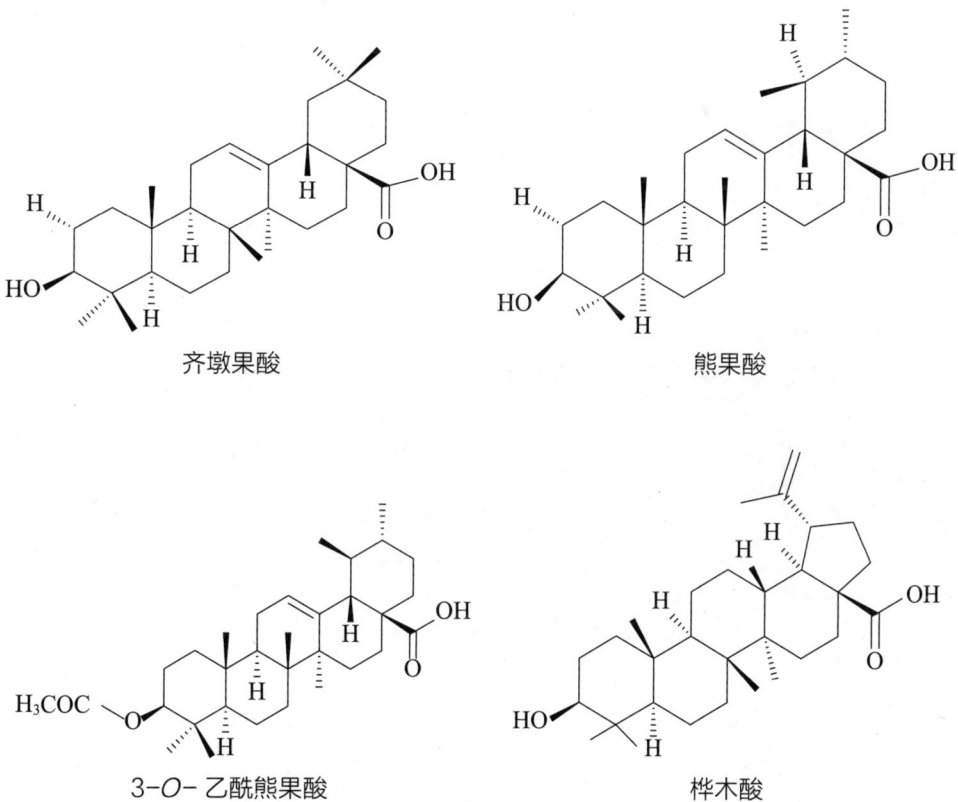

齐墩果酸

熊果酸

3-O- 乙酰熊果酸

桦木酸

3-O- 乙酰坡模酸

山楂酸

白桦脂醇（桦木醇）

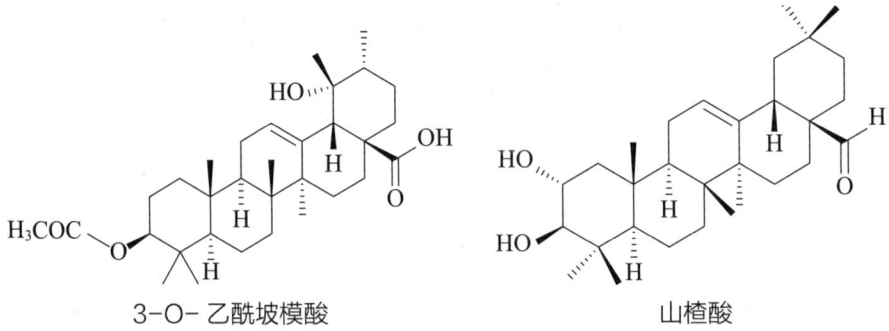

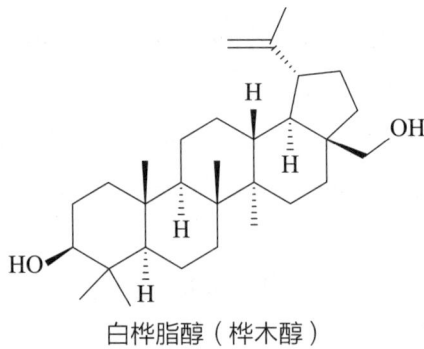

二、苯丙素类成分

苯丙素是一类苯环与 3 个直链碳连在一起为结构单元（C6-C3）的化合物。目前已从木瓜中得到的苯丙素主要包括绿原酸甲酯、绿原酸乙酯、7,8- 二羟基香豆素、肉桂酸、七叶内酯。有的文献也将其列为有机酸类。

木瓜中主要苯丙素类物质化学结构式如下：

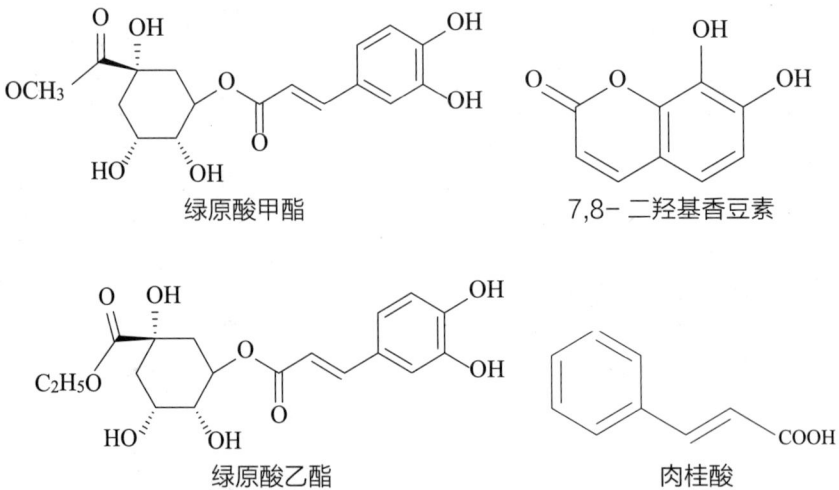

绿原酸甲酯

7,8- 二羟基香豆素

绿原酸乙酯

肉桂酸

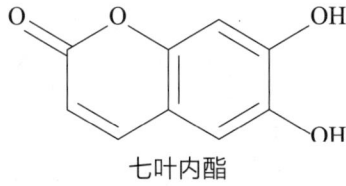

七叶内酯

三、黄酮类成分

黄酮类化合物是指基本母核为 2- 苯基色原酮类化合物，现在则泛指 2 个具有酚羟基的苯环通过中央 3 个碳原子相连、具有 C6–C3–C6 骨架的系列化合物。目前从木瓜分离的黄酮类化合物有槲皮素（quercetin）、(−)− 表儿茶素 [(−)−epicatichin]、原儿茶酸（proto–catechuic acid）、儿茶素（catechin）、七叶内酯（esculetin）、7,8– 二羟基香豆素（7,8–dihydroxy–coumanrin）、金丝桃苷、山柰酚、芦丁、广寄生苷 (avilarin)、山 柰 酚 –7–O– 新 橙 皮 苷（kaempferol–7–O–neohesp–erdoside）、wogonin、gu aijaverin、luteoloside、2″–O–galloylhyperin、cyanidin–3,5–O–diglucos–yl–7–O–rhamnoside、hesperiden 等。

木瓜中主要黄酮类物质化学结构式如下：

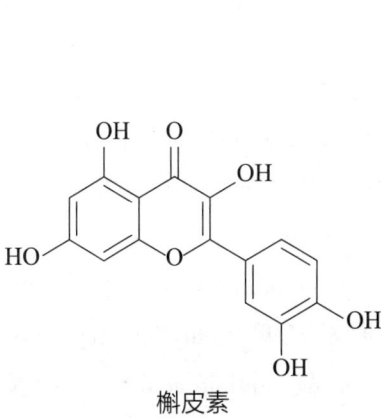

槲皮素

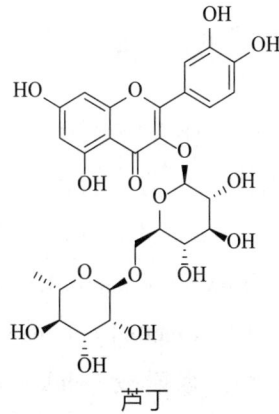

芦丁

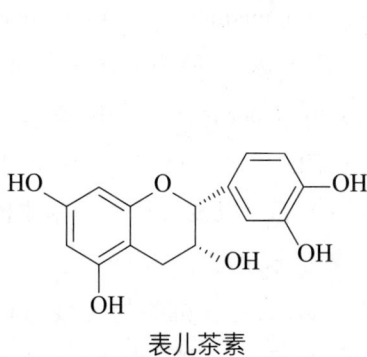

表儿茶素

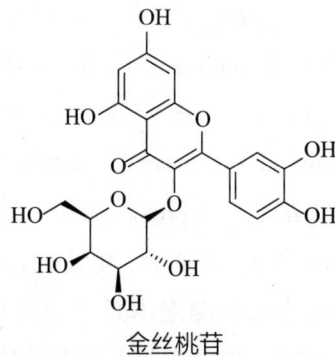

金丝桃苷

儿茶素

山奈酚

广寄生苷

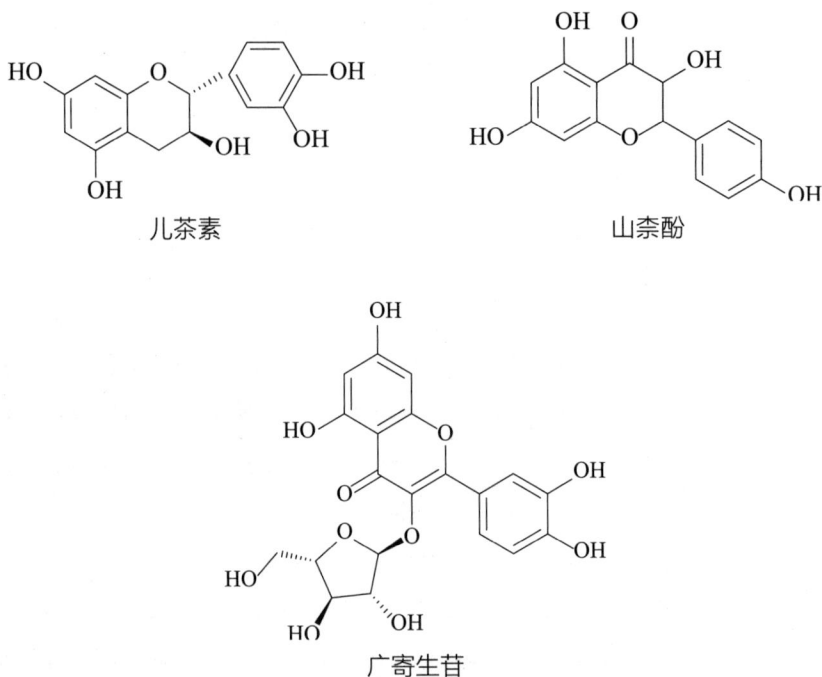

四、有机酸类成分

有机酸类化合物是木瓜中最丰富的化合物，可能与木瓜的特征风味和药理作用有关。目前已有多个有机酸及其衍生物在木瓜中被发现，包括绿原酸（chlorogenic acid）、原儿茶酸（protocatechuic acid）、3,4- 二羟基苯甲酸（3,4–dihydroxybenzoic acid）、没食子酸（gallic acid）、咖啡酸（caffeic acid）、绿原酸甲酯（methyl chlorogenate）、绿原酸乙酯（ethyl chlorogenate）、曲酸（kojic acid）、莽草酸（shikimic acid）、奎尼酸（quinic acid）、对羟基苯甲酸（p–hydroxybenzoic acid）、3- 羟基丁二酸甲酯（methyl 3–hydroxyl–buta–nedioic ester）、2- 羟基 – 丁二酸 -4- 甲酯（2–hydroxyl–butanedioic acid–4–methylester）、肉桂酸（cinnamic acid）、5-O- 咖啡酰基 - 奎宁酸丁酯（5-O–cafeoyl quinic acid butyl ester）、奎宁酸丁酯（quinic acid butyl ester）、5- 羟甲基 -2- 糠醛（5–hydroxymethyl–furan–2–carbaldehyde）、三十烷酸（triacontanoic acid）、3,4- 二羟基苯甲酸乙酯（protocatechuic acid ethyl ester）等，以及柠檬酸、苹果酸、儿茶酸、琥珀酸、亚油酸、咖啡酸正丁酯、对甲氧基苯甲酸。

采用中和法测定木瓜中总有机酸的含量，木瓜总有机酸的含量达 6.75%。《中国药典》（2020 年版）在木瓜药材中规定了 pH 值的检测，由此可见有机酸为其主要成分。

木瓜中主要有机酸类物质化学结构式如下：

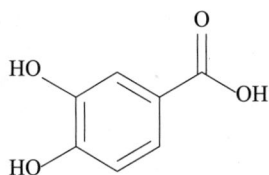

原儿茶酸

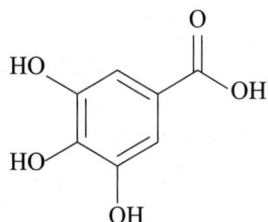

没食子酸

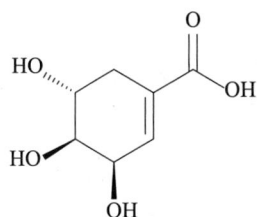

莽草酸

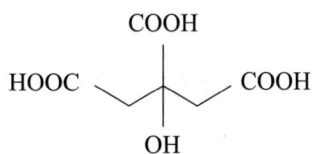

柠檬酸

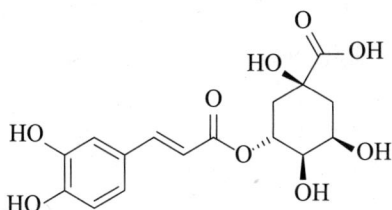

绿原酸

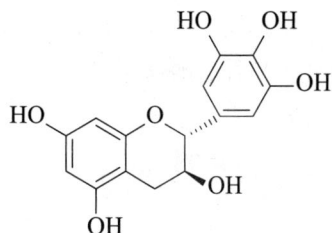

儿茶酸

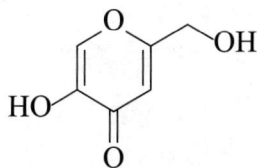

曲酸

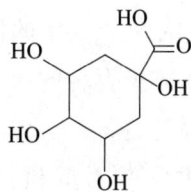

奎尼酸

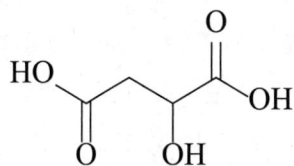

苹果酸

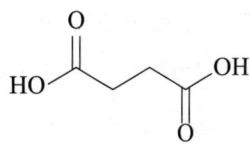

琥珀酸

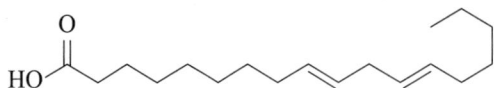
亚油酸

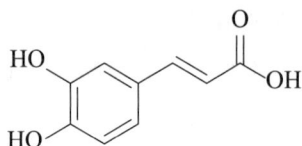
咖啡酸

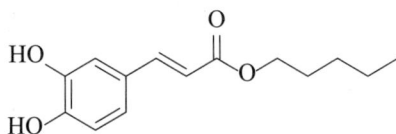
咖啡酸正丁酯

五、氨基酸类成分

　　木瓜中含有多种氨基酸，如门冬氨酸、谷氨酸、丝氨酸、甘氨酸、组氨酸、精氨酸、苏氨酸、丙氨酸、脯氨酸、酪氨酸、缬氨酸、蛋氨酸、胱氨酸、异亮氨酸、亮氨酸、苯丙氨酸、赖氨酸等。皱皮木瓜氨基酸种类齐全且含量高，其中门冬氨酸和谷氨酸含量较多。8 种人体所必需氨基酸占总氨基酸的比例可达 14.9%。

六、挥发性成分

　　木瓜果香浓郁，而深受人们的喜爱，在食品、化妆品和香精原料等方面都得到了广泛的应用。木瓜的挥发性成分是构成其香气的主要化学成分。学者们对木瓜属不同品种果实中的挥发性成分进行了大量的研究，通过 GC-MS 技术分析到了几十种到上百种的挥发性成分，包括内酯及酯类、醇类、酮类、醛类、酸类、烷烃和烯烃类等。

　　对重庆产木瓜和光皮木瓜的挥发油进行比较分析，从木瓜中共鉴定出 106 个特征性香气成分（表 6-1），其中酯类物质共有 52 种，占总成分含量的 80.95%，是构成木瓜挥发性香气物质的主要成分；醇类物质 18 种，含量次之（6.16%）；此外还有羧酸类 12 种（4.80%）、烷烃和烯烃类 14 种（4.29%）、酮类 3 种（1.62%）、其他（2.18%）。相对质量分数超过 1% 的香气成分有 14 种，占总峰面积的 68.55%，分别是辛酸丙酯（3.41%）、4- 癸烯酸乙酯（1.17%）、月桂酸（1.08%）、Z-10- 十一烯 -1- 醇乙酸酯（1.62%）、14- 甲基 - 十五烷酸甲酯（3.53%）、L- 抗坏血酸 -2,6- 二棕榈酸酯（12.03%）、9- 十六碳烯酸异丙酯（1.25%）、棕榈酸异丙酯（6.67%）、(all–E) –2,6,10,15,19,23– 六甲基 –1,6,10,14,18,22– 己烯 –3– 醇（1.17%）、亚油酸丙酯（6.67%）、油酸甲酯（6.67%）、亚油酸乙酯（5.52%）、油酸乙酯（2.07%）、11– 十八烯酸异丙酯（15.69%）。

从重庆产光皮木瓜新鲜果实中提取、分离并鉴定出 101 种特征性香气成分（表 6-1），其中酯类物质 46 种，占总成分含量的 65.80%，烃类 11.29%，醇类 7.22%，酸类 1.56%，醛类 1.09%，内酯 0.87%，酚类 0.30%，酮类 0.16%，吡喃 0.14%，其他 11.57%。酯类化合物相对含量最高，是构成光皮木瓜挥发性香气的重要香料物质，其中亚油酸丙酯 6.81%、反式 –4– 癸烯酸乙酯 5.36%、10– 十一碳烯酸乙酯 4.61%、9– 十八碳烯酸乙酯 4.50%、反式 –9– 十八碳烯酸异丙酯 4.13%、L– 抗坏血酸 –2,6– 二棕榈酸酯 3.69%、十六酸乙酯 3.69%、十三酸乙酯 3.14%、7,10,13– 二十碳三烯酸甲酯 3.07%，9 种酯类含量大于 3%，另有 10 种酯类含量大于 1%。25 种烃类物质占挥发油成分的 11.29%，其中 α– 金合欢烯的含量最高，占 4.46%。18 种醇类物质占挥发油成分的 7.22%，其中橙花叔醇含量最高，占 1.89%。酸类物质 4 种，占 1.56%，月桂酸含量最高，为 0.50%。醛类 4 种，占 1.09%，含量最高的 α– 甜橙醛占 0.44%。

表 6-1　重庆产木瓜和光皮木瓜挥发油化学成分鉴定表

分类	序号	名称	相对含量（%）	
			重庆产光皮木瓜	重庆产木瓜
醇类	1	芳樟醇	0.15	–
	2	2,6– 二甲基 –5,7– 辛二烯 –2– 醇	0.2	–
	3	1– 甲基 –4–（1– 甲基亚乙基）环己醇	0.27	–
	4	2,2,6β,7– 四甲基 – 二环 [4.3.0] 壬烷 –5– 醇	0.13	–
	5	十二醇	0.17	–
	6	橙花叔醇	1.89	0.32
	7	(Z,Z) –3,13– 十八碳二烯 –1– 醇	0.5	–
	8	γ– 桉叶醇	1.04	–
	9	白千层醇	0.15	–
	10	顺 –9– 十四烯 –1– 醇	0.17	–
	11	α– 桉叶醇	0.39	–

续表

分类	序号	名称	相对含量（%）	
			重庆产光皮木瓜	重庆产木瓜
醇类	12	1- 十六烷醇	0.19	–
	13	异植醇	0.23	0.29
	14	（all-E）-2,6,10,15,19,23- 六甲基 -1,6,10,14,18,22- 己烯 -3- 醇	0.79	1.17
	15	雌甾 -1,3,5（10）- 三烯 -17β- 醇	0.22	–
	16	（Z,Z）-8,10- 十六碳二烯 -1- 醇	0.35	–
	17	二十七烷醇	0.13	–
	18	α- 甲基 -α-[4- 甲基 -3- 戊烯基]- 缩水甘油	0.15	–
	19	4,4,11,11- 四甲基 -7- 四环十二碳烯 -[6.2.1.0（3.8）0（3.9）]- 十一醇	–	0.26
	20	Z-9- 十五碳烯醇	–	0.47
	21	法呢醇 / 金合欢醇	–	0.24
	22	β- 桉叶醇	–	0.41
	23	（E）-2- 己烯 -1- 醇	–	0.17
	24	2- 乙烯基 -2,5- 二甲基 -4- 己烯 -1- 醇	–	0.18
	25	Z-9- 十五碳烯醇	–	0.45
	26	正戊醇	–	0.20
	27	2,6,6- 三甲基二环 [3.1.1] 庚烷 -2- 醇	–	0.20
	28	（Z）-3,7,11- 三甲基 -2,10- 十二碳三烯 -1- 醇	–	0.64
	29	雌二醇	–	0.31
	30	E,E,Z-1,3,12- 十九碳三烯 -5,14- 二醇	–	0.17
	31	3,4- 二甲基 -4- 壬基 - 香豆素 -5- 醇	–	0.23
	32	三十七烷基醇	–	0.25
	33	cis-2,3,4,4a,5,6,7,8- 八氢 -1,1,4a,7- 四甲基 -1H- 苯丙环庚 -7- 醇	–	0.19
酯类及内酯类	34	1- 甲基 -4-（1- 甲基乙烯基）- 环乙醇 - 乙酸酯	–	0.21
	35	辛酸乙酯	2.43	0.65
	36	4- 辛烯酸乙酯	–	0.20

续表

分类	序号	名称	相对含量（%）	
			重庆产光皮木瓜	重庆产木瓜
酯类及内酯类	37	辛酸丙酯	–	3.41
	38	4- 癸烯酸甲酯	0.87	0.38
	39	4- 癸烯酸乙酯	–	1.17
	40	乙酸乙酯	–	0.23
	41	癸酸乙酯	2.15	0.18
	42	癸酸 -10- 十一烯 -1- 醇酯	–	0.81
	43	癸酸异丙酯	0.42	0.69
	44	4- 甲氧基苯甲酸异丙酯	–	0.56
	45	癸酸己酯	–	0.21
	46	辛酸 -2- 己烯酯	–	0.17
	47	月桂酸乙烯酯	–	0.17
	48	Z-10- 十一烯 -1- 醇乙酸酯	–	1.62
	49	3,7,11- 三甲基 -2,6,10- 十二烷三烯酸甲酯	–	0.19
	50	月桂酸 -1- 甲基异丙酯	–	0.59
	51	6- 油酸甲酯	–	0.62
	52	Z-2- 十八烯 -1- 醇乙酸酯	–	0.29
	53	癸酸庚酯	–	0.21
	54	亚麻酸甲酯	–	0.21
	55	豆蔻酸异丙酯	–	0.54
	56	1,2- 苯二甲酸二（2- 甲基丙基）酯	–	0.19
	57	亚油酸三甲基硅酯	–	0.19
	58	9- 十六烯酸甲酯	–	0.39
	59	14- 甲基 - 十五烷酸甲酯	–	3.53
	60	富马酸 -4- 庚烯己酯	–	0.21
	61	L- 抗坏血酸 -2,6- 二棕榈酸酯	3.69	12.03
	62	鳖酸（或棕榈油酸或 9- 十六碳烯酸）二十烷基酯	–	0.99

续表

分类	序号	名称	相对含量（%）	
			重庆产光皮木瓜	重庆产木瓜
酯类及内酯类	63	9- 十六碳烯酸异丙酯	–	1.25
	64	棕榈酸异丙酯	1.52	6.17
	65	三山嵛酸甘油酯	–	0.22
	66	棕榈酸环己酯	–	0.40
	67	亚油酸丙酯	6.81	6.67
	68	油酸甲酯	–	6.67
	69	12- 氧代 -9- 十二碳烯酸甲酯	–	0.54
	70	十八酸甲酯	–	0.81
	71	月桂酸异丙酯	0.71	0.19
	72	亚油酸乙酯	–	5.52
	73	油酸乙酯		2.07
	74	11- 十八烯酸异丙酯	–	15.69
	75	甘油三油酸酯	–	0.18
	76	硬脂酸异丙酯	–	0.41
	77	3- 辛基 - 顺式环氧己烷基甲酯	–	0.17
	78	15- 二十四碳烯酸甲酯	–	0.21
	79	亚油酸 -2,3- 二羟基丙酯	–	0.28
	80	9- 十八烯酸丁酯	–	0.57
	81	3- 辛基环氧化乙烷辛酸异丙酯	–	0.55
	82	2,4,6- 三甲基苯酸 ,2,4,6- 三甲基苯酯	–	0.21
	83	邻苯二甲酸二正辛酯		0.33
	84	七氟丙酸二十七酯		0.44
	85	辛酸异丙酯	1.71	–
	86	癸酸甲酯	0.15	–
	87	反式 -4- 癸烯酸乙酯	5.36	–
	88	十二烷酸 -10- 十一烯 -1- 醇酯	1.3	–
	89	（全 Z）-4,7,10,13,16,19- 二十二碳六烯酸甲酯	0.23	–

续表

分类	序号	名称	相对含量（%）	
			重庆产光皮木瓜	重庆产木瓜
酯类及内酯类	90	顺 -5- 十二碳烯酸甲酯	0.20	–
	91	十二酸甲酯	0.32	–
	92	9- 十六碳烯酸乙酯	1.77	–
	93	十三酸乙酯	3.14	–
	94	（Z）- 乙酸 -10- 十四烯 -1- 醇酯	0.22	–
	95	5-（1,1- 二甲基）乙基 -2- 己内酯	0.87	–
	96	月桂酸异丙酯	0.71	–
	97	5- 十八碳烯酸甲酯	1.11	–
	98	5,8- 十八碳二烯酸甲酯	0.5	–
	99	肉豆蔻酸甲酯	0.15	–
	100	7,10,13- 二十碳三烯酸甲酯	3.07	–
	101	10- 十一碳烯酸乙酯	4.61	–
	102	癸酸丁酯	0.13	–
	103	9,12,15- 十八碳三烯酸甲酯	0.7	–
	104	十四酸乙酯	0.27	–
	105	肉豆蔻酸异丙酯	0.13	–
	106	邻苯二甲酸二异丁酯	0.22	–
	107	（Z,Z）-9,12- 十八碳二烯酸甲酯	0.28	–
	108	（Z）-9- 十六碳烯酸甲酯	0.17	–
	109	3- 羟基 - 十二碳酸乙酯	0.17	–
	110	棕榈酸甲酯	1.45	–
	111	9,12- 十六碳二烯酸乙酯	0.53	–
	112	邻苯二甲酸丁酯 - 十一烷基酯	0.81	–
	113	L- 抗坏血酸 -2,6- 二棕榈酸酯	3.69	–
	114	十六酸乙酯	3.69	–
	115	（Z,Z）-9- 十六碳烯酸 -9- 十八碳烯基酯	0.32	–

续表

分类	序号	名称	相对含量（%）	
			重庆产光皮木瓜	重庆产木瓜
酯类及内酯类	116	E-8-甲基-9-十四碳烯-1-醇乙酯	0.29	–
	117	10,13-二十碳二烯酸甲酯	0.31	–
	118	（E）-9-十八碳烯酸甲酯	2.95	–
	119	十八碳酸甲酯	0.58	–
	120	2-羟基环己甲酸乙酯	0.17	–
	121	9,12-十八碳二烯酸乙酯	1.2	–
	122	9-十八碳烯酸乙酯	4.5	–
	123	（E）-9-十八碳烯酸乙酯	0.17	–
	124	反式-9-十八碳烯酸异丙酯	4.13	–
	125	邻苯二甲酸二异辛酯	0.19	–
酸类	126	辛酸	–	0.25
	127	9-癸烯酸	–	0.44
	128	癸酸或羊蜡酸	–	0.35
	129	月桂酸	0.5	1.08
	130	反油酸	–	0.48
	131	顺式-9-十六碳烯酸	–	0.75
	132	十三烷基酸	–	0.33
	133	肉豆蔻酸/十四酸	–	0.22
	134	亚油酸	0.45	0.29
	135	十三酸	–	0.42
	136	油酸	–	0.18
	137	顺式-10-十七烯酸	0.37	–
	138	二十碳酸	0.24	–
烃类	139	1,5,5-三甲基-6-亚甲基-环己烯	0.13	0.19
	140	2,3,5,5,8,8-六甲基-环辛-1,3,6-三烯	–	0.38
	141	α-金合欢烯	4.46	0.94
	142	3,6-二乙基-3,6-二甲基-反式-金刚烷	–	0.31

续表

分类	序号	名称	相对含量（%）	
			重庆产光皮木瓜	重庆产木瓜
烃类	143	四十四烷	–	0.24
	144	1（22），7（16）– 二环氧 – 三环 [20.8.0.0（7,16）] 三十烷	–	0.18
	145	三十五烷	–	0.32
	146	二十一烷	–	0.17
	147	五十四烷	–	0.23
	148	三十二烷	–	0.31
	149	1,54– 二溴 – 五十四烷	–	0.21
	150	三十二烷	0.14	0.27
	151	1,2,3,4– 四氢 –1,1,6– 三甲基萘		0.31
	152	1,2– 二氢 –1,1,6– 三甲基萘		0.25
	153	芘 / 嵌二萘	0.34	0.83
	154	2–（2– 丁烯基）–1,3,5– 三甲苯	0.17	–
	155	1,2,3,4– 四氢 –1,1,6– 三甲基萘	0.71	–
	156	2– 异丙烯基 –4a,8– 二甲基 –1,2,3,4,4a,5,6,7– 八氢萘	0.26	
	157	1– 羟基 –2–（丙二烯基）–4,5– 亚甲基二氧基苯	0.24	–
	158	D– 苧烯	0.24	
	159	（+）–4– 蒈烯	0.44	
	160	1– 甲醛 –6– 甲基 –3– 环己烯	0.17	
	161	（Z,E）–6–（2– 亚丁烯基）–1,5,5– 三甲基 – 环己烯	0.15	
	162	（E）–3–（3– 甲基 –1– 丁烯基）环己烯	0.28	
	163	雪松烯	0.17	
	164	2,6– 二甲基 –6–（4– 甲基 –3– 戊烯基）– 双环 [3.1.1] 庚 –2– 烯	0.38	–
	165	1– 乙烯基 –1– 甲基 –2–（1– 甲基乙烯基）–4–（1– 甲基亚乙基）– 环己烷	0.16	
	166	反式 –3,6– 二乙基 –3,6– 二甲基 – 三环 [3.1.0.0（2,4）] 己烷	0.21	

续表

分类	序号	名称	相对含量（%）	
			重庆产光皮木瓜	重庆产木瓜
烃类	167	1,3,5-三（环己基）-1-己烯	0.31	–
	168	顺式 -2-甲基 -7,8-环氧十九烷	0.47	–
	169	二十五烷	0.16	–
	170	反式角鲨烯	0.53	–
	171	4H-环戊 [def] 菲	0.17	–
	172	荧蒽	0.56	–
醛类	173	3,7,11-三甲基 -2,6,10-十二烷三烯醛	–	0.17
	174	桃醛	1.11	–
	175	α-甜橙醛	0.44	–
	176	（Z）-7-十六烯醛	0.27	–
	177	十八醛	0.13	–
酮类	178	（Z）-7-十六烯酮	–	0.81
	179	3-乙烯基十氢 -3,4a,7,7,10a-五甲基 -1H-萘噻 [2,1-b] 吡喃 -8（4aH）-酮	–	0.81
	180	Z-5-甲基 -6-二十一烯 -11-酮	0.16	–
其他类	181	2-乙烯基 -2,6,6,-三甲基 -二氢吡喃	0.14	0.23
	182	苯氧基 -2,2'-亚甲基 [6-（1,1-二甲基乙基）-4-甲基]-酚	–	0.17
	183	1,2,3,5-四氯苯 -2-肟	–	0.22
	184	[1S-（1A,4A,7A）]-1,2,3,4,5,6,7,8-八氢 -1,4-二甲基 -7-（1-甲基乙烯基）-莫	0.29	–
	185	2,2'-亚甲基双 -（4-甲基 -6-叔丁基苯酚）	0.3	–

七、多糖类成分

不同学者采用水提醇沉法、乙醇回流提取法、复合提取法等方法从木瓜中提取多糖，经过 Sevag 法去蛋白，透析法除小分子杂质，葡聚糖凝胶分离纯化等，得到多种单一的多糖组分。其分子量为 $1.4 \times 10^4 \sim 6.3 \times 10^4$ Da，主要为吡喃糖，组成木瓜多糖的单糖主要是葡萄糖，此外还有半乳糖、鼠李糖、阿拉伯糖果糖、甘露糖。木瓜中多糖的提取率为 5.0% 左右。木瓜多糖在存放过程中基本稳定。有研究显示当年产木瓜的多糖含量为 5.7%，隔年后木瓜的多糖含量为 5.0%，陈年木瓜的多糖含量为 5.1%，当年产木瓜多糖含量稍高于隔年木瓜和陈年木瓜。木瓜的多糖一般在 7 月上旬含量达到最高，与采收期相重叠。

八、其他成分

木瓜果实中含有丰富的人体所必需的无机元素，如 Na、K、Mg、Fe、Ca、Zn 等，其中 Na 含量低，K、Ca、Zn 含量高。木瓜还含有大量的水溶性维生素，如维生素 C、维生素 B 等。此外木瓜果实中还分离出甾醇类化合物，如 β- 谷甾醇、胡萝卜苷等。木瓜蛋白质含量约为 0.9%，此外含有丰富的超氧化物歧化酶等。

木瓜籽油中含有丰富的不饱和脂肪酸，其含量受到人们的广泛关注。山东产皱皮木瓜籽出油率可达 20%，木瓜籽油中不饱和脂肪酸含量占脂肪酸总量的 80% 以上，其中单不饱和脂肪酸以油酸为主，含量超过 50%，多不饱和脂肪酸主要为亚油酸，含量超过 30%。油酸具有降低低密度胆固醇及预防动脉硬化等作用，亚油酸则是人体必需脂肪酸，是维持生命活动的重要物质。皱皮木瓜籽油具有清除自由基、抗动脉粥样硬化等潜在药用价值，可以作为一种新型脂肪酸来源进行应用研究。

光皮木瓜籽油中不饱和脂肪酸含量同样较高，陕西产光皮木瓜籽油中不饱和脂肪酸含量达到 60%，其中油酸超过 40%，亚油酸含量超过 15%。饱和脂肪酸以棕榈酸含量较高，为 25% 左右。

第二节 品质评价

品种、产地、加工储藏等因素影响木瓜成分的类型和含量。

一、品种对木瓜成分的影响

光皮木瓜中齐墩果酸和熊果酸总含量低于 0.2%，达不到《中国药典》中齐墩果酸和熊果酸含量总含量不低于 0.5% 的要求，特别是齐墩果酸含量与皱皮木瓜相差可达到 10 倍以上。同时光皮木瓜中绿原酸的含量也远低于皱皮木瓜，木瓜中绿原酸的含量通常可达到 0.2% 以上，一般不少于 0.1%，但光皮木瓜中绿原酸的含量通常低于 0.03%，甚至可低到 0.01% 以下。

通过 UPLC-QTRAP-MS/MS 同时测定宣木瓜与资丘木瓜中莽草酸、奎宁酸、琥珀酸、苹果酸、原儿茶酸、柠檬酸、咖啡酸、丁香酸、阿魏酸、绿原酸和肉桂酸 11 种水溶性有机酸和没食子酸、儿茶素和表儿茶素 3 种鞣质类成分含量，结果显示样品按产地聚为两类。宣木瓜与资丘木瓜水溶性有机酸的组成和含量差异明显，琥珀酸、苹果酸、奎宁酸、丁香酸、肉桂酸、柠檬酸、咖啡酸和绿原酸为两个产地木瓜样品间的主要差异成分。宣木瓜中苹果酸含量最高，而资丘木瓜中奎宁酸含量普遍高于苹果酸。宣木瓜 11 种有机酸的含量之和在 9.64% ~ 18.85%，高于资丘木瓜（5.98% ~ 9.28%），宣木瓜各单体有机酸的平均含量也均高于资丘木瓜。与有机酸相比，木瓜鞣质的含量相对较低。儿茶素是 3 种鞣质中含量最高的成分，其次是没食子酸，表儿茶素含量最低。宣木瓜没食子酸的平均含量（0.0055%）明显高于资丘木瓜（0.0017%），而儿茶素平均含量（0.018%）低于资丘木瓜（0.027%）。

不同品种木瓜果实中芳香成分较为相似，但同样存在差异。目前研究表明，木瓜果实挥发油提取率低于光皮木瓜，木瓜果实极性挥发油组成与光皮木瓜相似但含量低于光皮木瓜，弱极性挥发油组分数量高于光皮木瓜。

木瓜果实的挥发油成分能通过多种途径合成，同时受到品种、栽培条件、生长环境、果实成熟度、提取方法等多种因素的影响，造成不同研究结果存在差异。陕西、山东、安徽产光皮木瓜中挥发油成分均存在差异。

酯类物质是木瓜挥发性成分中相对含量较高的组分，多种酯类物质具有重要用途。其中十八烯酸异丙酯是一种重要的化工原料，可以作为化妆品原料、增塑剂、机械油添加剂和染料的表面湿润剂等。棕榈酸异丙酯具有良好的润滑性和皮肤透性，广泛应用于医药及化妆品工业。豆蔻酸异丙酯是高档化妆品的重要添加成分，具有低黏度、对皮肤无刺激、互溶性好等优良特性，对皮肤有极好的渗透、滋润和软化作用，是化妆品的乳化剂和润湿剂。癸酸乙酯具有葡萄酒香气，可配制果香、坚果、干酪、白兰地酒型香精，用于食品、香皂及花香型香精的调香剂。月桂酸异丙酯也是化妆品油性原料、润滑油添加剂。油酸乙酯可用于表面活性剂和其他有机化学品的制备，也用作香料。反式 -4- 癸烯酸乙酯、9- 十八碳烯酸乙酯、α - 甜橙醛主要用于食用型香料、花香型香精。金合欢醇具有令人愉快温和而细腻的带有铃兰特征的花香气味，有良好的定香作用，常用作基香，是高档花香香精中的重要香原料。除此以外，其还广泛应用于农药、医药、化妆品、杀菌消毒剂等领域。月桂酸、亚油酸、癸酸、癸烯酸、肉豆蔻酸，均是精细化工生产上的重要原料与辅料物质，尤其是亚油酸等亚油酸类物质对人体具有软化心脑血管、促进血液循环、降脂降压、促进新陈代谢、调节内分泌和减缓衰老等广泛的保健作用。可见，木瓜果实挥发性成分有较为广阔的应用前景。

同时，木瓜不同组织中成分具有差异，同一成分在不同品种和不同组织中也存在差异。木瓜叶、枝中也含有齐墩果酸、熊果酸、绿原酸等活性成分。同一时期叶中熊果酸和绿原酸的含量明显高于果实，为木瓜叶在功能饲料等方面的应用提供了依据。

二、产地对木瓜成分的影响

不同产地的木瓜药材，齐墩果酸和熊果酸的含量差异较大。资丘木瓜、宣木瓜、淳木瓜、川木瓜四大道地药材不同文献报道虽有差异，但总体质量基本一致，道地药材质量明显好于非道地药材。

研究表明，木瓜中总黄酮平均含量为 0.3% ～ 3.5%，一般在 7 月下旬含量最高。木瓜黄酮含量的积累与产区相关。有研究表明，5 个产区中木瓜总黄酮含量差异较大，其中云南临沧的皱皮木瓜总黄酮含量最高，重庆綦江的木瓜总黄酮含量最低。不同的试验方法、采样时期、采样地点等因素均会造成木瓜总黄酮含量的差异。

三、加工储藏对木瓜成分的影响

不同产地加工方法对木瓜中齐墩果酸和熊果酸的含量具有影响。趁鲜切片烘干与《中国药典》方法加工均能保证木瓜中齐墩果酸和熊果酸的含量，而新鲜时煮熟过心后晒干含量明显降低。采用趁鲜切片烘干，一次性制成饮片避免了木瓜传统加工以及饮片切制时的繁杂程序，既节约能源、减少工作量，又降低了加工过程中霉烂变质等风险，对提高木瓜饮片质量，以便更好发挥临床疗效具有积极意义，同时还可为产地加工饮片生产一体化实施提供基础。现已建议相关部门对其进行规范化炮制管理。

比较不同采收期的资丘木瓜中齐墩果酸和熊果酸的含量，发现 7 月中旬到 8 月中旬采收时齐墩果酸和熊果酸的含量较高，与传统采收时间一致。

木瓜果实成熟后随着贮藏期的延长，香气成分总体呈现出醇类、酮类、醛类相对含量下降，酯类、烯烃类上升的趋势（表6-2）。木瓜果实在贮藏后期，饱和及不饱和脂肪酸乙酯类香气物质相对含量显著增大，是产生木瓜香气的关键物质。木瓜果实的香气成分特异，是一种有广阔应用前景的香料。

对湖北长阳产木瓜储藏前后挥发油进行比较分析，与储藏30天的木瓜相比，鲜木瓜检测出了更多的挥发性成分。其中，储藏前后挥发性成分有15种。鲜木瓜特有的挥发性成分有29种，主要为酯类、醇类和烯烃；木瓜储藏30天后特有的挥发性成分有11种，主要为烷烃和苯的衍生物。柠檬烯是共有的主要挥发性成分，而部分重要的呈香物质，如酮类物质、丁香酚、草蒿脑等，仅在鲜木瓜中被检出。

鲜木瓜中共检测到44种挥发性成分，其中包括12种酯类、7种醇类、3种酮类、2种酸、2种醛类、8种烯烃、3种烷烃、3种苯的衍生物和4种其他类物质。1-戊醇、4-羟基-2-丁酮、柠檬烯、苯乙烯是其主要的挥发性成分，相对百分含量分别为11.30%、15.89%、27.13% 和16.63%，占总挥发性成分的70.95%。

木瓜储藏30天后，检测出的挥发性成分减少，共检测到26种挥发性成分，其中包含5种酯类、2种醇类、1种酸、2种醛类、3种烯烃、5种烷烃、7种苯的衍生物和1种其他类物质。左旋乙酸冰片酯和柠檬烯是其主要的挥发性成分，相对百分含量分别为23.84% 和38.32%，占总挥发性成分的62.16%（表6-3）。

表6-2　木瓜储藏前后主要挥发性成分对比

储藏天数	酯类（%）	醇类（%）	酮类（%）	醛类（%）	烯烃类（%）
0	10.24	21.84	16.25	1.14	39.76
30	32.39	3.52	0	6.59	46.31

表6-3　储藏对木瓜挥发性成分的影响

序号	名称	相对百分含量（%）	
		30d	0d
酯类		5 种	12 种
1	乙酸戊酯	1.24	–
2	乳酸乙酯	5.18	–
3	乙酸异龙脑酯	0.41	–
4	左旋乙酸冰片酯	23.84	4.43

续表

序号	名称	相对百分含量（%）	
		30d	0d
5	2,4,6- 三甲基苯甲酸甲酯	1.72	0.60
6	丙酸乙酯	–	0.24
7	丁酸乙酯	–	0.48
8	2- 甲基丁酸乙酯	–	0.52
9	乙酸异戊酯	–	0.83
10	正己酸乙酯	–	0.96
11	辛酸乙酯	–	1.98
12	甲酸庚酯	–	0.14
13	苯甲酰基异硫氰酸酯	–	0.15
14	E-2- 苯甲酸己烯酯	–	0.15
15	反式 -4- 癸烯酸乙酯	–	0.24
醇类		2 种	7 种
1	2- 甲基环戊醇	3.04	–
2	苯乙醇	0.48	5.03
3	乙醇	–	3.39
4	正丁醇	–	0.75
5	1- 戊醇	–	11.30
6	3- 甲基 -2- 丁烯 -1- 醇	–	0.47
7	正己醇	–	0.75
8	（E）-4- 己烯 -1- 醇	–	0.15
酮类		0 种	3 种
1	4- 羟基 -2- 丁酮	–	15.89
2	3,3- 二甲基 -2,4- 戊二酮	–	0.24
3	2- 庚酮	–	0.39
酸		1 种	2 种
1	乙酸	1.49	0.67
2	2- 甲基己酸	–	0.23

续表

序号	名称	相对百分含量（%）	
		30d	0d
醛类		2 种	2 种
1	戊醛	2.73	0.28
2	2,4,5- 三甲基苯甲醛	3.86	0.86
烯烃		3 种	8 种
1	3- 蒈烯	0.43	0.55
2	柠檬烯	38.32	27.13
3	萜品烯	1.01	0.87
4	桧烯	–	0.53
5	苯乙烯	–	16.63
6	长叶环烯	–	0.26
7	3,5- 二甲基 -1- 己烯	–	0.20
8	4- 甲氧基苯乙烯	–	0.14
烷烃		5 种	3 种
1	5,8- 二乙基十二烷	0.96	–
2	十六烷	0.75	–
3	十七烷	1.25	0.18
4	十九烷	1.11	0.16
5	二十烷	1.34	–
6	二十一烷	–	0.19
苯的衍生物		7 种	3 种
1	甲苯	0.52	–
2	乙苯	0.47	–
3	对二甲苯	0.60	0.19
4	间二甲苯	0.80	–
5	邻二甲苯	0.75	–
6	邻异丙基甲苯	1.02	0.55
7	1,3- 二氯苯	5.56	0.48

续表

序号	名称	相对百分含量（%）	
		30d	0d
其他		1 种	4 种
1	萘	1.15	0.21
2	2,4- 二甲基 -1,3- 二噁烷	–	0.18
3	草蒿脑	–	0.18
4	丁香酚	–	0.24

注："–"表示未检测出。

主要参考文献

[1] 廖矛川，熊姝颖，杨芳云，等 . 长阳皱皮木瓜化学成分研究 [J]. 中南民族大学学报 (自然科学版)，2013，32（1）：39-41.

[2] 宋亚玲，封智兵，程永现，等 . 木瓜化学成分的研究 [J]. 西北植物学报，2007，27（4）：0831-0833.

[3] 郭庆丰，陈林，张伟，等 . 光皮木瓜叶化学成分 [J]. 中国实验方剂学杂志，2016，22（22）：195-198.

[4] 李孟，张志广，石静亚，等 . 木瓜中倍半萜类化学成分研究 [J]. 中药材，2021，44（3）：600-603.

[5] 李孟，张志广，王梦梦，等 . 光皮木瓜化学成分研究及其神经保护活性 [J]. 中成药，2020，42（10）：2635-2639.

[6]Tao W，Zhao C，Lin G，et al. UPLC-ESI-QTOF-MS/MS Analysis of the Phytochemical Compositions From *Chaenomeles speciosa* (Sweet) Nakai Fruits[J]. Journal of Chromatographic Science，2022，61（1）：15-31.

[7] 李平媛，汪鋆植，柳杰，等 . 土家药木瓜产地趁鲜切制及炮制规范研究 [J]. 中国民族医药杂志，2020，26（5）：46-51.

[8]Miao J，Wei K，Li X，et al. Effect of boiling and drying process on chemical

composition and antioxidant activity of *Chaenomeles speciosa*[J]. Journal of Food Science and Technology，2017，54（9）：2758-2768.

[9]Yao L，Zhu S，Hu Z，et al. Anti-Inflammatory Constituents From *Chaenomeles speciosa*[J]. Natural product communications，2020，15（3）：1934578.

[10] 陈珍，曹帮华，耿颖，等 . 中微量元素钙、镁、硼叶面肥对皱皮木瓜果实产量和品质的影响 [J]. 果树学报，2023，40（4）：724-734.

[11] 刘世尧，白志川，李加纳 . 重庆皱皮木瓜挥发性成分的 GC-MS 分析 [J]. 中药材，2012，35（5）：728-733.

[12] 李育钟，白志川，刘世尧，等 . 重庆光皮木瓜鲜果挥发油成分的 GC-MS 分析 [J]. 西南师范大学学报（自然科学版），2012，37（8）：60-65.

[13] 于生，张丽，单鸣秋，等 . UFLC-MS 法同时测定木瓜饮片中 8 种有机酸 [J]. 中草药，2016，47（14）：2465-2469.

[14] 杨颖博，杨阳，李霞，等 . 皱皮木瓜化学成分研究 [J]. 中药材，2009，32（9）：1388-1390.

[15]Xie X，Zou G，Li C. Purification, characterization and in vitro antioxidant activities of polysaccharide from *Chaenomeles speciosa*[J]. International Journal of Biological Macromolecules，2016，92：702-707.

[16] 唐迪，邹烨，仰榴青 . GC-MS 分析木瓜籽油中的脂肪酸组成 [J]. 江苏农业科学，2012，40（10）：301-302.

[17] 徐怀德，李海鹏，刘乐全，等 . 光皮木瓜籽的营养成分分析 [J]. 营养学报，2008，30（11）：111-112.

[18] 吴卫东，王静，赵丹彤，等 . 光皮木瓜中齐墩果酸和熊果酸含量测定 [J]. 中兽医医药杂志，2023，42（3）：65-68.

[19] 张亚莉，喻格，胡丹，等 . UPLC-QTRAP-MS/MS 结合化学计量学方法鉴别宣木瓜与资丘木瓜 [J]. 中药新药与临床药理，2023，34（1）：96-102.

[20] 张玲，徐国兵，彭华胜，等 . 木瓜类药材挥发油化学成分的 GC-MS 比较 [J]. 中药材 2009，32（4）：535-538.

[21]Xie XF，Cai XQ，Zhu SY，et al. Chemical composition and antimicrobial activity of essential oils of *Chaenomeles speciosa* from China[J]. Food Chemistry，2007，100（4）：1312-1315.

[22] 郑璇，申国明，高林，等 . 不同产区皱皮木瓜总黄酮含量与土壤主要化学指标的关系 [J]. 江苏农业科学，2018，46（17）：202-205.

[23]Wang ZJ，Jin DN，Zhou Y，et al. Bioactivity Ingredients of *Chaenomeles speciosa* against Microbes: Characterization by LC–MS and Activity Evaluation[J]. Journal of Agricultural and Food Chemistry，2021，69（16）：4686–4696.

[24] 李霞，杨颖博，席忠新，等 . 皱皮木瓜正丁醇部位化学成分研究 [J]. 时珍国医国药，2012，23（7）：1670–1671.

第七章

药用木瓜功效与应用

第一节 传统功效

一、性味与归经

木瓜，性辛、温，味酸，归肝、脾经。对于木瓜的性味，不同本草记载有一定差异。如《雷公炮炙论》记载为"香，甘酸"。《名医别录》记载为"味酸，温，无毒"。《备急千金要方》记载为"味酸咸，温，涩，无毒"。《药品化义》记载为"气和，味酸，性凉"。《滇南本草》记载为"味苦辛甘，性温"。《玉楸药解》记载为"味辛，性涩，微寒"。可见"味酸"是对木瓜药味的共识，对药性的认识具有"温""凉"不同的看法。对于木瓜的归经，不同本草记载也有一定差异。如《雷公炮制药性解》记载其"入肺、脾、肝三经"，《本草经疏》记载为"入足太阴、阳明，兼入足厥阴经"，《本草正》记载为"入脾、肺、肝、肾四经"。入肝、脾经是对木瓜归经的共识。《中国药典》（2020年版）记载为：酸，温。归肝、脾经。

《本草经疏》记载木瓜"气薄味厚，降多于升"。《药品化义》记载木瓜"能升能降，性气与味俱厚"。可见木瓜能升能降。

二、功能与主治

木瓜味酸能入肝而舒筋活络，气馨香入脾能化湿和胃，故木瓜功能主要是舒筋活络、和胃化湿。不同本草记载了木瓜的多种功能。如《雷公炮炙论》记载木瓜"调营卫，助谷气"。《名医别录》记载木瓜"主湿痹邪气，霍乱大吐下，转筋不止"。《本草拾遗》记载木瓜"下冷气，强筋骨，消食，止水痢后渴不止，作饮服之，又脚气冲心，取颗去子煎服之。又止呕逆，心膈痰唾"。《日华子本草》记载木瓜"止吐泻，奔豚及脚气水肿，冷热痢，心腹痛"。《本草衍义》记载木瓜

"益筋与血,病腰肾脚膝无力,不可阙也"。《本草元命苞》记载木瓜"治奔豚,解酒毒,消痰散热"。《滇南本草》记载木瓜"治筋骨疼痛,痰火脚软"。《本草从新》记载木瓜"和脾理胃,敛肺伐肝,消食止渴"。《药性切用》记载木瓜"醒脾祛暑,和胃发汗"。《本草再新》记载木瓜"敛肝和脾胃,活血通经"。《本草拾遗》记载木瓜"下冷气,强筋骨,消食,止水痢后渴不止"。可见,木瓜具有多种功能,用于治疗数种疾患。《中国药典》(2020 年版)记载为:舒筋活络,和胃化湿。用于湿痹拘挛,腰膝关节酸重疼痛,暑湿吐泻,转筋挛痛,脚气水肿。

三、常用配伍

木瓜主要用于治疗风湿痹病、脚气水肿、吐泻转筋等,一般的《中药学》教材将木瓜列为祛风湿药类别的祛风寒湿药。

(一)风湿痹病

本品味酸入肝,益筋和血,善舒筋活络,且能去湿除痹,尤为湿痹筋脉拘挛要药,亦常用于腰膝关节酸重疼痛。常与乳香、没药、生地黄同用,治筋急项强,不可转侧,如木瓜煎(《普济本事方》);与羌活、独活、附子配伍,治脚膝疼重,不能远行久立者,如木瓜丹(《传信适用方》)。

(二)脚气水肿

本品温通,去湿舒筋,为脚气水肿常用药,多配伍吴茱萸、槟榔、紫苏叶等,治感受风湿,脚气肿痛不可忍者,如鸡鸣散(《朱氏集验方》)。

(三)吐泻转筋

本品温香入脾,能化湿和胃,湿去则中焦得运,泄泻可止;味酸入肝,舒筋活络而缓挛急。治湿阻中焦之腹痛吐泻转筋,偏寒者,常配伍吴茱萸、茴香、紫苏叶等,如木瓜汤(《三因方》);偏热者,多配蚕沙、薏苡仁、黄连等,如蚕矢汤(《霍乱论》)。

四、历代本草对木瓜应用的记载

本品尚有消食的作用,用于消化不良;并能生津止渴,可治津伤口渴。木瓜可配入多个方剂应用,历代本草中有大量记载。

1. 治风湿客搏，手足腰膝不能举动

木瓜一枚，青盐半两。上用木瓜去皮脐，开窍，填吴茱萸一两，去枝杖，布线系定，蒸熟，细研，入青盐半两，研令匀，丸如梧桐子大。每服四十丸，茶酒任下，以牛膝浸酒服之尤佳。食前。（《杨氏家藏方》木瓜丸）

2. 治腰膝筋急痛

煮木瓜令烂，研作浆粥样，用裹痛处，冷即易，一宿三五度，热裹便搓。煮木瓜时，入一半酒同煮之。（《食疗本草》）

3. 治腰痛，补益壮筋骨

牛膝二两（温酒浸，切，焙），木瓜一枚（去顶、瓤，入艾叶一两蒸熟），巴戟（去心）、茴香（炒）、木香各一两，桂心半两（去皮）。上为细末，入熟木瓜并艾叶同杵千下，如硬，更下蜜，丸如梧子大。每服二十丸，空心盐汤下。（《御药院方》木瓜丸）

4. 治筋急项强，不可转侧

宣州木瓜二个（取盖去瓤），没药二两（研），乳香一分（研）。上二味纳木瓜中，用盖子合了，竹签定之，饭上蒸三四次，烂，研成膏子。每服三五匙，地黄酒化下（生地黄汁半盏，无灰上醖二盏和之，用八分一盏，热暖化膏）。（《普济本事方》木瓜煎）

5. 治风湿麻木

木瓜泡酒服，每次一小盅，日服二次。（《天津中草药》）

6. 治吐泻转筋

①木瓜一枚（大者，四破），陈仓米一合，上件药，以水二大盏，煎至一盏半，去滓，时时温一合服之。（《圣惠方》）　②木瓜汁一盏，木香末一钱匕。上二味，以热酒调下，不拘时。（《圣济总录》）　③木瓜干一两，吴茱萸（汤七次）半两，茴香一分，甘草（炙）一钱。上锉为散。每服四大钱，水一盏半，姜三片，紫苏十叶，煎七分，去滓食前服。（《三因方》木瓜汤）

7. 止吐

木瓜（末）、麝香、腻粉、木香（末）、槟榔（末）各一字。上同研，面糊丸，如小黄米大。每服一二丸，甘草水下，无时服。（《小儿药证直诀》木瓜丸）

8. 治泻不止

米豆子二两，木瓜、干姜、甘草各一两。为细末，每服二钱，米饮调，不以时。（《鸡峰普济方》木瓜汤）

9. 治痢赤白

木瓜、车前子、罂粟壳各等分。上为细末，每服二钱，米饮调下。（《普济方》木瓜散）

10. 治一切脚气，腿膝疼痛

花木瓜一个（切下顶作盖，去瓤），附子一只（炮去皮，晒，为细末）。上将附子末安在木瓜内，再以熟艾实之，将顶盖之，用竹签签定，复以麻线缚之。用米醋不拘多少，于瓷器内煮烂，石器中烂研为膏，即用二三只碗，以匙摊于碗内，自看厚薄得所，连碗覆于焙笼上慢火焙。时时以手换，如不沾手，以匙抄转，依前摊开，匆令面上焦干，恐成块子，如此数次，看干湿得所，方可为丸。空心用温酒送下三五十丸。（《魏氏家藏方》木瓜丸）

11. 治湿脚气，上攻心胸，壅闷痰逆

木瓜一两（干者），陈橘皮一两（汤浸，去白瓤，焙），人参一两（去芦头），桂心半两，丁香半两，槟榔二两。上件药，捣罗为末，炼蜜和捣三二百杵，丸如梧桐子大，每服不计时候，以生姜汤下三十丸。（《太平圣惠方》木瓜丸）

12. 治脚气湿热

木瓜、薏苡仁各15g，白术、茯苓各9g，黄柏6g。水煎服。（《青岛中草药手册》）

13. 治脐下绞痛

木瓜一二片，桑叶七片，大枣三枚（碎之）。以水二升，煮取半升，顿服之。

（《孟诜方》）

14. 治胸腹胀满

干木瓜、姜黄、陈橘皮、黑牵牛、蓬莪术、萝卜各一两。上为细末，水煮面糊为丸，如梧桐子大。每服二十丸，渐加至三五十丸，食后、临卧用陈橘皮汤送下。（《鸡峰普济方》木瓜分气丸）

15. 治积年气块脐腹疼痛

木瓜一两（三枚），硇砂二两（以醋一盏，化去夹石）。上件木瓜切开头，去瓤子，纳硇砂、醋入其间，却以瓷碗盛，于日中晒，以木瓜烂为度，却研；更用米醋五升，煎上件药如稀汤，以一瓷瓶子盛，密盖，用时旋以附子末和丸，如弹子大。每服，以热酒化一丸服之。（《太平圣惠方》木瓜丸）

16. 治痰饮胸膈痞塞，此药下痰

木瓜一枚（切下顶，去瓤，作罐用），生白矾、半夏曲等分为细末，填瓜内，却用原顶盖定，麻缕扎缚，于饭甑上炊二次，烂研，以宿蒸饼和丸如桐子大。每服三五十丸，不拘时，姜汤下。（《证治准绳》搜饮丸）

17. 治霉疮结毒

木瓜一味研末，日以土茯苓下三钱。（《随息居饮食谱》）

18. 治翻花痔

干木瓜为末，鲜鱼身上涎调敷，以纸搭之。（《古今医统大全》）

19. 治肾虚胀痛

用大木瓜三十枚，去皮、核，挖空，以甘菊花末、青盐末各一斤填满，置笼内蒸熟，捣成膏，再加入新艾茸二斤搜和，丸如梧子大。每米饮下三十丸，日二。（《本草纲目》）

五、用法用量

临床用量根据疾病、证型、症状，选择最佳用量与配伍。常用量 6 ～ 9g。木

瓜用于舒筋活络时用量 0.8 ～ 15g，用于化湿和胃时用量 15 ～ 20g。煎服或入丸、散。外用：适量，煎水熏洗。

六、使用注意

木瓜属收敛之品，故内有郁热，小便短赤者忌服。木瓜含酸和鞣质等，易与铁发生反应，应避免与铁、铅等接触，以免影响其有效成分。多种本草对木瓜使用禁忌有记载，如《雷公炮炙论》云："凡使匆令犯铁。"《食疗本草》云："不可多食，损齿及骨。"《医学入门》记载"忌铅铁"。《本草经疏》云："下部腰膝无力，由于精血虚、真阴不足者，不宜用；伤食脾胃未虚、积滞多者，不宜用。"《医林纂要》记载"多服病癃"。

七、贮藏

置阴凉干燥通风处，防潮，防虫。

八、其他入药部位

木瓜多部位均可入药。木瓜核（木瓜子）首载于《本草纲目》，具有祛湿舒筋的功能，主治霍乱、烦躁气急。木瓜花首载于《本草纲目》，具有养颜润肤的功能，主治面黑粉滓，可适量，研末，盥洗手面。木瓜根首载于《日华子本草》，具有祛湿舒筋的功能，主治霍乱、脚气、风湿痹痛、肢体麻木。木瓜枝首载于《名医别录》，具有祛湿舒筋的功能，主治霍乱吐下、腹痛转筋。木瓜条（木瓜树皮）首载于《本草纲目》，具有祛湿舒筋的功能，主治霍乱转筋、脚气。

第二节　现代药理作用

一、抗炎镇痛、祛风湿作用

大鼠佐剂性关节炎（AA）、小鼠腹腔毛细血管通透性和二甲苯致小鼠耳肿胀等是常用的抗炎实验方法，扭体法、热板法是常用的镇痛实验方法。抗炎镇痛实验结果表明，木瓜具有良好的抗炎、镇痛、祛风湿活性。木瓜提取物能提升因为温度所致疼痛的痛阈值，可减少因醋酸所致疼痛发生的扭体次数。木瓜乙醇提取物及水提液均具有镇痛作用，木瓜多糖、黄酮类、萜类、有机酸类化合物均具有镇痛和抗炎作用。

类风湿关节炎（RA）是一种慢性、以炎性滑膜炎为主要临床表现的自身免疫病，是以关节病变为主并伴有活动性障碍的炎症性疾病，占我国骨关节类疾病的40%以上，是致残率较高的疾病，可在短短几年内出现严重的危害，而且这些危害是不可逆的，并伴有血管翳、关节间隙变窄、滑膜组织增生等症状。因此，及时有效地控制RA的病情十分必要。中医学认为RA发病在外与风寒湿有关，在内则与正虚联系。病程日久，最终致邪实痹阻，关节畸形、肢体屈伸不利而致残。木瓜作为传统治痹良药，具有舒筋活络、和胃化湿之功，在内可化湿浊，在外可疏通筋络，既可除痹病之因，又可解痹病之状，对治疗RA具有重要意义。

佐剂性关节炎是一种以关节滑膜组织破坏为特征的免疫性关节炎，其组织病理学改变和发病机制与RA极为相似，因此，佐剂性关节炎是目前用于研究RA的常用动物模型，其中完全弗氏佐剂（CFA）诱导的大鼠佐剂性关节炎模型使用最多。

研究发现，木瓜三萜、木瓜苷等对胶原性关节炎、佐剂性关节炎和免疫性关节炎均有良好的治疗效果。

周炜津等研究显示，木瓜苷具有抗炎作用，可以有效地治疗佐剂性关节炎大鼠所出现的临床症状，减轻大鼠关节肿胀和关节炎的炎症程度。其机制可能是通过调节促炎－抗炎因子平衡状态，改善机体内细胞因子的紊乱状态，延缓炎症的进展。实验第35天，模型组大鼠关节肿胀程度明显，可见一定程度畸形，脾脏分数、胸腺分数、白细胞介素1（IL-1）、前列腺素E_2（PGE_2）、肿瘤坏死因子α（TNF-α）水平均显著升高，白细胞介素10（IL-10）水平显著降低。与模型组相比，木瓜苷低、中、高剂量（30mg/kg、90mg/kg、120mg/kg）对治疗组大鼠关节肿胀程度均有不同程度的降低，关节炎炎症评分、胸腺分数、脾脏分数、IL-1、PGE_2、TNF-α水平均显著降低，IL-10水平均显著升高。木瓜苷中、高剂量组大鼠关节滑膜组织可观察到滑膜组织增生、大量炎性细胞浸润等炎症病理变化均有改善。

顾正位等研究显示，木瓜醇提取物能够降低RA关节炎症程度，具有较好的抗 RA 作用。这可能与木瓜醇提取物诱导关节滑膜细胞凋亡有关。实验发现，模型组大鼠足肿胀度、炎症指数显著升高，血清中的促炎因子 IL-1β、IL-6、TNF-α 水平显著升高，抗炎因子 IL-10 显著降低，滑膜组织中 B 细胞淋巴瘤 / 白血病 -2（Bcl-2）表达明显升高。与模型组比较，木瓜醇提取物中、高剂量组足趾肿胀程度及炎症指数显著降低，木瓜醇提取物低、中、高（0.15g/kg、0.30g/kg、0.60g/kg）各剂量组滑膜组织增生及炎症细胞浸润等病理变化减轻，血清中的促炎因子 IL-1、IL-6、TNF-α 水平明显降低，抗炎因子 IL-10 明显升高，Bcl-2 相关 X 蛋白（Bax）、脂肪酸合成酶（Fas）的表达量升高，Bcl-2 的蛋白表达量显著降低，有利于诱导凋亡发生，改善滑膜细胞异常增殖状态，达到治疗 RA 的作用。

Duan Zhihao 等采用网络药理学、分子对接和实验研究相结合的方法，探讨木瓜治疗 RA 软骨损伤的潜在作用机制。结果显示，槲皮素、表儿茶素和白桦脂酸可能是治疗类风湿关节炎的主要活性化合物，而蛋白激酶 B1（AKT1）、血管内皮生长因子 A（VEGF-A）、IL-1β、IL-6、基质金属蛋白酶 9（MMP-9）等被认为是木瓜主要活性化合物结合的核心靶蛋白，分子对接进一步证实了这一点。体内实验验证了网络药理学分析预测的木瓜治疗 RA 软骨损伤的潜在分子机制。研究发现，木瓜可下调 AKT1、VEGF-A、IL-1β、IL-6、MMP-9、细胞间黏附分子 1（ICAM-1）、血管细胞黏附分子 1（VCAM-1）、基质金属蛋白酶 3（MMP-3）、基质金属蛋白酶 13（MMP-13）和 TNF-α 的表达，并增加葡萄糖 -6- 磷酸异构酶（g6PI）模型小鼠关节组织中 II 型胶原蛋白（COL-2）的表达。木瓜具有多成分、多靶点、多途径的特点，可通过抑制炎症因子的表达，减少新血管生成，减轻滑膜血管混浊扩散对软骨的损伤，减少基质金属蛋白酶对软骨的降解，对 RA 软骨损伤起到保护作用，从而达到治疗 RA 的效果。因此，木瓜是治疗类风湿关节炎软骨损伤的候选中药，有助于治疗类风湿关节炎软骨破坏。

灌胃给药进行小鼠腹腔毛细血管通透性实验和二甲苯致小鼠耳肿胀实验等抗炎实验，结果显示木瓜水提物能降低腹腔毛细血管通透性、减轻小鼠耳郭肿胀度，表明木瓜水提物具有抗炎活性。Li X 等研究表明，木瓜总有机酸（0.15g/kg、0.3g/kg 和 0.6g/kg）及木瓜水提物（2.5g/kg、5g/kg 和 10g/kg）灌胃给药均可抑制醋酸引起的小鼠扭体反应，抑制作二甲苯致小鼠耳郭肿胀。木瓜水提物还可显著抑制小鼠毛细血管通透性增加，显著抑制大鼠棉球肉芽肿增生，明显增强小鼠巨噬细胞的吞噬功能。同样剂量的木瓜醇提取物和木瓜总有机酸对二甲苯致小鼠耳郭肿胀抑制作用没有显著性的差异。其说明木瓜中总有机酸具有很好的镇痛和抗炎效果。

体外细胞模型及多种动物模型确证木瓜多糖有较好的镇痛和抗炎活性，可用于治疗类风湿关节炎，且无明显的毒副作用。

石孟琼等利用脂多糖诱导 RAW264.7 细胞炎症模型，研究木瓜三萜的抗炎作用。结果表明，木瓜三萜有很好的抗炎作用，浓度 > 50 mg/L 时能显著降低 RAW264.7 细胞上清液中促炎因子 NO、TNF-α、IL-1β、IL-6 含量和细胞中 iNOS、TNF-α、IL-1β、IL-6 mRNA 表达，升高上清液中抗炎因子 IL-4、IL-6 含量和细胞中 IL-4、IL-10 mRNA 表达，抑制 pIκB-α 和 p-NF-κBp65 蛋白表达。结论：木瓜三萜可通过抑制 RAW264.7 细胞分泌 iNOS、TNF-α、IL-1β 和 IL-6 等促炎因子，促进其分泌 IL-4、IL-10 抗炎因子来发挥抗炎作用。

木瓜的抗炎机制涉及多个方面，不同成分可通过不同途径共同发挥作用。木瓜乙酸乙酯部位能有效抑制 Toll 样受体的活化和下游炎症细胞因子的表达，具有较明显的抗炎效果。木瓜乙酸乙酯部位可有效保护小鼠成纤维细胞 L929、抑制脂多糖（LPS）引起的 THP-1 细胞内核转录因子（NF-κB）的激活和 Toll 样受体的活化及其下游相关炎性因子的表达，改善细胞因子的紊乱状态，恢复促炎 - 抗炎因子的平衡状态，具有较强的抗炎效果。以木瓜苷为主要抗炎成分的木瓜提取物可抑制佛波酯和钙离子载体诱导的细胞外调节蛋白激酶（ERK）、p38 丝裂原活化蛋白激酶（p38MAPK）和 c-Jun 氨基端激酶（JNK）的激活。木瓜三萜（50mg/kg、100mg/kg）灌胃给药能显著抑制佐剂性关节炎 AA 大鼠足爪肿胀，降低多发性关节炎评分及改善关节滑膜组织病理变化，降低滑膜组织病理评分，降低关节滑膜组织中 TNF-α、IL-1β、IL-6 和 IL-8 含量及 p- 丝苏氨酸激酶（p-Akt）和 NF-κBp65 蛋白表达水平，抑制 Akt/NF-κB 信号通路激活及促炎因子生成。木瓜三萜还可通过抑制抑制核因子 κB-α（IκB-α）和 NF-κBp65 的磷酸化，进而恢复促炎因子和抗炎因子之间的平衡，从而发挥抗炎作用。

二、保肝作用

肝脏不仅是人体最重要的营养物质代谢器官，也是对各种有害物质进行生物转化和解毒的重要器官。同时肝脏也是人体重要的免疫器官，肝脏中包括种类多样的免疫细胞。

病毒、细菌、药物、化学毒物以及酒精等多种致病因素侵害肝脏可以导致肝细胞损害，出现肝脏功能受损，导致肝脏不能发挥正常功能，进而引发一系列症状，肝脏损伤是肝炎、肝纤维化甚至肝硬化等疾病的前期共同基础。急性肝损伤是临床常见、多发的肝脏病患，是各种肝病共同的病理基础，其病理特点主要为肝细胞变性、坏死，甚至凋亡，其长期存在往往导致肝纤维化，甚至是肝硬化、肝癌发生的重要的推动因素。因此防治肝损伤是临床肝病治疗的主要环节之一，及时控制肝损伤的发生和发展对治疗肝病有重要的临床意义。

四氯化碳（CCl_4）可诱发急性肝损伤模型，当 CCl_4 进入体内后，在肝细胞内质网中经细胞色素 P450 依赖性混合功能氧化酶的代谢生成活跃的 $CCl_3 \cdot$ 和 Cl^-，使膜脂质过氧化，继而引起膜结构和功能完整性的破坏，导致丙氨酸氨基转移酶（ALT）与天冬氨酸氨基转移酶（AST）从肝细胞内逸入血液循环，血清中 ALT、AST 的含量高低可以反映肝损伤的程度。实验结果显示，经 CCl_4 处理后，小鼠血清 ALT 和 AST 较正常对照组均明显升高，木瓜提取物干预后，血清中 ALT 和 AST 明显下降，表明木瓜对 CCl_4 诱导的急性肝损伤有保护作用。

罗悦通过水提醇沉法得到木瓜提取物，采用果糖 - 高脂饲料喂养小鼠建立非酒精性脂肪性肝炎（NASH）模型，同时给予不同剂量木瓜提取物（100mg/kg、300mg/kg）。结果发现木瓜提取物干预后小鼠肝指数、肝组织甘油三酯（TG）及丙二醛（MDA）含量下降，ALT、AST、TG、总胆固醇（TC）含量显著减少，肝脏病理变化明显好转。进一步研究发现，模型组中 miR-294a-3p、脂代谢相关基因、炎症相关基因及其蛋白表达水平显著上调，而线粒体融合蛋白 2（Mfn2）的基因转录水平及蛋白表达下降。木瓜提取物干预后 miR-294a-3p、脂质代谢相关基因、炎性因子基因及蛋白表达水平显著下降，而 Mfn2 mRNA 及蛋白表达上升。体外实验发现模型组 miR-294a-3p 表达水平与炎性因子 IL-1β、TNF-α、IL-6 蛋白表达均显著上调，而 Mfn2 基因转录及蛋白表达水平下降。木瓜提取物干预后 miR-294a-3p 与炎性因子表达下降，Mfn2 表达水平上升。研究显示 miR-294a-3p/Mfn2 信号通路介导线粒体功能障碍、氧化应激及炎症反应，与 NASH 的发生发展密切相关。木瓜提取物能够通过调控 miR-294a-3p/Mfn2 信号通路改善非酒精性脂肪性肝炎。

李晓晓等应用高脂饲料联合葡聚糖硫酸钠建立小鼠非酒精性脂肪性肝炎动物模型，研究木瓜经酵母等益生菌发酵后对非酒精性脂肪性肝炎的作用。结果发现木瓜发酵物可使小鼠肝指数、肝脏甘油三酯和胆固醇明显降低，Toll 样受体 4（TLR4）和 IL-6、TNF-α 表达降低，而 miR-350-3p 表达升高，表明木瓜发酵物（5mL/kg、10mL/kg）可有效改善小鼠非酒精性脂肪肝的炎症反应，其机制可能与调控 miR-350-3p/TLR4 信号通路有关。非酒精性脂肪性肝病是一类常见的慢性代谢紊乱的肝脏疾病，发病率不断增加，其中"肠 - 肝轴"在非酒精性脂肪性肝炎进展中具有重要作用。肠道黏膜屏障功能受损，使大量有毒代谢产物、肠道内大量细菌和内毒素经由门静脉系统移位进入肝脏，通过活化 TLR4 等途径，促进非酒精性脂肪性肝炎的发生发展。因此，针对 Toll 样受体途径研究木瓜的作用，有助于治疗非酒精性脂肪肝，并阻止其发展为肝纤维化或肝硬化。

有研究采用四氯化碳诱导小鼠急性肝损伤，采用卡介苗（BCG）加 LPS 诱导小鼠免疫性肝损伤，用木瓜醇提取物进行实验，结果表明木瓜醇提取物对 CCl_4 肝损伤、免疫性肝损伤有保护作用。木瓜醇提取物可以升高肝组织匀浆 SOD 水平，降低 MDA 水平。SOD 是机体防御氧自由基损伤和破坏的重要金属酶，可使自由基发生歧化反应，阻止 CCl_4 分解为 $CCl_3\cdot$ 自由基团保护细胞免受损伤。MDA 是一种脂质过氧化反应次产物，可进一步与磷脂酰乙醇胺和蛋白质交联，生成无活性脂褐质，沉积于组织细胞，破坏细胞膜结构，导致细胞无法维持正常代谢而死亡。

有研究采用 BCG+LPS 诱导小鼠免疫性肝损伤模型，结果表明，齐墩果酸（OA）可通过诱导 Nrf-2 相关抗氧化剂维持氧化还原平衡，调节乙醇代谢和炎症通路，对大鼠酒精性肝损伤等具有保护作用。

齐墩果酸对小鼠肝缺血再灌注诱导的损伤也具有保护作用。齐墩果酸预处理后，与小鼠肝缺血再灌注损伤模型组相比，肝脏组织病理损伤程度减小，凋亡细胞明显减少。

三、抗胃溃疡、肠损伤活性

高度酒精，以及吲哚美辛、双氯芬酸钠等非甾体抗炎药（NSAID）是引起胃黏膜损伤的常见因素。高度酒精作为一种攻击因子，不仅可引起体内产生大量的氧自由基及脂质过氧化物 MDA，还对 SOD 和谷胱甘肽过氧化物酶（GSH-Px）起抑制作用，从而引起胃黏膜受损。非甾体抗炎药主要是通过抑制环氧化酶，减少炎性介质前列腺素的生成，产生抗炎、镇痛、解热的作用。NSAID 在发挥治疗效果的同时会产生药物不良反应，其表现有多个方面，胃肠道反应是较典型的不良反应，可出现上腹不适、隐痛、恶心、呕吐等消化不良症状。长期口服 NSAID 有 10%～25% 的患者会发生消化性溃疡。

覃慧林等给小鼠灌胃 80% 乙醇 10mg/kg 和 15mg/kg 阿司匹林，得到小鼠急性胃溃疡模型，用木瓜乙酸乙酯萃取部位（50mg/kg、100mg/kg、200mg/kg）进行实验。结果显示，木瓜乙酸乙酯萃取部位可显著增加血液中 SOD、GSH-Px 活性，降低 MDA 水平和胃黏膜中 H^+/K^+-ATPase 活性，降低溃疡发生率和溃疡指数，提高溃疡抑制率，改善胃黏膜组织形态学，降低胃黏膜组织中 H^+/K^+-ATPase 的基因和蛋白表达。其中以木瓜乙酸乙酯萃取部位 200mg/kg 剂量组作用效果更为显著。实验表明木瓜乙酸乙酯萃取部位对急性胃溃疡实验小鼠的胃黏膜损伤有较好的保护作用，增强内源性抗氧化系统功能及抑制 H^+/K^+-ATPase 表达和活性可能是其作用机制之一。

郭冲等给小鼠灌胃 5mg/mL 双氯芬酸钠建立小肠黏膜损伤模型，用木瓜提取物对其进行实验，结果显示木瓜提取物能改善小肠黏膜通透性及黏膜的损伤，能降低小鼠体内葡萄糖调节蛋白 78（GRP78）、TLR4 及 TNF-α 的表达水平，表明木瓜提取物能通过调节 TLR4- 内质网应激，预防非甾体抗炎药引起的肠黏膜损伤。

木瓜乙酸乙酯萃取部位中对胃黏膜损伤及小肠损伤具有较好的保护作用的成分主要是三萜类化合物。建立吲哚美辛致小鼠胃黏膜损伤模型，用木瓜中提取到的三萜进行实验，结果显示，木瓜三萜能促进小鼠胃液分泌量，增加胃液酸度、胃黏膜血流量和胃结合黏液量，上调表皮生长因子基因（EGF）和三叶因子 1（TFF1）等基因表达水平，表明木瓜三萜对吲哚美辛致小鼠胃黏膜损伤具有较好的保护作用。

Zhang Y 等进一步实验表明，木瓜总三萜能改善吲哚美辛（IND）所致的胃损伤，其作用与促进 IND 致损伤的 GES-1 细胞增殖和迁移，改善 IND 损伤大鼠溃疡面积、溃疡抑制率和胃黏膜组织病理变化，增加黏附胃黏液量，减轻胃黏膜体积和总酸度，提高胃 pH 值有关。进一步研究表明，木瓜总三萜明显下调 miR-423-5P、NAG-1 mRNA 和蛋白表达，降低 Bax、B 淋巴细胞瘤 -2 基因相关启动子（Bad）、胞浆细胞色素 C（Cyt-C）、凋亡蛋白酶活化因子（Apaf-1）、胱天蛋白酶 -3（caspase-3）、caspase-9 蛋白表达和胞浆细胞色素 C 浓度，上调 Bcl-2、Bcl-xl 等蛋白表达，激发线粒体活性，提高线粒体细胞色素 C 浓度和 Bcl-2/Bax、Bcl-xl/Bad 比值。其表明木瓜总三萜通过抑制 miR-423-5P 的表达，调节 TFF/NAG-1 通路，进而抑制线粒体介导的细胞凋亡，从而对 IND 所致的胃黏膜损伤起到保护作用。

此外，木瓜黄酮能抑制空肠自主性收缩和乙酰胆碱（ACh）诱导的收缩反应，剂量依赖性抑制 Ca^{2+} 诱导回肠收缩及 ACh 所致胃底肌条的收缩，非竞争性拮抗 ACh 和 $CaCl_2$ 累积量效曲线和压低最大反应，表明木瓜黄酮对胃肠平滑肌具有松弛作用，其作用机制可能与黄酮松弛胃肠平滑肌、阻断电压依赖性钙通道

（VDC）、减少外钙内流和内钙释放作用有关。

　　木瓜三萜及其主要成分齐墩果酸对胃肠黏膜损伤具有较好的保护作用，可防治因非甾体抗炎药引起的消化道损伤，是治疗消化性溃疡等多种消化系统疾病的一种有效、安全的药物。木瓜三萜还能明显促进紫外线损伤的人真皮成纤维细胞和人脐静脉内皮细胞增殖、抑制其凋亡，还可用于术后创口修复，通过减少创面的炎症反应、提高创面愈合速度，促进肉芽组织生成和胶原纤维形成，减少瘢痕形成，表现出对多种正常细胞的保护作用。木瓜三萜既能抗炎，又能保护胃肠黏膜，与常用非甾体抗炎药相比，表现出明显的优势和应用前景。

四、降血脂作用

　　高脂血症以血脂过高为特征，可直接引起一些严重危害人体健康的疾病，是造成中风、心肌梗死、动脉粥样硬化、糖尿病、猝死等疾病的危险因素之一。血脂过高还会增加高血压、胰腺炎、肝炎和阿尔茨海默病的发病概率。高脂饮食是引发高脂血症发生的主要因素，加之生活方式不合理，如久坐不动、缺乏体育活动等，我国成人超重和肥胖率约50%，是诱发高脂血症的重要因素，因此如何解决高血脂的问题已引起了广泛的关注。相较于正常血脂，高脂血症人血液中甘油三酯（TG）、总胆固醇（TC）和低密度脂蛋白胆固醇（LDL-C）的含量升高，也就是人们俗称的坏胆固醇偏高，高密度脂蛋白胆固醇（HDL-C）的含量降低，也就是人们俗称的好胆固醇偏低。因此降血脂要调节脂质代谢紊乱，不仅要降低坏胆固醇，还要升高好胆固醇。

　　有研究采用高脂饲料喂养制备高脂血症动物模型组，研究木瓜的降血脂作用。结果表明，木瓜汁、木瓜果浆、木瓜提取物均具有降血脂作用。木瓜中含有黄酮、三萜、多糖等主要降血脂成分，其作用与抗氧化、保肝等作用关系密切。

　　有研究采用高脂饲料建立小鼠高脂血症模型，给予不同剂量的光皮木瓜黄酮和多糖，观察光皮木瓜黄酮和多糖提取物的降血脂及抗氧化功效。结果发现，光皮木瓜黄酮和多糖可不同程度地降低高血脂小鼠肝脏系数及脂肪系数，提高肾指数，并降低高血脂小鼠血清 TC、TG、LDL-C 含量和动脉粥样硬化指数（AI1、AI2），提高 HDL-C 含量，同时可显著降低肝脏中 MDA 含量，增强SOD、GSHPx 活性。其证明光皮木瓜黄酮和多糖提取物具有显著的降血脂及抗氧化效应。

小鼠实验表明，木瓜果浆连续服用 3 周具有良好的降血脂和减肥作用。与模型组比较，服用木瓜果浆后小鼠血清 TC、TG、LDL-C 含量均降低，小鼠体重均减轻。

有研究以链脲霉素（STZ）55mg/kg 诱导的糖尿病大鼠为实验对象，研究了光皮木瓜提取物的降血糖、降血脂和抗氧化作用。结果表明，以光皮木瓜提取物 500mg/kg 灌胃，可显著降低糖尿病大鼠空腹血糖、血尿素氮（BUN）、TC、TG、LDL-C、ALT、AST 浓度，可升高 Hb、HDL-C 含量。实验表明光皮木瓜提取物对 STZ 诱导的糖尿病有明显的抑制作用，其抑制作用可能与其降糖作用、调节脂质代谢和清除自由基有关。

木瓜中的齐墩果酸能明显降低正常大鼠和高脂血症大鼠血清中甘油三酯、胆固醇和 β 脂蛋白的含量。利用鹌鹑实验性动脉粥样硬化模型系统观察到，齐墩果酸明显降低血清胆固醇、过氧化脂质、动脉壁总胆固醇含量及动脉粥样硬化斑块发生率，表明对动脉粥样硬化的形成有显著的抑制作用。

五、抗氧化作用

自由基是指外层轨道含有未配对电子的基团，体内自由基包括氧自由基和非氧自由基，体内自由基的氧化反应是造成机体氧化损伤的主要原因。引发机体氧化反应的自由基主要包括羟自由基（HO·）、超氧阴离子自由基（O_2^-·）、过氧化氢（H_2O_2）、氢过氧自由基（HOO·）、一氧化氮（NO·）、过氧亚硝基阴离子（ONOO·）等。正常情况下机体内自由基的产生与清除维持平衡，但如果平衡被打破，过量的自由基会对生物大分子，如脂质、蛋白质和 DNA 造成损伤。目前发现，几乎所有疾病的发生发展均与自由基相关，如癌症、动脉粥样硬化、中风等心脑血管病，糖尿病、痛风等代谢性疾病，风湿性关节炎等。

2,2- 二苯基 -1- 苦基肼基（DPPH）自由基清除能力等实验显示，木瓜醇提取物、木瓜黄酮、木瓜多糖及齐墩果酸等化合物具有抗氧化活性。

Tian B 等采用 DPPH 自由基清除法考察木瓜不同极性组分的抗氧化效果，并与抗坏血酸和二丁基羟基甲苯（BHT）两种对照品进行比较。木瓜 75% 乙醇提取物不同溶剂萃取物的抗氧化能力大小顺序为乙酸乙酯≥正丁醇 > 石油醚。乙酸乙酯萃取物的活性高于对照品抗坏血酸和 BHT。随着总酚含量的降低，提取物的自由基清除能力降低。薄层色谱 - 生物自显影技术显示乙酸乙酯提取物中含有大量的抗氧化斑点，可以清除 DPPH 自由基，原儿茶酸和绿原酸是其主要的抗氧化成分，原儿茶酸和绿原酸主要分布在乙酸乙酯萃取部分。研究结果表明，木瓜的乙酸乙酯萃取物是一种潜在的天然抗氧化剂来源。

Chen K 等用木瓜超微粉（SCE）进行体外抗氧化和体内抗疲劳实验。结果发现，木瓜超微粉具有良好的抗氧化活性。添加木瓜超微粉的大鼠竭力游泳时间比未添加木瓜超微粉的大鼠长 57%。同时，木瓜超微粉组大鼠血糖、肝糖原、肌糖原均高于对照组，而 BUN 低于对照组。添加木瓜超微粉组 MDA 降低，抗氧化酶（SOD、GSH-Px）等活性升高，NRF2/ARE 介导的抗氧化酶血红素加氧酶 -1（HO-1）、谷氨酸半胱氨酸连接酶（GCLM）等表达上调。研究表明，木瓜超微粉富含多酚、皂苷、齐墩果酸、熊果酸、抗坏血酸和 SOD 等抗氧化剂，是一种有效的抗氧化和抗疲劳剂，有望在食品和医药中进一步应用。

Du H 等对 5 种野生木瓜鲜果提取物中的生物活性成分进行研究，得到的 24 个多酚类化合物中，20 个为黄烷 -3- 醇，包括儿茶素、表儿茶素和原花青素低聚物。该研究发现木瓜的抗氧化能力与其总多酚含量呈显著正相关。

木瓜中的黄酮类化合物等多种成分可以通过不同途径和机制消除机体中的多类自由基，维持体内氧化还原平衡，从而发挥其抗氧化作用。主要途径包括直接清除活性氧和自由基，减少自由基的产生；抑制氧化酶活性，减少超氧化物的产生；减轻一氧化氮（NO）引起的氧化应激，激活机体抗氧化防御系统，保护细胞免受自由基的损伤。机体内固有的抗氧化防御体系包括抗氧化酶体系和非酶类抗氧化防御体系，其中抗氧化酶类包括 SOD、过氧化氢酶（CAT）、GSH-Px 等，非酶类抗氧化物包括维生素 A、维生素 C、维生素 E、谷胱甘肽、尿酸等。

体外实验检测不同浓度木瓜黄酮对 DPPH· 的清除能力，实验结果显示，木瓜黄酮对 DPPH· 有明显的清除作用。黄酮溶液浓度为 3.12 μg/mL 时有最大清除率，清除率达 93.06%。其表明木瓜黄酮具有抗氧化活性，是一种有效的自由基清除剂。

Zhang L 等证实，木瓜中的成分 3,4- 二羟基苯甲酸对 DPPH 和神经氨酸酶（NA）有较强的抑制作用，IC_{50} 分别为 1.02 μg/mL 和 1.27 μg/mL；槲皮素对 DPPH 和 NA 也有明显的抑制作用，IC_{50} 分别为 3.82 μg/mL 和 1.90 μg/mL。

有研究用水提醇沉法提取得到木瓜水溶性木瓜多糖，并对其进行超氧自由基清除能力分析，结果显示，木瓜多糖清除超氧阴离子自由基（$O_2·$）的能力显著，木瓜多糖的浓度增大时其清除能力也随之增强，当木瓜多糖浓度为 3mg/mL 时，清除能力达到了 80% 以上。进一步研究发现，从木瓜中得到的均一多糖Ⅰ、Ⅱ

表现出更好的抗氧化作用。

　　自由基的清除和抗衰老实验结果表明，木瓜的有效成分齐墩果酸对羟自由基（OH·）具有较强的清除作用，对邻苯三酚自氧化产生的 O_2· 、DPPH· 也有明显的抑制作用。齐墩果酸具有抗氧化和增强免疫力的作用，进而为抗衰老提供了药理基础。木瓜中含有的生物酶类成分如木瓜蛋白酶、木瓜凝乳蛋白酶、超氧化物歧化酶及丰富的维生素 C 等，对降低自由基对人体的毒害，延缓机体衰老具有同样重要的作用。

六、抑菌、抗病毒作用

　　常用于测定抑菌剂抑菌活性的体外试验常用方法包括终点法和描述法，终点法主要有琼脂扩散法、琼脂和肉汤稀释法、梯度接种法，描述法主要有浊度分析、抑制曲线等。

　　琼脂扩散法是应用广泛的终点法测定抑菌活性的方法，该法将抑菌剂置于琼脂平板上，经过适当的培养后测定抑菌圈直径大小，用以评定抑菌物质的生物效价。滤纸片法、打孔法、牛津杯法是琼脂扩散法的典型代表。如打孔法通常是在平板培养基上均匀涂布稀释的菌液，然后在培养基上打出数个直径 3mm 的小洞，每个小洞滴加 20μL 提取液，将平板置于 37℃下培养 24 小时，观察菌落的生长情况。稀释法和比浊法通常用于测定抑菌剂的最低抑菌浓度，是指将不同浓度的抑菌剂稀释液加入液体培养基中，经过适当时间和温度培养后，观察其对供试菌生长的抑制情况。

　　研究表明，木瓜具有广谱抗菌作用。王旭东等通过平板打孔法进行抑菌试验，结果表明，木瓜醇提物和水提物具有广谱抗菌作用，对荧光假单胞菌和大肠杆菌等革兰阴性菌，枯草芽孢杆菌、金黄色葡萄球菌和四联球菌等革兰阳性菌均有抑制作用。醇提物的抑菌活性高于水提物。醇提物对五种受试细菌的最小抑菌浓度（MIC）和最小杀菌浓度（MBC）分别为：荧光假单胞菌 0.98mg/mL、3.91mg/mL，枯草芽孢杆菌 3.91mg/mL、3.91mg/mL，金黄色葡萄球菌 15.63mg/mL、31.25mg/mL，大肠杆菌 1.96mg/mL、3.91mg/mL，四联球菌 7.82mg/mL、7.82mg/mL。水提物对五种细菌的 MIC 和 MBC 分别为：荧光假单胞菌 62.50mg/mL、62.50mg/mL，枯草芽孢杆菌 15.63mg/mL、15.63mg/mL，金黄色葡萄球菌 31.25mg/mL、62.50mg/mL，大肠杆菌 15.63mg/mL、15.63mg/mL，四联球菌 15.63mg/mL、15.63mg/mL。

Wang Zhaojie 等采用集落形成实验对木瓜不同提取物的体外和体内抗菌活性实验，并选择抗菌活性较强的提取物进行了柱层析分离，对化学成分结构进行鉴定。其对 30 个化合物进行了测定，发现其活性组分对 18 种病原微生物有明显的抑制作用，尤其是对耐药菌的抑制作用更明显；最小抑菌浓度或最小杀菌浓度均在 0.1 ～ 1mg/mL 范围内。化合物 2′-methoxyaucuparin 和齐墩果酸不仅具有抗菌活性，而且可能具有协同作用。活性组分还具有抑制生物膜形成、增强机体免疫力、恢复细菌感染造成的损伤、杀灭微生物等作用。这表明木瓜三萜类、黄酮类和酚类主要活性成分，可作用预防和治疗微生物感染的功能性物质开发利用。

屈晓清研究发现，木瓜醇提物中三萜类成分是主要抑菌活性成分。木瓜中五环三萜的体外抑菌结果表明，五环三萜具有广谱抗菌作用，对革兰阳性菌和革兰阴性菌均有抑制效果，其中对金黄色葡萄球菌的抑制效果最好。不同纯度的五环三萜对枯草芽孢杆菌均有抑制作用，五环三萜中主要抑菌成分为齐墩果酸和熊果酸，两者的纯度越高抑菌效果越明显，纯度大于 90% 时对枯草芽孢杆菌的最低抑菌浓度为 1.56mg/mL。通过比较不同 pH 值条件下木瓜五环三萜对枯草芽孢杆菌抑制效果的影响，结果发现木瓜五环三萜在酸性条件下（pH 在 3 左右）抑菌效果最好。研究发现，熊果酸对金黄色葡萄球菌、腐生葡萄球菌及大肠杆菌等多种细菌均有抑制作用。

水提物中绿原酸等成分具有广谱抗菌作用。多项研究表明，绿原酸对多种致病菌或条件致病菌具有抑菌活性，如大肠杆菌、变形杆菌、肺炎克雷伯菌、铜绿假单胞菌、肠炎沙门菌、痢疾志贺菌、鼠伤寒沙门菌、荧光假单胞菌等革兰阴性菌，粪肠球菌、金黄色葡萄球菌、单核细胞增生李斯特菌、屎肠球菌、肺炎链球菌、枯草芽孢杆菌等革兰阳性菌。绿原酸主要通过破坏细菌的细胞膜，导致其死亡。同时，绿原酸对嗜酸乳杆菌、鼠李糖乳杆菌、动物双歧杆菌、罗伊乳杆菌等益生菌无不良影响，且可选择性促进益生菌菌株的生长，如绿原酸可诱导双歧杆菌属的生长显著增加。绿原酸对致病菌的抑制作用及对益生菌的促生长作用，使其作为天然抑菌剂具有良好的应用基础。

临床观察发现，木瓜治疗急性细菌性痢疾疗效显。从木瓜水溶性部分中分离提取木瓜酚并进行体外抑菌实验，结果表明木瓜酚对痢疾杆菌有抑菌作用，抑菌圈为 19 ～ 28mm。

俄罗斯科研人员通过动物实验也发现，木瓜中含有抗菌消炎成分，对人体烧伤有良好作用。实验显示，老鼠的烧伤处会滋生有害细菌，这些细菌会产生酶，抑制老鼠自身免疫系统的吞噬细胞对细菌的攻击。而木瓜果实中的有效成分能保护吞噬细胞，提高其杀菌的功效。此外，白细胞在攻击有害细菌时会产生氧和氮，这两种物质均不利于烧伤处愈合。而木瓜能使白细胞杀菌时生成的氧和氮的总量减少约 50%。可见木瓜中含有抗菌和消炎成分，对人体烧伤有良好作用。

木瓜具有抗乙型肝炎病毒、流感病毒、艾滋病病毒等抗病毒作用。木瓜中齐墩果酸、熊果酸、绿原酸、原儿茶酸、芦丁、槲皮素等多种成分具有抗病毒作用。

采用免疫沉淀法检测乙型肝炎病毒 DNA 聚合酶（HBV-DNAP），用斑点杂交实验检测乙型肝炎病毒 DNA（HBV-DNA），观察木瓜水煎剂体外抗乙型肝炎病毒作用。结果发现，木瓜水煎剂对 HBV-DNAP 抑制率达 50% 以上，降解 HBV-DNA 达 25% 以上。木瓜的 50% 乙醇提取物能抑制 A、B 型流感病毒。

张建武等应用 HBV-DNA 转染人肝癌细胞所得的 HepG2.2.15 细胞株为模型，评价木瓜中化合物抗乙型肝炎病毒（HBV）活性。实验显示，原儿茶酸对细胞系中乙型肝炎病毒表面抗原（HBsAg）和乙型肝炎 e 抗原（HBeAg）的表达表现出良好的抑制作用，且对 HBeAg 的抑制率要高于对 HBsAg 的抑制率。原儿茶酸浓度为 70 μg/mL 时对 HepG2.2.15 细胞中 HBV-DNA 的抑制率高达 46.54%。进一步以感染口鸭乙型肝炎病毒（DHBV）的雏鸭为实验对象，以拉米夫定与原儿茶酸药物组合，考察该药物组合在鸭体内抗 DHBV 和保肝护肝的作用。结果表明，拉米夫定与原儿茶酸药物组合对血清 DHBV-DNA 的抑制作用随给药剂量（12.5 ~ 150mg/kg）的增大而加强，但高剂量（100 ~ 150mg/kg）停药 3 天后病毒 DNA 水平有较明显的反跳趋势。50mg/kg 剂量组在给药期间及停药 3 天时病毒 DNA 含量显著低于 100mg/kg 阿昔洛韦对照组。在感染 DHBV 的雏鸭体内，50mg/kg 拉米夫定与原儿茶酸药物组合是比较合适的体内抗 DHBV 给药剂量，其抗病毒效果要好于 100mg/kg 阿昔洛韦，且具有明显的保肝护肝作用。

严重急性呼吸系统综合征冠状病毒 2 型（SARS-CoV-2）因引起全球性的新型冠状病毒肺炎而备受关注，有研究表明，槲皮素可通过抑制 SARS-CoV S 蛋白与血管紧张素转化酶 2（ACE2）相互作用，抑制病毒蛋白酶和解旋酶活性，以及在宿主细胞侧抑制 ACE2 活性，并增加细胞内锌水平等方式来表现抗 SARS-CoV-2 活性。

丁玥等利用流感病毒感染狗肾传代细胞 MDCK 细胞模型，观察芦丁对流感病毒的体外抑制作用，并采用荧光底物法考察芦丁对流感病毒神经氨酸酶的抑制作用。结果发现，芦丁对 A/PuertoRico/8/1934（H1N1）、A/FM1/1/47（H1N1）、A/Human/Hubei/3/2005（H3N2）、A/Beijing/32/92（H3N2）4 株流感病毒均具有体外抑制作用，其中对 A/PuertoRico/8/1934（H1N1）株的半数有效浓度（EC50）最小，为 158.2 μmol/L，选择指数（SI）最大，为 6.8。芦丁在流感病毒感染后给药的效果最为明显，对流感病毒 A/FM1/1/47（H1N1）的 IC_{50} 最小，为 110.9 μmol/L，对神经氨酸酶活性抑制作用相对最好。其表明芦丁抑制了流感病毒神经氨酸酶活性，具有较好的体外抗流感病毒作用。

绿原酸是公认的中药中的抗病毒成分，对多种类型的病毒有很好的抗病毒活性，其中包括艾滋病病毒（HIV）、甲型流感病毒（H1N1/H3N2）、单纯疱疹病毒（HSV）和 HBV 等。绿原酸可以抑制 HIV-1 整合酶，有效地抑制 HIV 病毒。研究显示，熊果酸也具有抑制 HIV 等病毒作用。

七、免疫调节及抗肿瘤作用

肿瘤作为全球第二大死亡因素，死亡例数和发病例数逐年上升。由于中国是人口大国，随着社会老龄化加剧，未来肿瘤预防和治疗仍将面临巨大挑战。中药对肿瘤的预防和治疗发挥了重要作用，不仅能够预防肿瘤发生，使肿瘤缩小或稳定，减少肿瘤复发和转移，还能保护患者免受并发症的困扰，增加机体对常规治疗的敏感性，减少不良反应，提高患者生活质量，延长生存期。近年来，肿瘤免疫疗法取得重大进展，免疫检查点抑制剂、CART 细胞疗法和肿瘤疫苗等相继投入使入，增强了肿瘤的防治效果。

"扶正固本"是中医治疗肿瘤的重要法则。肿瘤相关巨噬细胞在肿瘤发展及转移等阶段中起关键作用，多种中药可诱导巨噬细胞极化，解除肿瘤微环境免疫抑制状态，活化 $CD8^+T$ 细胞和 NK 细胞，从而抑制肿瘤的生长。中药还可改变肠道微生物的组成，调节菌群平衡，直接或间接影响肿瘤的发生和发展。中药多组分可通过多靶点协同作用于免疫细胞，介导固有免疫和适应性免疫，能够有效增强抗肿瘤免疫应答过程，利用免疫应答治疗肿瘤。木瓜中多糖类成分及三萜类成分均具有良好的免疫调节作用，可以增强分子靶向药的抗肿瘤疗效，降低化疗药物骨髓抑制、肝肾毒性、胃肠道反应等不良反应，对防治肿瘤具有独特优势。同时木瓜中的多糖、有机酸、三萜、黄酮等不同类型的成分均有抗肿瘤活性。

木瓜水煎剂灌胃给药，能明显抑制小鼠脾指数，但对胸腺指数、血清溶菌酶、外周血细胞均无明显影响。腹腔注射环磷酰胺（cyclophosphamide，CTX）40mg/kg 制备的免疫低下小鼠模型，木瓜三萜可使腹腔巨噬细胞吞噬百分率、吞噬指数显著升高，可促进小鼠溶血素的形成并提高外周血中 T 淋巴细胞数，对免疫抑制小鼠有免疫兴奋作用。

冯旻璐等研究发现，木瓜三萜（25mg/L、50mg/L 和 100mg/L）能抑制胃癌细胞 HGG-27 的增殖，可诱导其凋亡，且具有一定的浓度和时间依赖性。其作用机制可能与其抑制磷脂酰肌醇 3 - 激酶（P13K）/蛋白激酶 B（Akt）信号通路表达有关。PI3K/Akt 信号通路是一种广泛存在于多种肿瘤中的信号转导途径，在肿瘤的发展过程中起着关键作用，能够参与细胞的增殖和凋亡调节。检测发现，PI3K、AKT、p-AKT 等在胃癌病灶组织中的表达均比癌旁组织高，且表达水平与肿瘤的生长和远处转移有一定关系。其表明木瓜三萜通过调控 PI3K/Akt 信号通路，抑制胃癌细胞 HGG-27 的增殖，并诱导其凋亡。木瓜三萜中的齐墩果酸、熊果酸、桦木酸等成分均有很好的抗肿瘤作用。有研究采用体外以不同浓度的熊果酸对人胃癌细胞株 SGC7901 作用 24 小时后，观察细胞形态、检测细胞凋亡情况与凋亡相关蛋白 Bcl-2 和 Bax 的表达。研究结果表明，熊果酸对胃癌 SGC7901 具有较强的增殖抑制作用，其机制可能与下调凋亡相关蛋白 Bcl-2 表达而促进凋亡有关。齐墩果酸和熊果酸可以抑制 HuH7 等人肝癌细胞的生长，还可延缓或降低小鼠乳头状瘤的发生率。桦木酸能显著抑制人黑素瘤细胞 A375 及小鼠黑素瘤细胞 B16 的生长。

王梦倩等研究表明，木瓜籽提取物具有较强的抗氧化能力且对肝癌细胞的生长具有一定生长抑制作用。木瓜籽醇提取物乙酸乙酯萃取组分具有很好的抗氧化能力，该组分总酚和总黄酮含量最高，可能是木瓜籽中主要的抗氧化物质。正己烷萃取组分对 HepG2 细胞生长的抑制作用最为明显，IC_{50} 值为 344.8μg/mL。木瓜总黄酮（10μg/L、30μg/L、100μg/L、300μg/L、1000μg/L 和 3000μg/L）可剂量依赖性抑制程序性死亡因子 -1（PD-1）及其配体（PD-L1）的结合，降低肿瘤细胞表面 PD-L1 的表达，促进机体对肿瘤的免疫应答，抑制肿瘤生长。体内实验显示，木瓜总黄酮可以抑制小鼠肝癌 H22 细胞株移植瘤生长。

此外，木瓜中提取到了一种新型杂多糖（CSP-W-2），不同浓度的 CSP-W-2 能诱导肝癌细胞 HepG2 细胞早期凋亡。木瓜中的有机酸能抑制艾氏腹水癌，其中苹果酸及其钾盐、反丁烯二酸对受试小鼠艾氏腹水癌有较高的抑制率。木瓜中含有的 β - 谷甾醇等甾醇类化合物也具有抗癌作用，对胃癌细胞具有明显的抑制作用，此外还具有降低血糖、抗病毒、抗菌等药理作用。

八、其他作用

（一）抗帕金森病活性

通过 6- 羟基多巴胺（6-OHDA）复制大鼠帕金森病模型，1- 甲基 -4- 苯基 -1,2,3,6- 四氢吡啶（MPTP）复制小鼠帕金森病模型，两种模型均证实木瓜是一种选择性的、有效的多巴胺转运体抑制剂，具有抗帕金森样效应。

（二）对 α- 葡萄糖苷酶具有抑制活性

研究发现木瓜对 α- 葡萄糖苷酶具有抑制活性，IC_{50} 值为 1.32mg/mL。木瓜中的槲皮素、表儿茶素、儿茶素、齐墩果酸、绿原酸、山奈酚、熊果酸等均表现出较好的 α- 葡萄糖苷酶抑制活性，为探讨木瓜降糖作用提供了依据。

此外木瓜还具有促进凝血、改善阿尔茨海默病记忆功能、治疗腹泻等多种作用。

第三节　临床应用

木瓜为现代临床常用中药，其单方和复方配伍应用十分广泛。木瓜功能主要是舒筋活络，和胃化湿。作为舒筋活络药，木瓜主要治疗类风湿关节炎、骨关节炎、腰肌劳损、肋间神经痛、坐骨神经痛、痛风等病等；作为和胃化湿药，其主要治疗肝炎、胃炎、消化性溃疡等消化系统疾病及手足湿疹等皮肤病。为发挥其最佳功效，临床上常根据病种、证型及症状配伍相应的中药，如舒筋活络常配伍丹参、黄芪、牛膝、当归等，和胃化湿常配伍厚朴、葛根、薏苡仁、茯苓等。

木瓜通络力强，临床常用于治疗痹病，特别是湿痹症见经脉拘挛，关节屈伸不利者。中医所谓的"痹病"，是指由风、寒、湿等引起的肢体疼痛或麻木的病。在临床上，痹病患者为数众多，因此为历代医家所重视。《素问·痹论》是迄今发现的最早关于痹病的专论，其云："风寒湿三气杂至，合而为痹也。"可见痹病是由风邪、寒邪、湿邪三种致病因素共同作用而产生的疾病。痹病是一类临床常见、多发的疾病，但由于痹病的发病比较复杂，临床表现各异，具有边缘性、多学科性，因此对痹病的病因病机和分类具有多样性。现代对痹病单独分类法有：①按病因：可分为风、寒、湿、热、实、虚。痹病的发生，主要由风、寒、湿、热之邪乘虚侵袭人体，引起气血运行不畅，经络阻滞，或病久痰浊瘀血，深入关节筋脉。一般痹病以正气虚衰为内因，风、寒、湿、热之邪为外因。风痹的特点是邪气较浅，尚未入脏腑，多发于膝、腕等关节。症见肢体关节酸痛，游走不定，关节屈伸不利，或见恶风发热，苔薄白，脉浮。寒痹的特点是寒气偏盛，入于筋骨，肢体关节为主要疼痛部位。症见肢体关节疼痛较剧，痛有定处，得热痛减，遇寒痛增，关节不可屈伸，局部皮肤不红，触之不热，苔薄白，脉弦紧。湿痹的特点是湿为阴邪，其性黏滞，最易阻遏气血津液的流通。症见肢体关节重着，肿胀，痛有定处，活动不便，肌肤麻木不仁，苔白腻，脉濡缓。热痹的特点是风、寒、湿痹后期化热伤阴，高热、久热不解而形成。症见关节疼痛，局部灼热红肿，得冷稍舒，痛不可触，可病及一个或多个关节，多兼有发热、恶风、口渴、烦闷不安等全身症状，苔黄燥，脉滑数。②按病位：按所伤脏腑分为肺、脾、心、肝、肾，按所伤五体分为皮、肉、脉、筋、骨。③按症状：按可分为行痹、着痹、痛痹。④按证候：可分为风寒湿痹、寒湿痹、湿热痹、燥痹、热毒痹、血瘀痹、痰瘀痹等。

现代诊断中，多依照现代医学的命名原则，以疼痛痹阻的部位为痹病命名，并辅以辨证分型。现代医学与痹病相关的病名分类主要涉及：①结缔组织病：类风湿关节炎、系统性红斑狼疮、硬皮病、皮肌炎、结节性多动脉炎、巨细胞动脉炎及干燥综合征等。②骨关节炎：肥大性骨关节炎、退行性关节炎、变形性关节炎、增生性骨关节炎或骨关节病等。③软组织疾病：腰肌劳损、肋间神经痛、坐骨神经痛、慢性纤维组织炎、肌腱炎等。④血管性疾病：冻疮、动脉粥样硬化、浅静脉炎、多发性大动脉炎、早期闭塞性脉管炎等。⑤代谢性疾病：痛风、糖尿病并发末梢神经炎等。

一、治疗关节炎

（一）治疗类风湿关节炎

木瓜是治疗类风湿关节炎（RA）的高频应用药物，常与白芍配伍。木瓜、白芍药对是治疗类风湿关节炎核心药对，仅次于麻黄、桂枝药对，位于第二位。白芍具有养血柔肝、缓急止痛之功效，木瓜舒筋活络，两药共用养血祛风，舒筋活络，缓急止痛，对类风湿关节炎中经络不畅，疼痛明显者有较好疗效。白芍、木瓜可增强免疫调节功能，抑制滑膜细胞炎症反应，改善类风湿关节炎患者临床症状，对病情发展起一定阻断作用。

端建刚应用通痹汤与化学药物中西医结合治疗类风湿关节炎，可减少化学药物的毒副反应，提高疗效。其将诊断为 RA 活动期的住院患者 60 例随机分为两组，治疗组、对照组各 30 例。对照组运用化学药物常规治疗，药物为：柳氮磺胺吡啶＋甲氨蝶呤＋美洛西康；治疗组在上述治疗的基础上加服通痹汤：生地黄 30g，熟地黄 30g，炒杜仲 15g，全蝎 10g，穿山甲 1.5g（研末吞服），当归 15g，威灵仙 12g，木瓜 18g，白芍 20g，鸡血藤 15g，白芥子 15g，麻黄 15g，防己 10g，怀牛膝 10g，桑枝 10g，甘草 6g。痰热明显者去麻黄、白芥子，加忍冬藤 30g，地龙 20g，胆南星 6g；气虚明显者加黄芪 12g，党参 15g；瘀血明显者加水蛭 5g，桃仁 15g，红花 15g；恶心、食欲不振者加鸡内金 12g，焦三仙各 15g。30 日为 1 个疗程。结果显示，治疗组总有效率为 93.3％，对照组总有效率为 76.7％，两组比较，治疗组疗效优于对照组。两组患者主要症状和体征（包括关节压痛指数、肿胀指数、晨僵时间和双手平均握力）及关节功能分级比较，治疗组优于对照组，提示通痹汤可以有效地缓解关节的炎症表现并提高关节功能。两组红细胞沉降率和 C 反应蛋白治疗后较治疗前均有下降。治疗后治疗组红细胞沉降率显著低于对照组。治疗过程中恶心、呕吐、食欲不振、腹痛、便血、肝肾功能异常等不良反应，治疗组明显低于对照组。以上说明通痹汤具有保护肝肾功能、减少化学药物的毒副反应，提高疗效的双重作用。

袁作武等采用风湿 I 号酒合伸筋汤治疗中晚期类风湿关炎节的临床疗效。风湿 I 号酒由湖北省洪湖市中医医院制剂室制备，系雷公藤全根制剂，含雷公藤浓度为 12.5％，24 ～ 30mL/d 分 3 次口服。伸筋汤由伸筋草、薏苡仁、木瓜、千年健 60g 组成，用纱布包好，配猪蹄 1 只（约 500g 左右，剁成小块），同时入砂锅内用水煮至猪蹄熟后去药渣吃猪蹄饮汤，1 天内服完。结果显示，80 例中临床缓解 4 例，显效 33 例，好转 41 例，总有效率 97.5％。治疗后晨僵时间、关节疼痛指数、关节疼痛度、关节肿胀数、握力、关节活动功能、红细胞沉降率及类风湿因子等各项观察指标较治疗前明显好转。

（二）治疗骨性关节炎

骨性关节炎（OA）又称退行性关节炎、骨关节病，是一种由多种原因引起，以关节软骨的变性、破坏及骨质增生为特征的慢性关节病，属于中医学"骨痹""膝痹"范畴，其发病率随着年龄的增长而升高。流行病学调查显示，骨性关节炎的患病率在老年群体中高达 80%，严重危害中老年人的健康和生活，重者可致残，因此对骨性关节炎的治疗显得越发重要。膝骨关节炎（KOA）是最常见的骨关节病，是骨科常见的难治性疾病之一。膝骨关节炎又称骨关节病、退行性关节炎、增生性关节炎、肥大性关节炎、老年性关节炎等，其核心病理改变为关节软骨退行性改变致软骨丢失、破坏，并伴有关节周围骨质增生，多发于中老年人群，是引起老年人腿痛的主要原因，其症状多表现为膝关节疼痛、活动受限，上下楼梯、坐起立行时疼痛加重，并伴有肿胀、弹响、绞索、积液等症状，如不及时治疗，则会进一步引起关节畸形，甚至残疾。膝骨关节炎的致病因素复杂，机械因素、生物化学因素、免疫因素、遗传因素等多种因素相互作用导致滑膜增生，以及软骨和骨的代谢改变，进而产生炎症，引起软骨下骨硬化或囊性变，软骨退变丢失，关节边缘骨赘形成，关节囊、韧带变性挛缩等。关节疼痛、关节晨僵、关节肿大、关节畸形（O 型腿）是典型的临床症状。

目前西医针对 KOA 的治疗目的在于缓解疼痛，阻止和延缓软骨的退化，改善功能，避免或减少畸形，改善生活质量。治疗以功能锻炼、物理治疗、药物治疗等保守治疗为主，病情较重或保守治疗无效时可予手术治疗。中医可通过内治、外治等多种方式治疗 KOA。内治以补肝益肾、强筋健骨、补益气血、散寒除湿、活血祛瘀、通络止痛等中药复方内服，针对本病"本虚标实"的特点，常以固本为主，扶正以促进软骨修复与增殖，兼顾祛邪，祛邪以抗炎镇痛治疗。外治法是中医治疗 KOA 较为常用的方法之一，有中药熏洗法、敷贴法、中药导入法、针灸推拿治疗等，操作简便、安全有效、毒副作用小。

朱会银等观察白芍木瓜汤配合局部热疗治疗膝骨关节炎的临床疗效，将 71 例膝骨关节炎患者随机分为两组，治疗组 35 例予以白芍木瓜汤内服，每日 1 剂，每次 200mL，每日 2 次，1 个月为 1 个疗程，同时配合中药局部热疗。白芍木瓜汤组成为：白芍 30g，木瓜 12g，鸡血藤 15g，威灵仙 15g，炙甘草 12g。对照组 36 例用西药芬必得。0.3g 口服，每日 3 次，加泼尼松龙局部封闭，每周 2 次，共 3 次。结果显示，白芍木瓜汤配合中药热疗对膝骨关节炎的疗效明显优于对照组，表明白芍木瓜汤加中药局部热疗治疗膝骨关节炎是一种有效的治疗方法，既能达到止痛的效果又能促进关节功能的恢复。

俞光平等研究发现，白芍木瓜汤对碘乙酸诱导的大鼠骨性关节炎有良好的药效作用，其作用机制可能与抑制血清中基质金属蛋白酶 13（MMP-13）产生，促进软骨蛋白聚糖（Aggrecan）、Ⅱ型胶原（Col Ⅱ）合成，从而达到修复软骨的作用机制有关。

　　王涛等研究发现，骨痹汤熏蒸治疗治疗膝骨关节炎，临床疗效确切。其将膝骨关节炎患者 100 例随机分为观察组和对照组，每组各 50 例。观察组给予骨痹汤（乳香 10g，没药 10g，艾叶 20g，海桐皮 20g，透骨草 30g，苏木 20g，红花 15g，防风 10g，伸筋草 30g，木瓜 15g，淫羊藿 15g，羌活 10g，独活 10g，川牛膝 15g，泽兰 15g，桂枝 20g），装入纱布袋中，放入熏蒸治疗机内，熏蒸膝关节，温度 42 ～ 45℃，时间 40 分钟，每次用 1 剂，每日熏蒸 1 次，每周治疗 5 次，连续治疗 4 周。对照组选用盐酸氨基葡萄糖口服，每次 480mg，每日 3 次，连续服用 4 周。结果显示骨痹汤熏蒸治疗能有效改善膝骨关节炎治疗前后的骨关节炎指数，抑制软骨细胞的凋亡，改善软骨病变，促进关节功能的恢复。

　　曾意荣等将膝骨性关节炎分为治疗组和对照组。其中治疗组予以口服补肾活血方治疗。补肾活血方以补肾壮骨、活血止痛为治则，药物由杜仲、熟地黄、枸杞子、补骨脂、川牛膝、独活、红花、木瓜、川芎、丹参、木香等组成，由广州中医药大学第一附属医院制剂室提供，每次 5 片，每天 3 次。对照组口服中成药骨仙片，骨仙片由广州中一药业有限公司生产，每次 4 片，每天 3 次，30 天为 1 个疗程，共治疗 3 个疗程。结果显示，治疗组优良率为 85.7%，显著高于对照组优良率（66.6%）。治疗后患者膝部活动痛及上下楼梯时膝部疼痛、膝部伸直功能和行走距离均有显著改善，表明补肾活血方能有效改善患者的临床症状和膝关节功能。

二、治疗颈椎病

　　颈椎病是临床常见病，是一种以退行性病理改变为基础的疾患。该病主要由于颈椎长期劳损、骨质增生，或椎间盘脱出，韧带增厚，致使颈椎脊髓、神经根或椎动脉受压，从而出现一系列的功能障碍。2018 年《中华外科杂志》刊出《颈椎病的分型、诊断及非手术治疗专家共识》（2018）一文，将颈椎病的分型简化为颈型、神经根型、脊髓型和其他型，其中其他型包括椎动脉型和交感型。但国内关于颈椎病定义及分型的讨论仍在进行中。神经根型颈椎病是最常见的颈椎病类型，占颈椎病患者的 60% ～ 70%。

　　目前神经根型颈椎病的诊断还没有统一标准。一般来说，颈神经根病患者有多种症状和体征，临床诊断需根据患者的病史和体格检查，结合影像学或其他辅助手段来证实。神经根型颈椎病典型表现为颈肩和手臂疼痛，有时受累神经根分布有感觉丧失或运动功能丧失。上肢症状具有特异性，最常见为疼痛和麻木，上肢症状产生的原因是侵犯颈神经根，其中神经根 C_6 和 C_7 是最常被受累的节段，以单侧为主。患者主要症状依次为：臂痛（97%～99%），感觉缺陷（85%～91%），反射缺陷（71%～84%），颈痛（56%～80%），运动缺陷（64%～70%），肩胛痛（37%～52%），前胸痛（约18%），头痛（约10%）。因为神经根型颈椎病具有一定程度的自限性，临床中绝大多数患者采用非手术治疗以缓解疼痛和促进神经功能修复，中医药治疗该病具有独特的优势，并越来越受到国际的认可。中药内服、外敷，配合塌渍、蜡疗和针灸等治疗神经根型颈椎病能起到良好效果。

葛亚博等观察舒筋活络汤对神经根型颈椎病患者临床疗效。其选取神经根型颈椎病患者84例，随机分为对照组与治疗组，每组各42例。对照组采用常规治疗，口服盐酸氟桂利嗪胶囊（遂成药业股份有限公司提供），每天1次，每次5mg；口服布洛芬缓释胶囊（吉林道君药业股份有限公司提供），每天2次，每次0.3g，共治疗14天。治疗组在对照组治疗的基础上联合舒筋活络汤（葛根30g，白芍30g，鸡血藤30g，木瓜30g，生地黄20g，怀牛膝20g，当归15g，川芎10g，姜黄10g，桂枝10g，甘草6g），水煎服，每天1剂，早晚分服，7天为1个疗程，共治疗14天。结果显示治疗组总有效率为97.62%，明显高于对照组（85.71%）；治疗组视觉模拟评分、麻木、颈椎功能评分均明显低于对照组；治疗组治疗后IL-1、IL-6、TNF-α 水平均明显低于对照组；治疗组生活质量评分明显高于对照组。该结果表明舒筋活络汤对神经根型颈椎病效果良好，可有效改善患者的炎性因子水平，促进颈椎功能的恢复，提高患者的生活质量。

陈兴亮观察白芍木瓜灵仙汤治疗神经根型颈椎病的临床疗效，将神经根型颈椎病患者94例随机分为观察组和对照组，每组各47例。观察组口服白芍木瓜灵仙汤（白芍20g，木瓜20g，威灵仙15g，川芎10g，丹参12g，葛根12g，鸡血藤12g，熟地黄10g，甘草6g）治疗，每天1剂，水煎服，分2次送服，15天为1个疗程。对照组口服根痛平冲剂治疗（北京汉典制药有限公司提供），开水冲服，每天2次，每次冲服1袋，15天为1个疗程。结果显示观察组总有效率95.74%，对照组总有效率80.86%，观察组患者临床治疗效果显著优于对照组，表明白芍木瓜灵仙汤治疗神经根型颈椎病的临床疗效确切。

杨慧君研究表明，白芍木瓜汤联合止痉散治疗颈椎病效果显著，且无频繁复发情况。其将166例颈椎病确诊患者按双盲法随机分为观察组和对照组，每组各83例。对照组口服尼美舒利胶囊（天津和治药业有限公司提供），每天2次，每次100mg，共治疗14天。观察组在对照组治疗的基础上加白芍木瓜汤联合止痉散治疗（白芍20g，鸡血藤20g，木瓜15g，川芎15g，鹿衔草15g，羌活10g，葛根 10g，杜仲 10g，甘草 7g，蜈蚣 2 条，全蝎 4 条。随症加减，水煎服），每天 1 剂，分 2 次口服，共治疗 14 天。结果显示观察组临床治疗总有效率 98.80%，明显高于对照组（83.13%），治疗后病症总复发率也显著低于对照组。

此外，木瓜可配入多种复方中，对腰椎间盘突出症、腰肌劳损、坐骨神经痛、骨折、肩周炎、颈性眩晕等具有治疗作用。

三、治疗高尿酸血症及痛风

高尿酸血症是一组尿酸代谢异常和嘌呤代谢紊乱而引起的尿酸增高的疾病。临床检测非同日的正常饮食下血清尿酸水平男性超过 420mmol/L，女性超过 360mmol/L 即可认定为高尿酸血症。随着生活水平的提高、饮食结构的改变，各国高尿酸血症的发病率正在逐年升高。调查发现，我国成年人高尿酸血症的患病率超过 10%，其中男性患病率超过 12%，女性患高病率超过 8%，男性患病率明显高于女性。高尿酸血症患病率高，目前已经成为人类健康的杀手。高尿酸血症不仅是影响死亡率的独立影响因子，而且还与很多疾病的发生发展有着密切的联系。高尿酸血症不仅是痛风、心血管疾病、代谢综合征、肾病等疾病发生发展的重要影响因素，还与 2 型糖尿病、癌症、系统红斑狼疮、呼吸系统疾病、肝硬化、银屑病、心理应激、强直性脊柱炎等疾病息息相关。

高尿酸血症主要是由于尿酸代谢紊乱和（或）嘌呤代谢紊乱引起机体内尿酸水平升高，机体高尿酸水平导致血清尿酸盐（SUA）水平异常增多，从而导致体内单钠尿酸盐（MSU）沉积于关节或周围软组织等部位，引发急慢性炎症及组织损伤，从而引起痛风（gout）。研究证明，高尿酸血症是引起痛风的独立的高风险因素，痛风会引起临床痛风性肾病、痛风性关节炎等疾病，给患者生活带来痛苦和严重影响。

不是所有高尿酸血症患者最终都会发展成痛风，有部分高尿酸血症患者会在多年后才发生急性痛风性关节炎。因此，在痛风发病机制中，必须满足单钠尿酸盐和炎症反应两个条件。感染、疲劳、精神紧张、外伤、寒冷等因素均可诱发 MSU 沉积引发炎症反应，诱发痛风。临床上以无症状高尿酸血症者居多，最终约有 10% 的高尿酸血症患者发展成痛风。急性痛风性关节炎多无先兆，多因高嘌呤饮食、劳累、精神紧张、感染、寒冷等因素诱发，首次发病一般只影响单个关节，以第 1 跖趾关节多见，后可逐渐累及踝、膝关节，症状常反复，受累关节也逐渐增多，可累及全身关节，受累关节以红、肿、热、痛、活动受限为特征，发病迅速，以夜间疼痛为主。急性期后，该病可转入无症状间歇期，一般无明显关节症状，可通过痛风病史及实验室检查诊断。最后发展为慢性痛风性关节炎，出现痛风反复发作，伴随着单钠尿酸盐的反复沉积，可在局部组织出现慢性异物样反应。由于自身免疫作用，单核细胞、巨噬细胞、上皮细胞等重重包围沉积物，纤维组织逐渐增生形成结节，习称痛风石，多见于耳轮、关节、肾脏等位置，是痛风病程进入慢性期的标志。痛风会引发多脏器受损，最常损伤的是肾脏。

调整生活方式有助于痛风的防治。其主要包括限制饮酒，减少高嘌呤食物及富含果糖的饮料；增加水果的摄入，适当摄入奶制品、新鲜蔬菜；避免突然受凉、剧烈运动、熬夜劳累等，规律作息和运动、控制体重等。

降尿酸是治疗痛风最主要的治疗方法，别嘌醇、非布司他、苯溴马隆等是临床常用药物。急性痛风应选择合适的抗炎镇痛药治疗，常用药如秋水仙碱、双氯芬酸钠、塞来昔布等。

中药通过内服、外敷、外洗、熏蒸、针灸、刺络放血等综合方法治疗痛风，可取得良好的临床疗效。

刘涛在古方的基础上改良薏仁降浊汤和降酸灵组成薏仁木瓜化浊汤，临床应用证实其降尿酸效果明显。薏仁木瓜化浊汤由薏苡仁、木瓜、淡竹叶、土茯苓、金银花等中药组成。实验显示薏仁降浊汤能通过抑制尿酸盐的产生而减少因尿酸盐所引起的大鼠足肿胀，降低血清尿酸浓度，改善足踝关节滑膜组织的病理改变，对大鼠急性痛风性关节炎有显著的作用，能降低尿素氮和血清肌酐水平，对肾损伤具有减缓作用。用氧嗪酸钾联合次黄嘌呤复制小鼠高尿酸血症模型，薏仁木瓜化浊汤对模型小鼠的降尿酸作用显著，其机制可能与其能调节尿酸盐转运体1（URAT1）、有机阴离子转运体4（OAT4）、ABC转运蛋白G2（ABCG2）、尿酸盐转运体（UAT）的表达，抑制黄嘌呤氧化酶的活性有关。薏仁木瓜化浊汤能减缓肝脏、肾脏损伤，其机制可能与其能降低炎症因子 TNF-α、IL-6 水平，降低机体肌酐水平相关。方中各中药水提物对黄嘌呤氧化酶的抑制率最高的是木瓜水提液，可达 64.15%。

木瓜为临床医生治疗痛风常用，使用频次高，木瓜、薏苡仁为临床治疗痛风的常用药对。木瓜祛风除湿之力和缓，善于益筋和血、舒筋活络，为治痹病筋脉拘挛、关节屈伸不利，以及脚气肿痛之要药。薏苡仁淡渗甘补，治水湿内停之水肿、小便不利，或脚气浮肿。二药相配可利水祛湿、消肿止痛，善治痛风浮肿。

张仕玉等观察马钱子木瓜丸和木瓜风湿丸对湿热型痛风的疗效。其将 150 例湿热型痛风患者随机分为治疗组和对照组，对照组给予低嘌呤饮食，口服碳酸氢钠片，每次 1.0g，每天 3 次，苯溴马隆每次 50mg，每天 1 次，疼痛时服秋水仙碱，每次 1mg，每天 3 次，疼痛减轻后逐渐减量。治疗组在对照组的基础上加服木瓜风湿丸 5g，早上、中午各服 1 次，马钱子木瓜丸 5g，睡时服。木瓜丸由木瓜、黄柏、生石膏、忍冬藤、防己、土茯苓、桑枝、萆薢等中药组成，马钱子木瓜丸由木瓜丸加马钱子组成。治疗 8 周后结果显示，所有患者临床症状减轻，血尿酸水平较治疗前降低，治疗组总有效率 92.0%，明显高于对照组（53.3%），而且治疗组血脂和体重指数有下降趋势，治疗中未发生不良后果。其表明马钱子木瓜丸和木瓜风湿丸对湿热型痛风患者有效，无明显不良反应。

王明珠观察三妙祛湿汤联合金黄膏外敷治疗痛风性关节炎疗效。其对 40 例痛风患者使用三妙祛湿汤（苍术 20g，黄柏 20g，牛膝 20g，薏苡仁 20g，土茯苓 15g，木瓜 15g，威灵仙 15g，泽兰 15g，泽泻 10g，萆薢 10g，甘草 10g，秦艽 10g）煎服，每天 1 剂，早晚分服；金黄膏（大黄 50g，黄柏 50g，姜黄 50g，天花粉 50g）外敷疼痛及红肿处，每天 1 次，连续治疗 14 天为 1 个疗程。连续治疗 2 个疗程后，结果显示总有效率为 95.0%，表明三妙祛湿汤联合金黄膏外敷治疗痛风性关节炎疗效好，无明显不良反应。

通过降低机体内血尿酸水平可以有效地减少代谢综合征的发病率，高尿酸血症与代谢综合征之间有着紧密而又复杂的关系，代谢综合征状态下会导致机体血清尿酸水平升高，同样高尿酸血症状态下会导致机体氧化应激炎症，导致机体胰岛素抵抗、脂质代谢紊乱等代谢性疾病。同时血清尿酸升高也是冠心病、心衰、高血压、中风等心血管疾病的重要危险因素。木瓜也经常出现在治疗糖尿病及并发症、高脂血症及心血管疾病的方剂中。

四、治疗肝病

肝病是各种有害因素导致的肝脏受损的疾病总称，主要包括病毒性肝炎、药物性肝炎、脂肪性肝病、自身免疫性肝病、肝硬化、肝癌等，常见的临床表现为食欲不振、乏力、水肿、黄疸等。肝病的发病主要由感染、自身免疫性损伤、药物损伤、遗传等因素导致。不同疾病其发病原因不同。木瓜对多种原因引起的肝损伤具有保护作用，因而配入中药复方对多种肝病具有治疗作用。

（一）治疗病毒性肝炎

文献分析表明，甘草 – 白术 – 白芍 – 木瓜 – 熟地黄 – 牛膝 – 法半夏 – 茯神是治疗慢性乙型病毒性肝炎的主要核心药物组合之一。其中木瓜为治疗乙肝的高频使用药物，在统计分析的 185 味中药中位于第 15 位，配入牛膝木瓜汤等常用方中。此方源于《三因极一病证方论》，原方由牛膝、木瓜、白芍、甘草、杜仲、枸杞子、黄松节、菟丝子、天麻、生姜、大枣等组成。全方以牛膝、木瓜为君，牛膝补肝肾强筋骨，木瓜酸温以治金气、平燥气，白芍、枸杞子滋养肝阴，菟丝子、杜仲补肾壮骨，并助牛膝润下，天麻柔肝息风，平抑肝阳，松节利血除湿，祛骨节之燥，又加生姜、大枣、甘草调和脾胃。临床常以此方配合其他药物一同治疗难治型慢性乙型肝炎，取得了不错的疗效。

田奇伟用木瓜舒肝冲剂治疗 102 例急性病毒性黄疸型肝炎，临床症状及肝功能改善效果明显。治疗组口服湖南湘西土家族苗族自治州药厂生产的木瓜舒肝冲剂，每 15g，每次 1 包，每日 3 次，开水冲服，小儿剂量减半。对照组口服肝宝胶囊（每粒含 20mg 叶绿酸钠），每次 1 粒，每日 3 次。结果显示，治疗组总有效率 95.1%，与对照组（总有效 93.0%）无差异；但治疗组临床症状及肝功能的改善优于对照组，治疗组乙肝表面抗原（HBsAg）转阴率 40.9%，显著高于对照组的 7.69%。

（二）治疗脂肪肝

张思容等对脂肝汤加减联合穴位刺激类疗法治疗代谢相关脂肪性肝病（MAFLD）的临床疗效进行研究。其抽取 MAFLD 患者 100 例，随机分为两组，对照组、治疗组各 50 例。对照组口服多烯磷脂酰胆碱胶囊联合瑞舒伐他汀钙片治疗，多烯磷脂酰胆碱胶囊每粒 228mg，每次 2 粒，每天 3 次，瑞舒伐他汀钙片每片 10mg，每次 1 片，每天 1 次。治疗组口服脂肝汤煎剂，辨证加减联合穴位刺激类疗法治疗。脂肝汤基本方为：茵陈 20g，白术 15g，泽泻 15g，茯苓 15g，麸炒枳壳 15g，陈皮 12g，枸杞子 15g，木瓜 15g，板蓝根 15g，虎杖 15g，荷叶 10g，净山楂 15g。每天 1 剂，水煎分 2 次早晚餐后 1 小时温服。两组基础治疗相同，均为控制体重，注意休息，低脂肪饮食及适当体育运动，疗程均为 12 周。治疗组总有效率为 86.67%，高于对照组（总有效率 65.96%）。治疗后两组肝功酶学指标谷丙转氨酶（ALT）、谷草转氨酶（AST）、谷氨酰转肽酶（GGT）及碱性磷酸酶（ALP）均较治疗前显著降低；两组治疗后比较，治疗组 ALT、AST 及

GGT 较对照组降低更明显。两组患者治疗后血脂代谢指标三酰甘油（TG）、总胆固醇（TC）均较治疗前显著降低；两组治疗后比较，治疗组 TG、TC 均较对照组降低更明显。两组患者治疗后肝组织脂肪样病变程度指标受控衰减参数（CAP）值较治疗前明显降低；两组治疗后比较，治疗组肝组织脂肪样病变程度指标 CAP 值较对照组降低更明显。其表明脂肝汤加减联合穴位刺激类疗法治疗 MAFLD 疗效肯定，不仅可缓解患者临床症状，还可改善脂质代谢功能，降低肝组织脂肪样病变程度，促进肝细胞功能恢复，从而提升疗效，且临床疗效优于对照组。

（三）治疗肝硬化

马安荣等观察木瓜益母草汤联合利尿剂治疗肝硬化腹水 80 例，结果发现该法可明显改善肝硬化腹水患者的临床症状，有明显消除腹水，改善肝功能的作用。

实脾散是治疗腹水的经典名方，最早记载于北宋医家许叔微所著的《普济本事方》，后在南宋医家严用和的《严氏济生方》中也有记载。方剂由厚朴、白术、木瓜、木香、草果仁、大腹子、附子、茯苓、干姜及甘草 10 味药组成，具有温阳健脾、行气利水的功效。"治阴水，先实脾土。"实脾散主治脾肾阳虚，水气内停之阴水，身半以下肿甚，手足不温，口中不渴，胸腹胀满，大腹溏稀薄，舌苔白腻，脉沉弦而迟者。实脾散的作用机制尚不明确，现代临床可用于治疗肝硬化腹水、心力衰竭、腹泻、中心性浆液性脉络膜视网膜病变、慢性肾炎、结节性红斑、失代偿肝硬化、小儿维生素 B_1 缺乏症、老年慢性支气管炎等。

五、治疗胃肠病

胃肠病就是发生在食管、胃、小肠和结肠的疾病。食管疾病包括反流性食管炎、食管癌。胃部疾病包括慢性胃炎、非萎缩性胃炎、萎缩性胃炎、胃溃疡、消化功能障碍、胃癌等。小肠疾病包括十二指肠溃疡、功能性腹泻、克罗恩病等。结肠疾病包括溃疡性结肠炎、便秘、结肠癌等。

（一）治疗胃炎

李彤中开展木瓜止痉汤结合脘腹六穴游走罐治疗胆汁反流性胃炎的临床观察，证明其作用优于单一的化学药物治疗。其选取胆汁反流性胃炎确诊患者 120 例，随机分为观察组与对照组，每组 60 例。对照组给予磷酸铝凝胶（深圳市美康源医药有限公司提供），每次 1 袋，每天 3 次，餐后服用；奥美拉唑肠溶胶囊（阿斯利康制药有限公司提供）每次 20mg，每天 2 次，早晚饭前服用；枸橼酸莫沙必利（鲁南贝特制药业有限公司提供），每次 5mg，每天 3 次，饭前服用。观察组在此基础上给予木瓜止痉汤（木瓜 30g，白芍 20g，乌梅 20g，五味子 20g，山茱萸 20g，大黄 10g，乳香 10g，槟榔 10g，五灵脂 10g，钩藤 10g，莱菔子 20g，半夏 12g，代赭石 12g，吴茱萸 9g，甘草 12g），水煎 2 次共取汁 450mL，每次口服 150mL，餐后 1 小时服，每天 3 次；并在中药内服的基础上配合脘腹部六穴游走罐疗法（患者取仰卧位，暴露脘腹部皮肤，将和胃降逆精油少量涂于脘腹部正中线 20cm 宽度的范围及所用的 4 号玻璃罐口，采用闪火法握住火罐自上而下以膻中穴为起点游走于脘腹部正中线任脉及足阳明胃经循行线，从膻中穴始，着重于疼痛或嘈杂不适较明显的部位，自上而下反复游走于膻中、上脘、中脘、下脘至关元、气海穴附近，可旁及天枢、梁门诸穴，当火罐游走部位皮肤出现轻微隆起的粟粒状或斑片状的紫红、暗红色斑点、瘀片时，游走罐治疗结束。和胃降逆精油由木瓜 20g，大黄 10g，槟榔 10g，莱菔子 20g，半夏 20g，吴茱萸 10g，浸泡于 200g 橄榄油内 1 周制成）。两组的治疗周期均为 4 周。结果两组患者胃镜下检查胃黏膜损伤状况的修复程度有显著差异，观察组胃黏膜修复程度显著优于对照组；观察组临床疗效显著优于对照组，观察组总有效率 96.7%，对照组总有效率 85%。两组患者治疗后胆汁反流的症状积分均明显降低，观察组患者胃脘痛、胆汁性呕吐、胃脘部不适感 3 个主要临床症状总积分降低程度与对照组比较，差异有统计学意义。治疗过程中对照组患者未见不良反应，观察组部分患者治疗后治疗部位皮肤出现局部红肿、瘀紫等皮肤反应，均在 3 天左右自行缓解。结果表明，木瓜止痉汤内服结合脘腹部六穴游走罐能够更有效地改善胆汁反流性胃炎患者症状及胃黏膜损伤状况，有效促进患者生活质量改善，操作简易，且安全性良好。

（二）治疗腹泻

木瓜早在宋金元时期就已开始用于治疗霍乱，逐渐形成了半夏 - 藿香 - 木瓜核心组合。木瓜入多个方剂，广泛用于胃肠病治疗，如六和汤、人参乌梅汤等。六和汤较早的记载见于宋代《太平惠民和剂局方》，药物组成主要为人参、茯苓、甘草、藿香、半夏、厚朴、扁豆、木瓜、杏仁、砂仁、香薷。明代吴崑著的《医方考》将六和汤中的香薷改为白术。六和汤证，以脾胃病症为常见临床表现，如胃脘部胀满不舒，或胃脘胀痛，恶心呕吐，食少，纳谷不馨，体重倦怠，腹泻，口渴喜饮，但饮水不解。脾胃也是暑湿作为致病邪气的主要侵损脏腑，临证时可以通过调和脾胃功能来实现升清降浊，痞消痛减，胃开体健。六和汤既可"和六气"，又可"和五脏六腑"，常用于胃肠型感冒、胃溃疡、溃疡性结肠炎、腹泻、化疗所致消化障碍等。

有研究用木瓜片（每片 0.25g，相当生药 1.13g）治疗急性细菌性痢疾 107 例，成人每次 5 片，每天 3 次，5～7 天为 1 个疗程，结果有效率为 96.28%，平均治愈天数为 4.67 天，未发现明显的不良反应。

临床上木瓜常配伍治疗功能性腹泻，黄连 – 葛根、乌梅 – 木瓜、黄连 – 木香、芦根 – 白茅根、苍术 – 白术等为常用药对。李建华等用经验方治疗功能性腹泻属脾阴不足证，经验方组成为太子参 20g，石斛 15g，山药 15g，泽泻 15g，白扁豆 15g，白芍 15g，山楂 15g，鸡内金 15g，乌梅 12g，木瓜 12g，莲子 12g，甘草 8g。脾阴不足证候特点为：泻下稀水，量不多，小便短赤，消瘦，神疲倦怠，口渴引饮，纳差，舌红少苔、少津，脉虚细数。方中太子参、山药、莲子益气养阴；白扁豆、泽泻健脾利湿；乌梅、木瓜酸甘化阴；石斛、白芍滋阴生津；山楂、鸡内金生津开胃。全方药性甘平，养阴而不碍脾，益气而能生津，治疗脾阴不足型泄泻，疗效较佳。

（三）治疗便秘

配伍不同，木瓜还有利于治疗便秘。胡月等观察乌梅木瓜汤治疗小儿功能性便秘的临床疗效，选取功能性便秘患儿 52 例，随机分为对照组及观察组，各 26 例。对照组给予双歧杆菌三联活菌肠溶胶囊（晋城海斯制药有限公司提供），每天 1 次，每次 1 粒（210mg）。观察组给予乌梅木瓜汤加减（乌梅 5g，木瓜 5g，甘草 2g，炒莱菔子 5g，炒麦芽 6g，藿香 3g），每天 1 剂，分 3 次温服，3 周为 1 个疗程。结果显示观察组治疗总有效率 96.2%，显著高于对照组的 69.2%，表明乌梅木瓜汤加减能够有效改善小儿功能性便秘的临床症状，具有一定的临床疗效。

（四）治疗肠炎

陈泽云等观察中药汤剂六和汤加减治疗慢性复发型溃疡性结肠炎的临床效果，将 97 例慢性复发型溃疡性结肠炎患者随机分为治疗组和对照组，治疗组 50 例，对照组 47 例。对照组患者口服美沙拉嗪，每次 1g，每天 3 次。治疗组患者在对照组的基础上给予中药汤剂六和汤加减治疗。基本配方为：白术 15g，茯苓 15g，人参 10g，半夏 10g，三七 10g，杏仁 10g，木瓜 6g，砂仁 6g，黄连 6g，木香 6g，甘草 6g。随症加减。水煎取汁 200mL，分 2 次口服，早晚各 1 次。结果治疗组患者治疗总有效率为 96%，对照组患者治疗总有效率为 74.5%，治疗组患者的治疗总有效率显著高于对照组。采取中药汤剂六和汤加减治疗慢性复发型溃疡性结肠炎，可明显改善患者的临床症状，提高治愈率。

六、辅助治疗肿瘤

（一）治疗化疗呕吐

李彤中等研究木瓜止痉汤治疗上消化道重建后化疗中呕吐的临床疗效，选取上消化道重建后化疗期患者 40 例，随机分为治疗组与对照组。对照组给予化学药物常规治疗，患者Ⅱ度呕吐者能够口服药物，给予胃复安每次 10mg，每日 3 次，Ⅲ度及以上呕吐不能口服药物者，胃复安注射液每次 10mg，必要时肌肉注射，化疗前 30 分钟给予托烷司琼 5mg 加入 0.9% 氯化钠溶液静点至化疗结束。治疗组Ⅱ度呕吐者能够口服药物，在对照组的基础上加服木瓜止痉汤代茶饮。组方为：木瓜 30g，五味子 20g，乌梅 30g，白芍 30g，山茱萸 30g，乳香 20g，大黄 10g，五灵脂 10g，钩藤 10g，槟榔 30g，莱菔子 30g，半夏 30g，代赭石 20g，吴茱萸 10g，甘草 30g。水煎取 400mL。Ⅲ度以上呕吐不能口服药物的患者，给予木瓜止痉汤方外敷，以上中药研细粉，水调稀糊状，以脐周为中心，半径 15～25cm 外敷，外覆盖湿毛巾，并加磁热治疗，以利于药物的吸收，每次 2 小时，每 6 小时敷 1 次。结果两组均能降低患者呕吐症状的分度量化积分水平，治疗组与对照组相比差异有显著性，治疗组疗效优于对照组，表明酸甘柔痉法组成的木瓜止痉方对于上消化道重建后化疗呕吐有良好的治疗效果。化疗所致消化道反应一直是临床研究的重点。呕吐是化疗过程中最为常见的主要不良反应，多数化疗药物在肿瘤治疗过程中常引起恶心呕吐。临床与实验证实，中药干预化疗呕吐作用确切。

（二）治疗化疗肝功能损害

杨兰兰等观察柔肝养血汤防治妇科肿瘤患者化疗后乙肝病毒（HBV）再激活所致肝功能损害的效果。其选取妇科恶性肿瘤患者 86 例，均为慢性 HBV 携带者，随机分为两组，每组 43 例，两组均采用紫杉醇联合顺铂化疗方案，中药组同时服用柔肝养血汤。中药组方：当归 15g，熟地黄 15g，白芍 15g，木瓜 15g，五味子 15g，鸡内金 15g，鳖甲 15g，川芎 10g，柴胡 10g，阿胶 10g，炙甘草 10g，酸枣仁 30g，鸡血藤 30g，水蛭 3g。根据患者辨证类型适当加减，每天 1 剂。21 天为 1 个疗程，共治疗 3 个疗程。结果治疗后中药组总胆红素、谷丙转氨酶、谷草转氨酶低于非中药组，血清白蛋白高于非中药组，肝功能异常患者比例为 20.93%，显著低于非中药组（48.84%）。治疗后中药组 HBV-DNA 再激活比例为 6.98%，显著低于非中药组（25.58%）。治疗后中药组 CD3$^+$ 为 67.82%，CD4$^+$ 为 36.61%，CD4$^+$/CD8$^+$ 为 1.52，高于非中药组（60.54%、32.27%、1.23），CD8$^+$ 为 23.16%，低于非中药组（29.33%）。治疗后中药组 IL-6 为 19.73ng/L、IL-8 为 7.84ng/L、TNF-α 为 24.74ng/L，低于非中药组（27.36ng/L、13.72ng/L、34.27ng/L）。治疗后中药组 SOD 为 7.13U/mL，高于非中药组（6.24U/mL），MDA 为 4.58μmol/L，低于非中药组（7.15μmol/L）。中药组正常化疗患者比例为 93.02%，高于非中药组（72.09%），延期及终止化疗患者比例为 6.98%，低于非中药组（27.91%）。其表明柔肝养血汤能够有效防止妇科肿瘤化疗后 HBV 再激活，改善肝功能。

（三）治疗化疗后周围神经损伤

　　谷宁等对通络活血汤内服外治治疗化疗后周围神经损伤进行了临床研究。其将 98 例化疗引起周围神经损伤的恶性肿瘤患者随机分为对照组和治疗组，每组 49 例。对照组给予甲钴胺注射液治疗，每次 500μg，每日 1 次，肌肉注射。治疗组在对照组治疗的基础上加用自拟通络活血汤（桂枝 30g，赤芍 30g，白芍 30g，细辛 3g，通草 5g，白芥子 10g，制川乌 3g，木瓜 30g，鸡血藤 30g，当归 15g，姜黄 10g，生姜 3 片，大枣 3 枚。每日 1 剂，分 2 次服。煎后药渣再加水 2000mL 煮沸后熏泡手足）。两组患者均以 30 天为 1 个疗程，共治疗 2 个疗程。结果治疗组疼痛麻木缓解率为 93.33%，显著高于对照组（68.89%），治疗组周围损伤治疗有效率为 97.78%，显著高于对照组（66.67%），两组患者周围神经损伤肌电图指标比较差别明显。其显示通络活血汤内服外用治疗化疗后周围神经损伤疗效显著，且不良反应少，避免了长期使用甲钴胺可能出现的血压下降、呼吸困难等不良反应。临床上使用化疗药物引起神经损伤是在肿瘤治疗过程中最常见的不良反应，甚至有部分化疗药物的剂量有限制性毒性，部分神经损伤不能恢复，能恢复的神经损伤也需要较长时间。采用中药辅助治疗，既可以更好地缓解症状，提高肿瘤治疗效果，又可以有效地控制化疗的不良反应，增强患者的信心，提高患者的生存质量，体现了中医药治法的优势。

七、治疗手足癣

手足癣是致病性皮肤癣菌感染引起的皮肤病。手癣中医称之为"鹅掌风"，皮肤癣菌主要侵犯掌跖、指间表皮。足癣中医称之为"脚湿气""脚气疮""坏脚""烂脚丫"，皮肤癣菌主要侵犯脚趾缝、脚踝、脚跟和脚跖的侧缘。手足癣病是皮肤科最常见的浅表性真菌病，复发率高。手足癣可发生于任何年龄段及不同性别的人群，有超过70%的人在其一生中有患足癣的经历，发病人群中有50%的患者处于极度瘙痒状态，严重的影响患者的健康和生活质量。中药治疗手足癣临床疗效良好，木瓜是治疗手足癣的常用中药。

王璟应用鸡鸣散加减治疗湿脚气21例。鸡鸣散组方为：槟榔15g，陈皮12g，木瓜12g，吴茱萸3g，紫苏叶3g，桔梗5g，生姜5g。并根据临床加减，每日1剂，水煎2次，取汁约150mL，凌晨空腹冷服。所有病例均嘱其进食富含维生素 B_1 的食物。治疗21例足癣患者，结果总有效率85.7%，疼痛、肿胀明显减轻，血丙酮酸治疗前为 $205\,\mu mol/L$，治疗后降为 $164\,\mu mol/L$，治疗效果良好。

李同新等应用复方木瓜洗液治疗手足癣80例。组方为：木瓜60g，苦参60g，川椒30g，蛇床子50g，白鲜皮50g，艾叶30g，明矾15g。将上述诸药（艾叶后下）加水2000mL，浸泡0.5小时，煎煮0.5小时，取滤液后再加入2000mL水，煎煮0.5小时，合并两次滤液，趁热熏蒸手足，待温度适宜后再浸泡手足，每日2～3次，每次10～20分钟。每剂药液用2～3日，5～10天为1个疗程。3个疗程后观察疗效，结果总有效率为93.75%。该法有较好的止痒解毒作用，无明显毒副作用，疗程短，疗效好。

八、中成药临床应用

含木瓜的中成药较多，用于治疗痹病的中成药，特别是祛风湿中成药中木瓜出现频率高，是高频应用的前10味中药之一。

（一）常用含木瓜中成药临床应用研究

木瓜长于舒筋活络、和胃化湿，为治疗湿痹、筋脉拘挛的常用药，为木瓜丸中主要药物。木瓜丸有抗炎、改善微循环、镇痛等作用，临床主要用于腰痛、关节疼痛，近年来还常用于治疗颈椎病、坐骨神经痛、类风湿关节炎、骨性关节炎、腰肌劳损等病，以及中风后遗症半身不遂、麻木不仁，证属风寒湿痹者。胡明山用口服木瓜丸配合功能锻炼治疗肩周炎 55 例，1 周为 1 个疗程，治疗 3 个疗程后，总有效率达到 96.4%，取得良好效果。

狗皮膏含木瓜等药物，是传统黑膏药制剂之一，具有祛风散寒、活血止痛的功效。狗皮膏具有良好的抗炎、镇痛作用，临床上应用广泛，对骨性关节炎、肩周炎、急性软组织损伤具有良好疗效，还应用于支气管肺炎、带状疱疹、缓解椎管内麻醉术后腰部不适等病症。狗皮膏自 1963 年起被收载于《中国药典》，是膏药中不可多得的优良品种。随着现代科技水平的发展，狗皮膏的处方、制备工艺、质量标准、临床应用等方面进一步得到优化。

风湿骨痛胶囊或风湿骨痛片含木瓜等药物，用于治疗寒湿闭阻经络所致的痹病，主要用于骨关节炎、骨质增生、关节炎、腰痛、关节痛等。周义辉等对风湿骨痛胶囊治疗类风湿关节炎的疗效进行了观察。其将口服风湿骨痛胶囊与口服雷公藤片做对照，两组各 30 例，分别用药 8 周，观察患者的炎性反应物、临床表现及免疫球蛋白定量值的改变。结果显示，口服风湿骨痛胶囊可明显缓解关节肿胀、疼痛、晨僵等不适症状。治疗后 C 反应蛋白（CRP）、红细胞沉降率（ESR）显著下降；免疫球蛋白定量检测，其中 IgA 及 IgM 降低。口服风湿骨痛胶囊患者有效率 35.60%，临床缓解率 27.67%，显效率 24.11%，总有效率 87.38%，明显高于口服雷公藤片的患者。结果表明，类风湿关节炎患者在口服风湿骨痛胶囊后，患者的关节疼痛表现、血清学炎性指标均有不同程度改善。

胡锐观察了风湿骨痛片联合双氯芬酸钠片治疗退行性骨关节炎的临床疗效，将 110 例退行性骨关节炎患者分为风湿骨痛片组与双氯芬酸钠组，各 55 例。双氯芬酸钠组患者使用双氯芬酸钠片治疗，风湿骨痛片组在双氯芬酸钠组的基础上使用风湿骨痛片治疗，对比两组治疗前后膝关节功能评分、疼痛情况、中医证候积分及治疗效果。采用 Lysholm 评分表评定患者膝关节功能，总分 100 分，分数越高则患者膝关节功能越好。结果治疗后，风湿骨痛片组 Lysholm 评分为 91.11 分，高于双氯芬酸钠组的 76.38 分。风湿骨痛片组治疗总有效率为 94.55%，高于双氯芬酸钠组的 76.36%。治疗前后疼痛情况，采用视觉模拟评分法评分，分数越高则患者疼痛越严重。治疗后，风湿骨痛片视觉模拟评分法评分为 2.05 分，低于双氯芬酸钠组的 4.94 分。对比两组治疗前后中医证候积分，分数越低表明患者症状越轻微。治疗后，风湿骨痛片组中医证候积分 1.36 分，低于双氯芬酸钠组的 2.06 ± 0.55 分。结果表明，针对退行性骨关节炎患者，采用风湿骨痛片联合双氯芬酸钠片治疗能取得满意效果，可有效改善患者机体疼痛及膝关节功能。

　　徐新亮等探讨风湿骨痛片联合盐酸氨基葡萄糖片治疗膝骨性关节炎的临床疗效，将 112 例膝骨性关节炎患者随机分为氨糖组与联合组，各 56 例。氨糖组采用盐酸氨基葡萄糖片治疗，联合组在氨糖组基础上增加风湿骨痛片治疗，比较两组膝关节功能、膝关节症状改善时间、不良反应发生率和预后复发情况。结果联合组疼痛、功能、活动度、肌力、屈曲畸形、稳定性评分及总分分别为 24.03、18.24、15.97、8.42、7.92、8.52、83.10 分，均显著高于氨糖组的 20.36、14.78、13.65、6.72、6.52、6.82、68.85 分。联合组膝关节疼痛消退时间为 14.83 天、晨僵改善时间为 8.73 天、活动障碍改善时间为 12.03 天，肿胀消退时间为 7.02 天，均显著短于氨糖组的 20.13、15.02、18.69、14.52 天。联合组不良反应发生率为 14.29%，氨糖组为 10.71%。随访 6 个月，联合组复发率为 0，显著低于氨糖组的 10.71%。结果表明，风湿骨痛片 + 盐酸氨基葡萄糖片治疗方案可促进膝骨性关节炎患者膝关节症状快速消退，改善膝关节功能，并可降低晨僵、活动障碍、疼痛、肿胀等复发风险，临床应用安全可靠。

　　通痹胶囊含木瓜等药物，用于治疗膝骨关节炎、类风湿关节炎等。刘小龙等探讨通痹胶囊联合酮洛芬治疗类风湿关节炎的临床疗效，选取 128 例类风湿关节炎患者，随机分为对照组和治疗组，每组各 64 例。对照组口服酮洛芬肠溶片，每次 50mg，每天 3 次。治疗组在对照组的基础上口服通痹胶囊，每次 1 粒，每天 3 次。两组治疗疗程均为 12 周。观察两组的临床疗效，比较治疗前后两组主要临床表现、中医症状积分、28 个关节疾病活动度（DAS28）-C 反应蛋白（CRP）、关节炎生活质量量表 2- 短卷（AIMS2-SF）总分以及血浆 D- 二聚体（D-D）、纤维蛋白原（FIB）水平和血清 CRP、Nod 样受体蛋白 3（NLRP3）、白细胞介素 1β（IL-1β）、基质金属蛋白酶 3（MMP-3）水平，并统计两组不良反应情况。结果治疗后，治疗组总有效率是 93.75%，较对照组的 81.25% 显著提高。治疗后，两组关节压痛数、肿胀数、关节疼痛视觉模拟量表（VAS）评分均显著降低，晨僵时间显著缩短；治疗后，治疗组主要临床表现改善优于对照组。治疗后，两组中医症状积分、DAS28-CRP 均显著下降，而 AIMS2-SF 总分均显著升高；以治疗组改善更显著。治疗后，两组血浆 D-D、FIB 水平均显著下降；治疗后治疗组 D-D、FIB 显著低于对照组。治疗后，两组血清 CRP、NLRP3、IL-1β、MMP-3 水平均显著下降；且治疗后，治疗组血清 CRP、NLRP3、IL-1β、MMP-3 水平均显著低于对照组。治疗组和对照组不良反应发生率分别是 6.25%、4.69%，两组不良反应发生率比较，差异无统计学意义。结果表明，通痹胶囊联合酮洛芬治疗类风湿关节炎有确切疗效，在改善患者主要临床表现、降低疾病活动度，以及提高生活质量方面的效果满意，并可进一步纠正机体凝血功能障碍，减轻炎症损伤，且具有较好的安全性。

中风回春丸含木瓜等药物，具有活血化瘀、舒筋通络的功效，能调节凝血功能、改善循环、调节血脂、保护血管内皮、减少脑缺血再灌注氧化应激、保护神经功能等，对脑卒中、糖尿病周围神经病变等具有辅助治疗作用。王巧灵观察中风回春丸辅助治疗对缺血性脑卒中患者血液流变学状态及神经功能的保护作用，将126例缺血性脑卒中患者随机分为对照组和观察组各63例，对照组予以常规对症支持治疗，观察组在常规治疗的基础上加用中风回春丸，观察两组疗效、治疗前后血液流变学指标检测结果和神经功能评分变化情况。结果发现，观察组治疗总有效率为90.48%，高于对照组（76.19%）；治疗30天后，两组全血黏度（WBV）、红细胞沉降率（ESR）、纤维蛋白原（FIB）、红细胞比容（HCT）水平及美国国立卫生研究院卒中量表（NIHSS）评分均较治疗前降低；欧洲卒中量表（ESS）评分则较治疗前升高。结果显示中风回春丸对缺血性脑卒中有较好的辅助治疗作用，能有效降低患者的血液黏度，改善其神经功能。

常利等探讨中风回春丸辅助治疗对急性脑梗死（ACI）患者的临床疗效、氧化应激和炎症因子水平的影响，选择84例ACI患者随机分为对照组和观察组，各42例。对照组采用常规治疗，观察组在对照组的基础上给予中风回春丸治疗。比较两组临床疗效；观察两组治疗前和治疗后超氧化物歧化酶（SOD）、丙二醛（MDA）等氧化应激水平，白细胞介素–6（IL-6）、肿瘤坏死因子–α（TNF-α）和超敏C反应蛋白（hs-CRP）等炎症因子水平的变化；记录两组治疗期间不良反应发生情况。结果发现，观察组总有效率为92.86%，高于对照组的76.19%。治疗后，两组SOD、MDA、IL-6、TNF-α、hs-CRP水平优于治疗前，且观察组优于对照组。这表明中风回春丸辅助治疗ACI，可提高临床疗效，且安全性较高，能有效降低机体氧化应激水平和炎症因子水平。

（二）《中国药典》收载的含木瓜的中成药

《中国药典》（2020年版）收载含木瓜的中成药27种，现选录如下。

木瓜丸

【处方】木瓜80g，当归80g，川芎80g，白芷80g，威灵仙80g，狗脊（制）

40g，牛膝 160g，鸡血藤 40g，海风藤 80g，人参 40g，制川乌 40g，制草乌 40g。

【制法】以上十二味，木瓜、威灵仙、鸡血藤、牛膝、制川乌、制草乌、人参粉碎成细粉，过筛，混匀。其余当归等五味加水煎煮二次，滤过，合并滤液并浓缩至适量，加入上述粉末制丸，干燥，包糖衣，打光，即得。

【功能与主治】祛风散寒，除湿通络。用于风寒湿闭阻所致的痹病，症见关节疼痛、肿胀、屈伸不利、局部畏恶风寒、肢体麻木、腰膝酸软。

【用法与用量】口服。一次 30 丸，一日 2 次。

【注意】孕妇禁用。

【贮藏】密封。

少林风湿跌打膏

【处方】生川乌 16g，生草乌 16g，乌药 16g，白及 16g，白芷 16g，白蔹 16g，土鳖虫 16g，木瓜 16g，三棱 16g，莪术 16g，当归 16g，赤芍 16g，肉桂 16g，大黄 32g，连翘 32g，血竭 10g，乳香（炒）6g，没药（炒）6g，三七 6g，儿茶 6g，薄荷脑 8g，水杨酸甲酯 8g，冰片 8g。

【制法】以上二十三味，除薄荷脑、水杨酸甲酯、冰片外，血竭、乳香（炒）、没药（炒）、三七、儿茶粉碎成粗粉，用 90% 乙醇制成相对密度为 1.05 的流浸膏；其余生川乌等十五味加水煎煮三次，第一、二次各 3 小时，第三次 2 小时，合并煎液，滤过，滤液浓缩至相对密度为 1.25 ～ 1.30（80℃）的清膏。与上述流浸膏合并，待冷却后加入薄荷脑、水杨酸甲酯、冰片，混匀，另加 8.5 ～ 9.0 倍重的由橡胶、松香等制成的基质，制成涂料，进行涂膏，切段，盖衬，打孔，切成小块，即得。

【功能与主治】散瘀活血，舒筋止痛，祛风散寒。用于跌打损伤、风湿痹病，症见伤处瘀肿疼痛、腰肢酸麻。

【用法与用量】贴患处。

【注意】孕妇慎用或遵医嘱。

【规格】（1）5cm×7cm。
　　　　（2）8cm×9.5cm。

【贮藏】密封，置阴凉处。

中风回春丸

【处方】酒当归 30g，酒川芎 30g，红花 10g，桃仁 30g，丹参 100g，鸡血藤 100g，忍冬藤 100g，络石藤 60g，地龙（炒）90g，土鳖虫（炒）30g，伸筋草 60g，川牛膝 100g，蜈蚣 5g，炒苍蔚子 30g，全蝎 10g，威灵仙（酒制）30g，炒僵蚕 30g，木瓜 50g，金钱白花蛇 6g。

【制法】以上十九味，酒当归、酒川芎、地龙（炒）、土鳖虫（炒）、蜈蚣、金钱白花蛇、全蝎、炒僵蚕以及丹参 50g 粉碎成细粉，其余红花等十味和丹参的剩余部分加水煎煮二次，第一次 2 小时，第二次 1.5 小时，合并煎液，滤过，静置 24 小时，倾取上清液，浓缩至适量，与上述药材细粉混匀，制丸，包衣，干燥，即得。

【功能与主治】活血化瘀，舒筋通络。用于痰瘀阻络所致的中风，症见半身不遂、肢体麻木、言语謇涩、口舌歪斜。

【用法与用量】用温开水送服。一次 1.2 ～ 1.8g，一日 3 次，或遵医嘱。

【注意】脑出血急性期患者忌服。

【规格】（1）每瓶装 16g。

（2）每袋装 1.8g。

【贮藏】密封。

风痛安胶囊

【处方】防己 250g，通草 167g，桂枝 125g，姜黄 167g，石膏 500g，薏苡仁 333g，木瓜 250g，海桐皮 167g，忍冬藤 333g，黄柏 250g，滑石粉 250g，连翘 333g。

【制法】以上十二味，取滑石粉 167g 与其余防己等十一味加水煎煮三次，第一次 3 小时，第二次 2 小时，第三次 1 小时，煎液滤过，滤液合并，浓缩至适量，加入剩余的滑石粉，混合，干燥，粉碎，过筛，混匀，装入胶囊，制成 1000 粒，即得。

【功能与主治】清热利湿，活血通络。用于湿热阻络所致的痹病，症见关节红肿热痛、肌肉酸楚；风湿性关节炎见上述证候者。

【用法与用量】口服。一次 3 ～ 5 粒，一日 3 次。

【注意】孕妇、体弱年迈及脾胃虚寒者慎用。

【规格】每粒装 0.3g

【贮藏】密封。

风湿骨痛片

【处方】制川乌 90g，制草乌 90g，红花 90g，甘草 90g，木瓜 90g，乌梅 90g，麻黄 90g。

【制法】以上七味，取制川乌、制草乌、甘草粉碎成细粉，过筛，混匀；其余红花等四味加水煎煮二次，每次 2 小时，合并煎液，滤过，滤液浓缩至稠膏状，加入上述细粉，混匀，制粒，干燥，加辅料适量，压制成 1000 片，或包薄膜衣，即得。

【功能与主治】温经散寒，通络止痛。用于寒湿闭阻经络所致的痹病，症见腰脊疼痛、四肢关节冷痛；风湿性关节炎见上述证候者。

【用法与用量】口服。

〔规格（1）〕一次 2～4 片，一日 2 次。

〔规格（2）〕一次 4～6 片，一日 2 次。

【注意】（1）孕妇及哺乳期妇女禁用。

（2）严重心脏病，高血压，肝、肾疾病忌服。

（3）本品含乌头碱，应严格在医生指导下按规定量服用。不得任意增加服用量及服用时间。

【规格】（1）素片每片重 0.37g。

（2）薄膜衣片每片重 0.36g。

【贮藏】密封。

风湿骨痛胶囊

【处方】制川乌 90g，制草乌 90g，红花 90g，甘草 90g，木瓜 90g，乌梅 90g，麻黄 90g。

【制法】以上七味，取制川乌、制草乌、甘草粉碎成细粉，过筛，混匀；其余红花等四味加水煎煮二次，每次 2 小时，合并煎液，滤过，滤液浓缩至稠膏状，加入上述细粉，混匀，干燥，粉碎成细粉，装入胶囊，制成 1000 粒，即得。

【功能与主治】温经散寒，通络止痛。用于寒湿闭阻经络所致的痹病，症见腰脊疼痛、四肢关节冷痛；风湿性关节炎见上述证候者。

【用法与用量】口服。一次 2～4 粒，一日 2 次。

【注意】本品含毒性药，不可多服；孕妇忌服。

【规格】每粒装 0.3g。

【贮藏】密封。

六合定中丸

【处方】广藿香 16g，紫苏叶 16g，香薷 16g，木香 36g，檀香 36g，姜厚朴 48g，枳壳（炒）48g，陈皮 48g，桔梗 48g，甘草 48g，茯苓 48g，木瓜 48g，炒白扁豆 16g，炒山楂 48g，六神曲（炒）192g，炒麦芽 192g，炒稻芽 192g。

【制法】以上十七味，粉碎成细粉，过筛，混匀。用水泛丸，干燥，即得。

【功能与主治】祛暑除湿，和中消食。用于夏伤暑湿，宿食停滞，寒热头痛，胸闷恶心，吐泻腹痛。

【用法与用量】口服。一次 3 ～ 6g，一日 2 ～ 3 次。

【贮藏】密封。

平肝舒络丸

【处方】柴胡 45g，醋青皮 30g，陈皮 45g，佛手 45g，乌药 45g，醋香附 45g，木香 45g，檀香 45g，丁香 30g，沉香 150g，广藿香 45g，砂仁 45g，豆蔻 45g，姜厚朴 45g，麸炒枳壳 45g，羌活 45g，白芷 45g，铁丝威灵仙（酒炙）45g，细辛 45g，木瓜 45g，防风 45g，钩藤 45g，炒僵蚕 45g，胆南星（酒炙）75g，天竺黄 30g，桑寄生 45g，何首乌（黑豆酒炙）45g，牛膝 45g，川芎 30g，熟地黄 45g，醋龟甲 45g，醋延胡索 45g，乳香（制）45g，没药（制）45g，白及 45g，人参 45g，炒白术 45g，茯苓 45g，肉桂 30g，黄连 45g，冰片 45g，朱砂 150g，羚羊角粉 15g。

【制法】以上四十三味，除羚羊角粉外，朱砂水飞成极细粉，冰片研细；其余柴胡等四十味粉碎成细粉，与上述粉末配研，过筛，混匀。每 100g 粉末加炼蜜 140 ～ 160g 制成大蜜丸，即得。

【功能与主治】平肝疏络，活血祛风。用于肝气郁结、经络不疏引起的胸胁胀痛、肩背串痛、手足麻木、筋脉拘挛。

【用法与用量】温黄酒或温开水送服。一次 1 丸，一日 2 次。

【规格】每丸重 6g。

【贮藏】密封。

四正丸

【**处方**】广藿香 90g，香薷 90g，紫苏叶 90g，白芷 90g，檀香 30g，木瓜 90g，法半夏 90g，厚朴（姜炙）90g，大腹皮 90g，陈皮 90g，白术（麸炒）90g，桔梗 90g，茯苓 90g，槟榔 30g，枳壳（麸炒）90g，山楂（炒）30g，六神曲（麸炒）90g，麦芽（炒）30g，白扁豆（去皮）90g，甘草 90g。

【**制法**】以上二十味，粉碎成细粉，过筛，混匀。每 100g 粉末加炼蜜 170～180g 制成大蜜丸，即得。

【**功能与主治**】祛暑解表，化湿止泻。用于内伤湿滞，外感风寒，头晕身重，恶寒发热，恶心呕吐，饮食无味，腹胀泄泻。

【**用法与用量**】姜汤或温开水送服。一次 2 丸，一日 2 次。

【**规格**】每丸重 6g。

【**贮藏**】密封。

安阳精制膏

【**处方**】生川乌 24g，生草乌 24g，乌药 24g，白蔹 24g，白芷 24g，白及 24g，木鳖子 24g，木通 24g，木瓜 24g，三棱 24g，莪术 24g，当归 24g，赤芍 24g，肉桂 24g，大黄 48g，连翘 48g，血竭 10g，阿魏 10g，乳香 6g，没药 6g，儿茶 6g，薄荷脑 8g，水杨酸甲酯 8g，冰片 8g。

【**制法**】以上二十四味，血竭、乳香、没药、阿魏、儿茶粉碎成粗粉，用 90% 乙醇加热回流提取 2 次，每次 3 小时，合并提取液，回收乙醇并浓缩成相对密度为 1.05～1.15（70℃）的流浸膏，待冷后加入薄荷脑、水杨酸甲酯、冰片，混匀。其余生川乌等十六味，加水煎煮三次，第一、二次各 3 小时，第三次 2 小时，合并煎液，滤过，滤液浓缩至适量，与上述流浸膏合并，混匀，加入 8.5～9.0 倍重的由橡胶、松香等制成的基质，制成涂料，进行涂膏，盖衬，切成小块，即得。

【**功能与主治**】消积化癥，逐瘀止痛，舒筋活血，追风散寒。用于癥瘕积聚，风寒湿痹，胃寒疼痛，手足麻木。

【**用法与用量**】贴患处。

【**注意**】用于癥瘕积聚时，患者忌食不易消化的食物。

【**规格**】8cm×9.5cm。

【**贮藏**】密闭，置阴凉处。

伸筋活络丸

【处方】制马钱子 72.5g，制川乌 10g，制草乌 10g，木瓜 10g，当归 12.5g，川牛膝 10g　杜仲（炒炭）7.5g，续断 7.5g，木香 7.5g，全蝎 5g，珍珠透骨草 5g。

【制法】以上十一味，除杜仲（炒炭）研成极细粉；制马钱子粉碎成细粉；其余制川乌等九味粉碎成细粉，用配研法兑入制马钱子细粉，过筛，混匀，用水泛丸。用杜仲炭包衣，在 60 ～ 80℃干燥，打光，即得。

【功能与主治】舒筋活络，祛风除湿，温经止痛。用于风寒湿邪、闭阻脉络所致的痹病，症见肢体关节冷痛、屈伸不利、手足麻木、半身不遂。

【用法与用量】口服。成人男子一次 2 ～ 3g，女子一次 1 ～ 2g，一日 1 次，晚饭后服用。服药后应卧床休息 6 ～ 8 小时。老弱酌减；小儿慎用或遵医嘱。

【注意】孕妇、儿童及高血压、肝肾不全者禁用；不可过量、久服，忌食生冷及荞麦。

【规格】每 14 粒重 1g。

【贮藏】密封。

妙济丸

【处方】黑木耳（醋制）300g，当归 32g，酒白芍 10g，川芎 12g，木瓜 16g，盐杜仲 20g，续断 32g，川牛膝（酒蒸）32g，苍术 32g，盐小茴香 8g，木香 6g，丁香 6g，母丁香 6g，乳香（制）8g，茯苓 50g，土茯苓 32g，龟甲（制）50g。

【制法】以上十七味，粉碎成细粉，过筛，混匀。每 100g 粉末加炼蜜 200g 和酥油（加热熔化后滤过）16.6g 制成大蜜丸，即得。

【功能与主治】补益肝肾，祛湿通络，活血止痛。用于肝肾不足、风湿瘀阻所致的痹病，症见骨节疼痛、腰膝酸软、肢体麻木拘挛。

【用法与用量】用黄酒送服。一次 1 ～ 2 丸，一日 2 次。

【规格】每丸重 6g。

【贮藏】密封。

国公酒

【处方】当归，羌活，牛膝，防风，独活，牡丹皮，广藿香，槟榔，麦冬，陈皮，五加皮，姜厚朴，红花，制天南星，枸杞子，白芷，白芍，紫草，盐补骨脂，醋青皮，炒白术，川芎，木瓜，栀子，麸炒苍术，麸炒枳壳，乌药，佛手，玉竹，红曲。

【制法】以上三十味与适量的蜂蜜和赤砂糖用白酒回流提取三次，第一次40分钟，第二、三次每次30分钟，滤过，合并滤液，静置3～4个月，吸取上清液，滤过，灌封，即得。

【功能与主治】散风祛湿，舒筋活络。用于风寒湿邪闭阻所致的痹病，症见关节疼痛、沉重、屈伸不利，手足麻木，腰腿疼痛；也用于经络不和所致的半身不遂、口眼歪斜、下肢痿软、行走无力。

【用法与用量】口服。一次10mL，一日2次。

【注意】孕妇忌服。

【贮藏】密封，防晒。

狗皮膏

【处方】生川乌80g，生草乌40g，羌活20g，独活20g，青风藤30g，香加皮30g，防风30g，铁丝威灵仙30g，苍术20g，蛇床子20g，麻黄30g，高良姜9g，小茴香20g，官桂10g，当归20g，赤芍30g，木瓜30g，苏木30g，大黄30g，油松节30g，续断40g，川芎30g，白芷30g，乳香34g，没药34g，冰片17g，樟脑34g，丁香17g，肉桂11g。

【制法】以上二十九味，乳香、没药、丁香、肉桂分别粉碎成粉末，与樟脑、冰片粉末配研，过筛，混匀；其余生川乌等二十三味酌予碎断，与食用植物油3495g同置锅内炸枯，去渣，滤过，炼至滴水成珠。另取红丹1040～1140g，加入油内，搅匀，收膏，将膏浸泡于水中。取膏，用文火熔化，加入上述粉末，搅匀，分摊于兽皮或布上，即得。

【功能与主治】祛风散寒，活血止痛。用于风寒湿邪、气血瘀滞所致的痹病，症见四肢麻木、腰腿疼痛、筋脉拘挛，或跌打损伤、闪腰岔气、局部肿痛；或寒湿瘀滞所致的脘腹冷痛、行经腹痛、寒湿带下、积聚痞块。

【用法与用量】外用。用生姜擦净患处皮肤，将膏药加温软化，贴于患处或穴位。

【注意】孕妇忌贴腰部和腹部。

【规格】每张净重① 12g。② 15g。③ 24g。④ 30g。

【贮藏】密闭，置阴凉干燥处。

京万红软膏

【处方】地榆，地黄，当归，桃仁，黄连，木鳖子，罂粟壳，血余，棕榈，半边莲，土鳖虫，白蔹，黄柏，紫草，金银花，红花，大黄，苦参，五倍子，槐米，木瓜，苍术，白芷，赤芍，黄芩，胡黄连，川芎，栀子，乌梅，冰片，血竭，乳香，没药。

【功能与主治】活血解毒，消肿止痛，去腐生肌。用于轻度水、火烫伤，疮疡肿痛，创面溃烂。

【用法与用量】用生理盐水清理创面，涂敷本品或将本品涂于消毒纱布上，敷盖创面，用消毒纱布包扎，一日1次。

【注意】孕妇慎用。

【规格】（1）每支装 10g。

　　　　（2）每支装 20g。

　　　　（3）每瓶装 30g。

　　　　（4）每瓶装 50g。

【贮藏】密封，遮光，置阴凉干燥处。

养血生发胶囊

【处方】熟地黄 203.75g，当归 101.87g，羌活 40.75g，木瓜 61.12g，川芎 40.75g，白芍 101.87g，菟丝子 101.87g，天麻 20.37g，制何首乌 203.75g。

【制法】以上九味，当归、羌活、川芎、制何首乌、天麻粉碎成细粉；其余熟地黄等四味加水煎煮三次，第一、二次每次 2 小时，第三次 1 小时，合并煎液，滤过，滤液浓缩至适量，与上述细粉混匀，制成颗粒，干燥，过筛，装入胶囊，制成 1000 粒，即得。

【功能与主治】养血祛风，益肾填精。用于血虚风盛、肾精不足所致的脱发，症见毛发松动或呈稀疏状脱落、毛发干燥或油腻、头皮瘙痒；斑秃、全秃、脂溢性脱发与病后、产后脱发见上述证候者。

【用法与用量】口服。一次 4 粒，一日 2 次。

【规格】每粒装 0.5g。

【贮藏】密封。

洁白丸

【处方】诃子（煨）370g，南寒水石210g，翼首草85g，五灵脂膏178g，土木香26g，石榴子26g，木瓜26g，沉香19g，丁香20g，石灰华13g，红花6g，肉豆蔻13g，草豆蔻13g，草果仁13g

【制法】以上十四味，除五灵脂膏外，其余诃子（煨）等十三味粉碎成细粉，过筛，混匀，用五灵脂膏加炼蜜370g及适量的水泛丸，干燥，打光，或包薄膜衣，即得。

【功能与主治】健脾和胃，止痛止吐，分清泌浊。用于胸腹胀满，胃脘疼痛，消化不良，呕逆泄泻，小便不利。

【用法与用量】嚼碎吞服。一次1丸，一日2～3次。薄膜衣丸：一次0.8g，一日2～3次。

【规格】（1）每丸重0.8g。
　　　　（2）薄膜衣丸每4丸重0.8g。

【贮藏】密封。

注：本品为藏族验方。

祛风舒筋丸

【处方】防风50g，桂枝50g，麻黄50g，威灵仙50g，制川乌50g，制草乌50g，麸炒苍术50g，茯苓50g，木瓜50g，秦艽50g，烫骨碎补50g，牛膝50g，甘草50g，海风藤50g，青风藤50g，穿山龙50g，老鹳草50g，茄根50g。

【制法】以上十八味，粉碎成细粉，过筛，混匀。每100g粉末加炼蜜160～180g制成大蜜丸或小蜜丸，即得。

【功能与主治】祛风散寒，除湿活络。用于风寒湿闭阻所致的痹病，症见关节疼痛、局部畏恶风寒、屈伸不利，四肢麻木，腰腿疼痛。

【用法与用量】口服。小蜜丸一次12丸，大蜜丸一次1丸，一日2次。

【注意】孕妇慎用。

【规格】小蜜丸每100丸重60g，大蜜丸每丸重7g。

【贮藏】密封。

消眩止晕片

【处方】火炭母 400g，鸡矢藤 100g，姜半夏 50g，白术 50g，天麻 50g，丹参 100g，当归 25g，白芍 40g，茯苓 50g，木瓜 40g，枳实 25g，砂仁 5g，石菖蒲 50g，白芷 15g。

【制法】以上十四味，天麻、茯苓、砂仁、白芷粉碎成细粉，过筛；白术、当归、石菖蒲、姜半夏、枳实水蒸气蒸馏提取挥发油，水溶液另器收集；蒸馏后的药渣与其余火炭母、鸡矢藤等五味混合，加水煎煮四次，第一次加 10 倍量的水，浸泡半小时，以后各次均用 8 倍量的水，每次煎煮 40 分钟。合并煎煮液与蒸馏后的水溶液，静置、滤过，滤液减压浓缩成相对密度为 1.35～1.38（50℃）的稠膏，加入上述天麻、茯苓等细粉及淀粉、糊精适量，混匀，制成颗粒，干燥，放冷。喷加白术、当归等提取的挥发油及适量硬脂酸镁、滑石粉，混匀，压制成 1000 片，包糖衣，即得。

【功能与主治】豁痰，化瘀，平肝。用于因肝阳夹痰瘀上扰所致的眩晕；脑动脉硬化见上述证候者。

【用法与用量】口服。一次 5 片，一日 3 次，4 周为 1 个疗程。

【规格】片心重 0.35g（相当于饮片 1g）。

【贮藏】密封。

通痹片

【处方】制马钱子 13.28g，金钱白花蛇 2.21g，蜈蚣 2.21g，全蝎 2.21g，地龙 2.21g，僵蚕 2.21g，乌梢蛇 2.21g，天麻 2.21g，人参 0.74g，黄芪 8.86g，当归 13.28g，羌活 2.21g，独活 2.21g，防风 2.21g，麻黄 2.21g，桂枝 2.21g，附子（黑顺片）2.21g，制川乌 2.21g，薏苡仁 13.28g，麸炒苍术 13.28g，麸炒白术 13.28g，桃仁 4.43g，红花 2.95g，炒没药 2.21g，炮山甲 2.21g，醋延胡索 2.21g，牡丹皮 2.21g，北刘寄奴 2.21g，王不留行 2.21g，鸡血藤 4.43g，酒香附 2.21g，木香 2.21g，枳壳 2.21g，砂仁 1.85g，路路通 2.21g，木瓜 2.21g，川牛膝 2.21g，续断 2.21g，伸筋草 2.21g，大黄 2.21g，朱砂 2.21g。

【制法】以上四十一味，除朱砂外，其余四十味粉碎成粉，朱砂水飞成极细粉，与上述药粉配研，加辅料适量混匀，制粒，压制成 1000 片，包糖衣，即得。

【功能与主治】祛风胜湿，活血通络，散寒止痛，调补气血。用于寒湿闭阻、瘀血阻络、气血两虚所致的痹病，症见关节冷痛、屈伸不利；风湿性关节炎、类风湿关节炎见上述证候者。

【用法与用量】口服。一次 2 片，一日 2～3 次，饭后服用或遵医嘱。

【注意】孕妇、儿童禁用。肝肾功能损害与高血压患者慎用；不可过量、久服；忌食生冷油腻食物。

【规格】片心重 0.3g。

【贮藏】密封。

通痹胶囊

【处方】制马钱子 26.56g，金钱白花蛇 4.42g，蜈蚣 4.42g，全蝎 4.42g，地龙 4.42g，僵蚕 4.42g，乌梢蛇 4.42g，天麻 4.42g，人参 1.48g，黄芪 17.72g，当归 26.56g，羌活 4.42g，独活 4.42g，防风 4.42g，麻黄 4.42g，桂枝 4.42g，附子（黑顺片）4.42g，制川乌 4.42g，薏苡仁 26.56g，苍术（炒）26.56g，麸炒白术 26.56g，桃仁 8.86g，红花 5.90g，没药（炒）4.42g，炮山甲 4.42g，醋延胡索 4.42g，牡丹皮 4.42g，北刘寄奴 4.42g，王不留行 4.42g，鸡血藤 8.86g，香附（酒制）4.42g，木香 4.42g，枳壳 4.42g，砂仁 3.70g，路路通 4.42g，木瓜 4.42g，川牛膝 4.42g，续断 4.42g，伸筋草 4.42g，大黄 4.42g，朱砂 4.42g。

【制法】以上四十一味，除制马钱子、附子（黑顺片）、制川乌和朱砂外，其余三十七味粉碎成细粉，制马钱子、附子（黑顺片）、制川乌粉碎成细粉，朱砂水飞成极细粉，与上述粉末混匀，制成颗粒，干燥，装入胶囊，制成 1000 粒，即得。

【功能与主治】祛风胜湿，活血通络，散寒止痛，调补气血。用于寒湿闭阻，瘀血阻络，气血两虚所致痹病，症见关节冷痛，屈伸不利；风湿性关节炎，类风湿关节炎见有上述证候者。

【用法与用量】口服。一次 1 粒，一日 2～3 次，饭后服用或遵医嘱。

【注意】（1）孕妇、儿童禁用。

（2）肝肾功能损害与高血压患者慎用。

（3）不可过量久服。

（4）忌食生冷油腻食物。

【规格】每粒装 0.31g。

【贮藏】密封。

斑秃丸

【**处方**】地黄 74g，熟地黄 74g，制何首乌 74g，当归 49g，丹参 49g，炒白芍 49g，五味子 49g，羌活 25g，木瓜 25g。

【**制 法**】以上九味，粉碎成细粉，过筛，混匀。每 100g 粉末加炼蜜 40～50g 与适量的水泛丸，制成水蜜丸，干燥；或加炼蜜 120～130g 制成大蜜丸，即得。

【**功能与主治**】补益肝肾，养血生发。用于肝肾不足、血虚风盛所致的油风，症见毛发成片脱落，或至全部脱落，多伴有头晕失眠、目眩耳鸣、腰膝酸软；斑秃、全秃、普秃见上述证候者。

【**用法与用量**】口服。水蜜丸一次 5g；大蜜丸一次 1 丸，一日 3 次。

【**注意**】本品不适用假发斑秃（患处头皮萎缩，不见毛囊口）及脂溢性皮炎；忌食辛辣食品。

【**规格**】（1）水蜜丸每 10 丸重 1g。

（2）大蜜丸每丸重 9g。

【**贮藏**】密封。

筋痛消酊

【**处方**】乳香（制）9.6g，没药（制）9.6g，大黄 3.8g，红花 5.6g，煅自然铜 9.6g，三七 5.6g，血竭 9.6g，川芎 9.6g，郁金 3.8g，当归 15.4g，栀子 3.8g，刘寄奴 9.6g，紫荆皮 15.4g，儿茶 5.6g，白芷 3.8g，肉桂 5.6g，防风 3.8g，木香 3.8g，香附 9.6g，厚朴 5.6g，小茴香 5.6g，制川乌 2.0g，制草乌 2.0g，浙贝母 5.6g，天南星（制）5.6g，木瓜 9.6g，樟脑 20.0g，冰片 20.0g，木鳖子 5.6g，羌活 9.6g，陈皮 3.8g。

【**制法**】以上三十一味，除冰片、樟脑外，其余乳香（制）等二十九味粉碎成中粉，用 70% 乙醇作溶剂，浸渍 48 小时，缓缓渗漉，收集渗漉液 900mL，加入冰片、樟脑，搅拌，使完全溶解，加 70% 乙醇使成 1000mL，搅匀，滤过，分装，即得。

【**功能与主治**】活血化瘀，消肿止痛。用于急性闭合性软组织损伤。

【**用法与用量**】外用。用药棉浸渍药液 10～20mL，湿敷患处 1 小时，一日 3 次。

【注意】孕妇禁用；开放性损伤禁用；偶见局部瘙痒、皮疹。

【规格】（1）每瓶装 30mL。

　　　　（2）每瓶装 80mL。

【贮藏】密封，置阴凉处。

舒筋丸

【处方】马钱子粉 115g，麻黄 80g，独活 6g，羌活 6g，桂枝 6g，甘草 6g，千年健 6g，牛膝 6g，乳香（醋制）6g，木瓜 6g，没药（醋制）6g，防风 6g，杜仲（盐制）3g，地枫皮 6g，续断 3g。

【制法】以上十五味，除马钱子粉外，其余麻黄等十四味粉碎成细粉，与马钱子粉配研，混匀，过筛。每 100g 粉末加炼蜜 150 ～ 170g 制成大蜜丸，即得。

【功能与主治】祛风除湿，舒筋活血。用于风寒湿痹，四肢麻木，筋骨疼痛，行步艰难。

【用法与用量】口服。一次 1 丸，一日 1 次。

【注意】孕妇忌服。

【规格】每丸重 3g。

【贮藏】密封。

舒筋活络酒

【处方】木瓜 45g，桑寄生 75g，玉竹 240g，续断 30g，川牛膝 90g，当归 45g，川芎 60g，红花 45g，独活 30g，羌活 30g，防风 60g，白术 90g，蚕沙 60g，红曲 180g，甘草 30g。

【制法】以上十五味，除红曲外，其余木瓜等十四味粉碎成粗粉，然后加入红曲；另取红糖555g，溶解于白酒11100g中，用红糖酒作溶剂，浸渍48小时后，以每分钟 1 ～ 3mL 的速度缓缓渗漉，收集渗漉液，静置，滤过，即得。

【功能与主治】祛风除湿，活血通络，养阴生津。用于风湿阻络、血脉瘀阻兼有阴虚所致的痹病，症见关节疼痛、屈伸不利、四肢麻木。

【用法与用量】口服。一次 20 ～ 30mL，一日 2 次。

【注意】孕妇慎用。

【贮藏】密封，置阴凉处。

疏风定痛丸

【处方】马钱子粉 200g，麻黄 300g，乳香（醋制）100g，没药（醋制）100g，千年健 30g，自然铜（煅）30g，地枫皮 30g，桂枝 30g，牛膝 30g，木瓜 30g，甘草 30g，杜仲（盐炙）30g，防风 30g，羌活 30g，独活 30g。

【制法】以上十五味，除马钱子粉外，其余麻黄等十四味粉碎成细粉，过筛，与马钱子粉配研，混匀。每 100g 粉末用炼蜜 60～80g 和适量水泛丸，干燥，制成水蜜丸；或加炼蜜 140～160g 制成小蜜丸或大蜜丸，即得。

【功能与主治】祛风散寒，活血止痛。用于风寒湿闭阻、瘀血阻络所致的痹病，症见关节疼痛、冷痛、刺痛或疼痛致甚、屈伸不利、局部恶寒，腰腿疼痛，四肢麻木及跌打损伤所致的局部肿痛。

【用法与用量】口服。水蜜丸一次 4g（20 丸），小蜜丸一次 6g，大蜜丸一次 1 丸，一日 2 次。

【注意】按规定量服用，不宜多服；体弱者慎服；孕妇忌服。

【规格】（1）水蜜丸每 100 丸重 20g。

（2）小蜜丸每 100 丸重 20g。

（3）大蜜丸每丸重 6g。

【贮藏】密封。

疏风活络丸

【处方】制马钱子 375g，秦艽 188g，麻黄 625g，木瓜 313g，虎杖 313g，甘草 188g，菝葜 313g，防风 188g，桂枝 313g，桑寄生 188g。

【制法】以上十味，粉碎成细粉，过筛，混匀。每 100g 粉末加炼蜜 135～145g 制成大蜜丸，即得。

【功能与主治】祛风散寒，除湿通络。用于风寒湿闭阻所致的痹病，症见关节疼痛、局部畏恶风寒、四肢麻木、腰背疼痛。

【用法与用量】口服。一次半丸，一日 2 次，或于睡前服 1 丸。

【注意】（1）高血压患者及孕妇慎用。

（2）不得超量服用。

【规格】每丸重 7.8g。

【贮藏】密封。

第四节　其他应用

一、食用

随着生活水平的不断提高，人们对健康需要日益增长，食疗逐渐成为人们维护健康，调理亚健康的重要方式，中医药食同源理论进一步得到认同与重视，认为以食代药具有"处处皆有，人人可服，物异功优，久服无弊"等特点。

木瓜具有极好的食疗保健作用，因此常被称为"百益果""万寿果"，是首批列入"药食两用"目录的品种。历代本草对木瓜食疗作用与应用有详细论述。不同区域流传着食用木瓜防病治病的各种习俗和方法。

清代温病四大家之一王孟英尤先生十分重视食疗，著有《随息居饮食谱》，共详列食物331种，对61种瓜果的性味、功能主治和相关的单味成方、食食复方、食药配方、食汤煎药、药酒合方等应用方式，以及其不良反应与禁忌等多方面进行了详细描述。其记载性味酸平的仅木瓜1种；木瓜煎汤可疗霍乱转筋等；木瓜亦可浸酒，如固春酒方中含有木瓜。

沈大刚等发现木瓜含有丰富的药用成分和营养成分，与其保健食疗功效关系密切。木瓜富含超氧化物歧化酶（SOD），含量远高于葡萄干，对养颜抗衰、抗癌、防辐射等可发挥积极作用。木瓜中的果胶物质也有利于抗辐射和促进人体对重金属盐的分解，并有稳定抗坏血酸的作用。木瓜含多种有机酸，既可助食品防腐，又可利于消化不良、腹泻和胃病患者健胃、消食。木瓜中的多糖具有调节免疫功能、抑制肿瘤、延缓衰老等作用。木瓜还富含赖氨酸、缬氨酸等多种氨基酸，含大量维生素C和维生素A，Zn、Mn等矿物质元素含量较高，蛋白质、果胶也是木瓜中重要的营养物质。

木瓜的食疗方法很多，既可作为一般营养食品加工，还可开发成多种功能性产品。常见的食用方式有糖蜜拌匀而食、代茶泡水以饮、泡酒而咀等，还可加工成干片、果脯、咸菜等。木瓜鲜果味酸涩，不宜生食，因此作为水果鲜食的消耗量较小，各地流传着许多独特的食用方法。如云南习惯将未成熟的木瓜采下后，切成片蘸盐，或将木瓜捣碎，拌上盐、辣椒和其他佐料后鲜食用。木瓜炖鸡、木瓜炖鱼等食用方法深受当地人喜爱。如白族的木瓜焖鸡、木瓜炒火腿丝，傈僳族的木瓜饭，独龙族的木瓜点豆腐，傣族的酸木瓜煮牛肉等都具有浓郁的地方特色。木瓜生津、开胃的效果良好，可以调理脾胃，改善代谢，防治高血脂、高血糖、高尿酸血症，胃病等煮粥也可加木瓜。如木瓜陈皮粥，做法简便（取木瓜、陈皮、丝瓜络、川贝母各 10g，粳米 50g，冰糖适量。将材料洗净，木瓜、陈皮、丝瓜络先煎，去渣取汁，与粳米同煮，加入川贝母（粉）与冰糖适量即成），可用于调理痰湿阻络型颈椎病。

木瓜可加工成各种产品，常见成品有木瓜果汁、木瓜果脯、木瓜醋和木瓜酒等。

（1）木瓜果汁：木瓜果汁是木瓜最常见的产品形式。其以新鲜的木瓜为原料，用榨汁机榨汁，再加入白糖等甜味剂以改善果汁口感。果汁还可加入果胶酶等进一步处理，提高木瓜汁产率，改善品质。

（2）木瓜果脯：木瓜成熟后储存性较差，制成果脯可以有效提高其储藏性。木瓜经净处理、漂烫、糖浸、蒸制、干燥等步骤，制成木瓜片或丝。木瓜经过加工能明显改善口感和风味。木瓜果脯口味独特，耐储藏，易携带，直接食用可开胃化食，还可作糖尿病代餐食品。

（3）木瓜醋：木瓜中含有苹果酸、酒石酸、柠檬酸等有机酸，是生产果醋的理想原料。木瓜榨汁经发酵制成果醋，具有保肝解酒的效果。饮用白酒前后，饮用木瓜醋能加强肝脏对酒精的代谢，发挥解酒作用。木瓜配伍葛花等具有协同增效的作用。目前已开发出多款该类产品以供选择使用。

（4）木瓜酒：木瓜可生产果酒，更多用于制备泡制酒。木瓜干片可加白酒直接浸泡；也可选配山楂、枸杞子、薏苡仁、茯苓等配料，辅以适量白糖或蜂蜜调节口味；还可将木瓜去皮、蒸制后，使用纯粮食酒进行浸泡，使木瓜中的多酚、黄酮、三萜、糖类等成分浸出到酒中，既具有良好的感官品质，又具有功能特征。

（5）木瓜果酱：木瓜经预煮和高压蒸煮处理，再加入适量白糖、蜂蜜、柠檬酸等调整口感，加少量黄原胶等增稠剂，制得的果酱酸甜适口，风味独特，并易于保存。

二、用于饲料填加剂

木瓜叶含有黄酮、三萜、有机酸、氨基酸、多糖、挥发油、植物甾醇、苷类、矿物质、维生素等丰富的生物活性物质，可作为补充硒、维生素、氨基酸等的新型资源，用于养殖业在防止动物疫病、促进生长发育、节约饲料、提高养殖效益等方面前景良好。

木瓜叶绿原酸含量高，可达 1.5%。绿原酸具有抗氧化、抗炎、抑菌、抗病毒、免疫调节、提高繁殖性能以及保护畜禽肠道健康等作用，已成为新型替代抗生素的饲料添加剂，加入量一般为 1g/kg。绿原酸替代抗生素，用于仔猪饲养，具有调节仔猪肠道菌群，缓解肠道氧化损伤，改善肠道屏障功能，维持肠道稳态的作用，能保护猪的肠道健康，改善仔猪肠道功能，降低腹泻率。绿原酸对母猪卵母细胞和公猪精子发育均有积极影响，可作为卵母细胞发育成熟和精子的保护剂。绿原酸能够改善母猪卵母细胞成熟、发育及受精能力，改善猪胚胎体外发育能力，提高冷冻公猪精子的质量，可替代维生素 E 作为猪精液的保护剂。绿原酸能促进反刍动物对营养物质的消化吸收。绿原酸还能改善家禽生长性能，减缓热应激以及缓解炎症。在肉鸡饲粮中添加 1g/kg 的绿原酸，肉鸡的平均日增重和饲料转化率显著优于对照组，且添加绿原酸显著提高了鸡肉中多不饱和脂肪酸和饱和脂肪酸的比值。绿原酸还具有抗病毒作用。建立鸭乙肝病毒感染模型，每天口服 0.1g/kg 的绿原酸，降低了鸭血清中乙型肝炎病毒的水平，抑制了病毒 DNA 的复制，说明绿原酸具有抗乙型肝炎病毒的作用。

刘晓蕊等为探究饲料中添加不同浓度绿原酸对泥鳅生长性能、消化酶活性、免疫功能及抗氧化能力的影响，选用无病无伤的泥鳅，随机分为 5 组，在基础饲料投喂中分别添加 200mg/kg、400mg/kg、600mg/kg 和 800mg/kg 的绿原酸实验饲料，饲养 56 天，测定泥鳅生长性能、消化酶活性、生化指标、免疫功能及抗氧化能力。结果发现，与对照组相比，饲料中加入绿原酸可以显著增高泥鳅的终末体重（FBW）、增重率（WGR）和特定生长率（SGR）；且显著提高肝脏和肠道中蛋白酶、脂肪酶、淀粉酶的活性及肝脏与肠道的总抗氧化能力（T-AOC），提高过氧化氢酶（CAT）、超氧化物歧化酶（SOD）、谷胱甘肽（GSH）和谷胱甘肽过氧化物酶（GSH-Px）的活性，丙二醛（MDA）的生成被降低，肝脏中谷草转氨酶（AST）、谷丙转氨酶（ALT）活性随绿原酸浓度增加而提高，分别在 400mg/kg 和 600mg/kg 时达到最大值。随着绿原酸浓度的升高，血清中 AST、ALT 的活性均显著下降。随着绿原酸浓度的增加，血清中乳酸脱氢酶（LDH）含量逐渐下降，在浓度 400mg/kg 时达到最低值；血清补体 3（C3）和补体 4（C4）含量先升高后下降，分别在绿原酸浓度为 400mg/kg 和 600mg/kg 时达到峰值含量；血清中免疫球蛋白 M（IgM）水平显著升高，在浓度为 600mg/kg 时达到最大；血清中溶菌酶（LYS）含量先上升后下降，在浓度为 400mg/kg 时含量为最大值。研究表明，在饲料当中添加 400 ～ 600mg/kg 绿原酸可显著提高泥鳅的生长性能和消化酶活性，增强泥鳅的免疫功能和抗氧化能力。

吴卫东等研究基础日粮中添加不同含量的木瓜粉对奶牛生产性能及乳品质的影响，随机挑选 40 头生产性能和胎次相近的荷斯坦奶牛作为研究对象，随机分为 4 组，分别为对照组、试验组，对照组日粮不含木瓜粉，试验组日粮分别加 1%、2%、5% 木瓜粉，喂养 60 天。结果显示，与对照组相比，日粮中添加不同含量木瓜粉的各试验组奶牛平均日采食量和日产奶量显著提高，各试验组牛乳中体细胞数显著性降低，乳蛋白率显著提升。结果表明，不同含量的曹州木瓜粉均可提高泌乳期奶牛的采食量和产奶量，降低牛乳中体细胞数，5% 添加量在改善奶牛乳品质方面效果更显著。

三、用于化妆品

木瓜果皮、果肉、种子等不同部位均富含超氧化物歧化酶（SOD）。SOD 用于化妆品具有抗皱、祛斑、防衰老的作用；同时作为牙膏添加剂，具有抑菌作用，有利于预防和治疗牙周病。

柳建平探讨了皱皮木瓜超氧化物歧化酶（SOD）分离纯化工艺，以重庆綦江皱皮木瓜为试验材料，采用硫酸铵分级沉淀、Sevage 法除杂蛋白、丙酮再次沉淀脱色除杂和 SephadexG-100 凝胶层析，分离纯化皱皮木瓜 SOD，采用 Folin- 酚法测定蛋白质含量，用改良的邻苯三酚自氧化法测定酶活性。结果皱皮木瓜 SOD 在层析过程中得到较好的分离纯化，其纯化倍数是 178.72 倍，回收率是 4.94%，比活力是 303.82U/mg 蛋白。SDS-PAGE 纯度鉴定结果表明，电泳图为一条谱带，表明分离纯化到达电泳纯的样品。

徐广等考察不同采样期皱皮木瓜内在物质含量动态变化，不同部位 SOD 活性动态变化，保存方式及时间对 SOD 活性的影响。其通过紫外分光光度法测定木瓜不同采样期、不同部位及保存时间的 SOD 活性，结果发现：不同采样期皱皮木瓜 SOD 活性及内在物质含量均呈现动态变化；不同部位 SOD 活性为果皮为先低后高，果肉为先低、中高、后低，果仁皮先高后低。冷藏保鲜和冰冻处理条件下，木瓜果肉 SOD 均能保持稳定的活性。7 月中旬到 8 月中旬为皱皮木瓜的适宜采摘时间；6 月初至 7 月初 SOD 主要分布在果仁皮与果肉，7 月中旬至 8 月底 SOD 主要分布于果皮与果肉；鲜品保存 3 个月以内都能保持 SOD 很好的活性。

主要参考文献

[1] 国家中医药管理局《中华本草》编辑委员会. 中华本草 [M]. 上海：上海科学技术出版社，2004.

[2] 高学敏. 中药学 [M]. 北京：中国中医药出版社，2017.

[3] 王光宁，杨银凤，陈秋兰. 木瓜不同炮制品中水溶性有机酸的含量比较 [J]. 中国现代药物应用，2012，6（22）：5-6.

[4] 胡居杰，汪电雷. 木瓜炮制历史沿革 [J]. 安徽中医学院学报，2000，19（6）：42.

[5] 郭锡勇，唐修静，郭莉莉. 木瓜不同炮制品中总黄酮含量测定 [J]. 贵阳中医学院学报，2000，22（4）：61-62.

[6] 周炜津，杨提昆，王亿童，等. 木瓜苷对 AA 大鼠抗炎干预及细胞因子表达影响 [J]. 中国医学创新，2022，19（16）：34-39.

[7] 顾正位，冯帅，蒋海强，等. 木瓜醇提物对大鼠类风湿性关节炎模型关节炎症及滑膜细胞凋亡的影响 [J]. 中国实验方剂学杂志，2020，26（18）：45-50.

[8]Zhihao Duan，Can Jin，Ying Deng，et al. Exploring the chondroprotective effect of *Chaenomeles speciosa* on Glucose-6-Phosphate Isomerase model mice using an integrated approach of network pharmacology and experimental validation[J].Journal of Ethnopharmacology，2023，314：116553.

[9]Li X，Yang YB，Yang Q，et al. Anti-inflammatory and analgesic activities of *Chaenomeles speciosa* fractions in laboratory animals[J].Journal of Medical Food，2009，12（5）：1016-1022.

[10]Huang D，Jiang S，Du Z，et al. Analgesic and Anti-Arthritic Activities of Polysaccharides in *Chaenomeles speciosa*[J].Frontiers in Pharmacology，2022，13：744915.

[11]Zhu Q，Liao C，Liu Y，et al. Ethanolic extract and water-soluble polysaccharide from *Chaenomeles speciosa* fruit modulate lipopolysaccharide-induced nitric oxide production in RAW264.7 macrophage cells[J].Journal of Ethnopharmacology,2012,144(2)：

441-447.

[12] 罗悦 . 木瓜提取物调节肝细胞 miR-294a-3p/Mfn2 信号通路改善非酒精性脂肪性肝炎的实验研究 [D]. 宜昌：三峡大学，2022.

[13] 李晓晓，魏承亮，刘朝奇，等 . 木瓜发酵物通过 miR-350-3p/TLR4 信号通路改善小鼠非酒精性脂肪性肝炎 [J]. 中药新药与临床药理，2022，33（4）：419-425.

[14]Zhang Y，Xu H，He H，et al. Total triterpenes from the fruits of *Chaenomeles speciosa* (Sweet) Nakai protects against indomethacin- induced gastric mucosal injury：involvement of TFF1 - mediated EGF/EGFR and apoptotic pathways[J].Journal of pharmacy and pharmacology，2020，72（3）：409-423.

[15]He H，Feng M，Xu H，et al. Total triterpenoids from the fruits of *Chaenomeles speciosa* exerted gastroprotective activities on indomethacin-induced gastric damage via modulating microRNA-423-5p-mediated TFF/NAG-1 and apoptotic pathways[J].Food & Function，2020，11（1）：662-679.

[16]Tang Y，Yu X，Mi M，et al. Antixidative property and antiatherosclerotic effects of the powder processed from *Chaenomeles speciosa* in ApoE-/- mice[J].Journal of food biochemistry，2010，34（3）：535-548.

[17]Sancheti S，Sancheti S，Bafna M，et al. Antihyperglycemic, antihyperlipidemic, and antioxidant effects of *Chaenomeles sinensis* fruit extract in streptozotocin-induced diabetic rats[J].Eur Food Res Technol，2010，231：415-421.

[18]Zheng X，Wang H，Zhang P，et al. Chemical Composition, Antioxidant Activity and α-Glucosidase Inhibitory Activity of *Chaenomeles Speciosa* from Four Production Areas in China[J].Molecules (Basel, Switzerland)，2018，23（10）：2518.

[19]Miao J，Li X，Zhao C，et al. Solvents effect on active chemicals and activities of antioxidant, anti-aglucosidase and inhibit effect on smooth muscle contraction of isolated rat jejunum of *Chaenomeles speciosa*[J].Journal of Functional Foods，2018，40：146-155.

[20]Tian B，Xie X，Shen P，et al. Comparison of the Antioxidant Activities and the Chemical Compositions of the Antioxidants of Different Polarity Crude Extracts from the Fruits of *Chaenomeles speciosa* (Sweet) Nakai[J].Journal of Planar Chromatography，2015，28：443-447.

[21]Du H，Wu J，Li H，et al. Polyphenols and triterpenes from Chaenomeles fruits: chemical analysis and antioxidant activities assessment[J].Food chemistry，

2013，141（4）：4260-4268.

[22]Zhang L，Cheng Y，Liu A，et al. Antioxidant, anti-inflammatory and anti-influenza properties of components from *Chaenomeles speciosa*[J].Molecules，2010，15（11）：8507-8517.

[23]Wang Z，Jin D，Zhou Y，et al. Bioactivity Ingredients of *Chaenomeles speciosa* against Microbes: Characterization by LC-MS and Activity Evaluation[J]. Journal of agricultural and food chemistry，2021，69（16）：4686-4696.

[24] 王旭东，董明，李娜 . 宣木瓜粗提物抑菌作用的研究，食品工业科技 [J].2011，32（12）：175-179.

[25]Hendrich AB，Strugała P，Dudra A，et al. Microbiological, antioxidant and lipoxygenase-1 inhibitory activities of fruit extracts of chosen Rosaceae family species[J].Advances in clinical and experimental medicine: official organ Wroclaw Medical University，2020，29（2）：215-224.

[26]Wu Y，Yin X，Li J，et al. Optimization of extraction of Chaenomeles lagenaria polysaccharide and its antibacterial activity[J].Bioresources，2020，15（2）：3394-3407.

[27]Hamauzu Y，Yasui H，Inno T，et al. Phenolic Profile, Antioxidant Property, and Anti-influenza Viral Activity of Chinese Quince (Pseudocydonia sinensis Schneid.), Quince (Cydonia oblonga Mill.), and Apple (Malus domestica Mill.) Fruits[J].Journal of agricultural and food chemistry，2005，53（4）：928-934.

[28] 张建武，马恒，魏一，等 . 拉米夫定与原儿茶酸药物组合体内抗鸭乙肝病毒研究 [J]. 湖北大学学报（自然科学版），2015，37（4）：310-315.

[29]Munafò F，Donati E，Brindani N，et al. Quercetin and luteolin are single-digit micromolar inhibitors of the SARS-CoV-2 RNA-dependent RNA polymerase[J]. Scientific reports，2022，12（1）：10571.

[30] 丁玥，曹泽彧，柯志鹏，等 . 芦丁对流感病毒的体外抑制作用及其机制研究 [J]. 现代药物与临床，2015，30（12）：1431-1436.

[31]Zhao G，Jiang ZH，Zheng XW，et al. Dopamine transporter inhibitory and antiparkinsonian effect of common flowering quince extract[J].Pharmacology biochemistry and behavior，2008，90（3）：363-371.

[32]Miao J，Zhao C，Li X，et al. Chemical Composition and Bioactivities of Two Common Chaenomeles Fruits in China：*Chaenomeles speciosa* and *Chaenomeles sinensis*[J].Journal of Food Science，2016，81（8）：H2049-H2058.

[33]Deng Y，Huang L，Zhang C，et al. Novel polysaccharide from Chaenomeles *speciosa* seeds: Structural characterization，α–amylase and α–glucosidase inhibitory activity evaluation[J].International Journal of Biological Macromolecules，2020，153：755–766.

[34]Sancheti S，Sancheti S，Bafna M，et al. Antihyperglycemic, antihyperlipidemic, and antioxidant effects of *Chaenomeles sinensis* fruit extract in streptozotocin–induced diabetic rats[J].European Food Research and Technology，2010，231：415–421.

[35]Turkiewicz IP，Wojdyło A，Tkacz K，et al. ABTS On–Line Antioxidant, α–Amylase, α–Glucosidase, Pancreatic Lipase, Acetyl– and Butyrylcholinesterase Inhibition Activity of Chaenomeles Fruits Determined by Polyphenols and other Chemical Compounds[J].Antioxidants，2020，9（1）：60.

[36]Miao J，Li X，Zhao C，et al. Active compounds, antioxidant activity and α–glucosidase inhibitory activity of different varieties of Chaenomeles fruits[J].Food Chemistry，2018，248：330–339.

[37]Lee MH，Son YK，Han YN. Tissue factor inhibitory flavonoids from the fruits of *Chaenomeles sinensis*[J].Archives of Pharmacal Research，2002，25（6）：842–850.

[38]Jong R，Ji K，Lan K，et al. Effects of *Chaenomeles speciosa* Nakai on Scopolamine Induced Memory Impaired Mouse Model[J].Korean Journal of Pharmacognosy，2019，50：253–259.

[39]Chen JC，Chang YS，Wu SL，et al. Inhibition of Escherichia coli heat–labile enterotoxin–induced diarrhea by *Chaenomeles speciosa*[J].Journal of Ethnopharmacology，2007，113（2）：233–239.

[40] 邓中甲. 方剂学 [M]. 北京：中国中医药出版社，2017.

[41] 刘继业，李丰林. 益肾祛痹汤联合西药治疗类风湿性关节炎 60 例 [J]. 西部中医药，2018，31（6）：93–95.

[42] 袁作武，周祖山，舒勇. 风湿 I 号酒合伸筋汤治疗中晚期类风湿性关节炎临床研究 [J]. 时珍国医国药，2008，19（6）：1479–1480.

[43] 朱会银，佟圣丽，周道玉. 白芍木瓜汤配合局部热疗治疗膝关节骨性关节病 35 例疗效分析 [J]. 中国民康医学，2006，18（7）：519.

[44] 王涛，胡文杰，彭云松，等. 骨痹汤熏蒸治疗对改善膝关节骨性关节炎功能的临床观察 [J]. 中国中医药现代远程教育，2013，11（3）：22–23.

[45] 曾意荣，樊粤光，刘少军，等. 补肾活血中药治疗肾虚血瘀型膝骨性关

节炎的临床研究 [J]. 广州中医药大学学报，2007，24（4）：276-278.

[46] 葛亚博，于文俊. 舒筋活络汤对神经根型颈椎病患者颈椎功能、生活质量的影响 [J]. 湖北中医药大学学报，2020，22（1）：81-84.

[47] 陈兴亮. 白芍木瓜灵仙汤治疗神经根型颈椎病的临床疗效 [J]. 世界最新医学信息文摘，2016，16（48）：111.

[48] 杨慧君. 白芍木瓜汤联合止痉散治疗颈椎病的效果观察 [J]. 光明中医，2015，30（4）：776-777.

[49] 刘涛. 薏仁木瓜化浊汤对高尿酸血症小鼠的降尿酸作用及其机制研究 [D]. 广州：广东药科大学，2020.

[50] 张仕玉，镇水清，镇树清. 马钱子木瓜丸和木瓜风湿丸治疗湿热型痛风的临床研究 [J]. 中医药临床杂志，2017，29（4）：543-545.

[51] 王明珠. 三妙祛湿汤联合金黄膏外敷治疗痛风性关节炎40例临床观察 [J]. 实用中医内科杂志，2013，27（7）：38-39.

[52] 田奇伟. 木瓜舒肝冲剂治疗急性黄疸型肝炎的临床疗效观察 [J]. 中草药，1989，20（2）：4，48.

[53] 张思容，李栋鹏，程伟慧，等. 脂肝汤加减联合穴位刺激类疗法治疗代谢相关脂肪性肝病的临床研究 [J]. 中国疗养医学，2022，31（11）：1197-1202.

[54] 马安荣，张堆旺，冯仓怀. 木瓜益母草汤联合利尿剂治疗肝硬化腹水80例 [J]. 陕西中医，2007，28（9）：1109-1110.

[55] 李彤中，邢继军，闫纪琳，等. 木瓜止痉汤结合脘腹6穴游走罐治疗胆汁反流性胃炎临床观察 [J]. 河北医药，2016，38（22）：3445-3448.

[56]. 李建华，梁钊诚. 余绍源治疗功能性腹泻的经验总结 [J]. 广州中医药大学学报，2021，38（2）：392-397.

[57] 胡月，胡雅棱. 乌梅木瓜汤加减治疗小儿功能性便秘临床疗效 [J]. 内蒙古中医药，2022，41（8）：13-14.

[58] 陈泽云. 六合汤加减治疗慢性复发型溃疡性结肠炎的临床价值 [J]. 深圳中西医结合杂志，2014，24（3）：108-109.

[59] 李彤中，蔡莉，侯仙明，等. 木瓜止痉汤对上消化道重建后化疗呕吐治疗的临床研究 [J]. 河北中医药学报，2015，30（1）：26-28.

[60] 杨兰兰，胡晓灵，马胜利. 柔肝养血汤防治妇科肿瘤患者化疗后乙肝病毒再激活所致肝功能损害的临床观察 [J]. 医药论坛杂志，2022，43（11）：

1-9.

[61] 谷宁，王凤丽，徐羽，等．通络活血汤治疗化疗后周围神经损伤临床研究 [J]. 中医学报，2018，33（1）：22-26.

[62] 王璟．鸡鸣散加减治疗湿脚气 21 例 [J]. 安徽中医学院学报，2000，19（6）：27-28.

[63] 李同新，初茂忠．复方木瓜洗液治疗手足癣 80 例 [J]. 中国民间疗法，2006，14（4）：29.

[64] 周义辉，陈静．风湿骨痛胶囊治疗活动性类风湿关节炎的临床疗效分析 [J]. 临床医药文献杂志，2018，5（33）：152-153.

[65] 胡锐．风湿骨痛片联合双氯芬酸钠片治疗退行性骨关节炎的疗效分析 [J]. 中国现代药物应用 2023，17（5）：17-20.

[66] 徐新亮，李桂莹．风湿骨痛片联合盐酸氨基葡萄糖片治疗膝骨性关节炎的疗效分析 [J]. 中国实用医药，2023，18（20）：141-144.

[67] 刘小龙，生钦钢，孙海军，等．通痹胶囊联合酮洛芬治疗类风湿性关节炎的临床研究 [J]. 现代药物与临床，2023，38（5）：1181-1186.

[68] 王巧灵．中风回春丸辅助治疗缺血性脑卒中的临床观察 [J] 中国民族民间医药，2018，27（7）：107-109.

[69] 常利，王龙，李合华．中风回春丸辅助治疗对急性脑梗死患者临床疗效、氧化应激和炎症因子水平的影响 [J]. 中国合理用药探索，2021，18（12）：57-61.

[70] 陶诗怡，张兰鑫，刘果．王孟英《随息居饮食谱》中瓜果食疗应用特点简析 [J]. 环球中医药，2020，13（7）：1217-1220.

[71] 沈大刚，邓楠楠．安康市木瓜属 3 个种果实营养成分测定与分析 [J]. 陕西农业科学，2021，67（10）：95-97.

[72] 张琪，李智，杜俊辉，等．木瓜化学成分、生物活性及其应用研究进展 [J]. 食品研究与开发，2023，44（19）：180-188.

[73] 于博，孙言，王婷，等．木瓜叶的营养素及功能活性成分研究进展 [J]. 湖北农业科学，2016，55（1）：5-8.

[74] 司马博锋．新型替抗饲料添加剂绿原酸在养猪生产中的应用研究进展 [J]. 养猪，2021，2：22-24.

[75] 刘晓蕊，马喜波，张南，等．饲料中绿原酸对泥鳅生长性能、消化酶活性、免疫功能及抗氧化能力的影响 [J]. 水产学报，2023，47（10）：109609.

[76] 吴卫东，宋红卫，魏中锋，等．曹州木瓜粉对奶牛生产性能及乳品质的

影响 [J] . 中国饲料，2023，16：130–133.

[77] 柳建平 . 皱皮木瓜超氧化物歧化酶分离纯化研究 [J]. 安徽农业科学，2009，37（1）：222–223.

[78] 徐广，任星宇，罗敏，等 . 皱皮木瓜内在物质及不同部位 SOD 活性动态变化研究 [J]. 时珍国医国药，2018，29（12）：2890–2893.

第八章

药用木瓜炮制与精深加工

第一节 木瓜炮制与成药应用

一、木瓜炮制方法

木瓜性温、味酸，归肝经、脾经，具有平肝舒筋、和胃化湿的功能，用于治疗湿痹拘挛、腰膝关节酸重疼痛、吐泻转筋、脚气水肿。但木瓜果实干燥后，质地坚硬，水分不易渗入，炮制或蒸制软化后，易于切片且片形美观，蒸制比炮制更容易干燥，炮制时久泡则导致有效成分损失。炮制后的功效、作用与生品基本相同。

1. 古代炮制沿革

木瓜在我国的栽培历史已有 1600 多年，有记载的木瓜炮制始于南北朝时期。对木瓜的炮制方法，古今经过了一个发展渐变的过程。木瓜的古法炮制中辅料制法较多，辅料制法现代沿用较少，但用药目的和用法不一样时，古法炮制可以参考。

南北朝：《雷公炮炙论》记载木瓜的炮制方法有黄牛乳蒸："凡使木瓜，勿令犯铁，用铜刀削去硬皮并子，薄切，于日中晒，却用黄牛乳汁拌蒸。"

唐代：增加了"去心皮"的记载，但仅见对木瓜净制要求"去皮心"(《食医心鉴》)，未见新增炮制方法。

宋代：对木瓜净制有不同要求。《圣济总录》记载"去皮穰切作片"。首次出现焙法(《类证活人书》)、蒸法(《太平圣惠方》)，以及加辅料炮制木瓜的多种方法，如酒浸焙干(《类编朱氏集验方》)、艾制(《博济方》)、硇砂蒸制（《太平圣惠方》）等单一辅料制，以及硫黄青盐制、盐蜜合制（《太平圣惠方》）、糯米浆盐合制、童便酒合制（《三因极一病证方论》）等两种辅料合制木瓜的方法。

明代：在沿用唐宋方法的同时，新增了盐制（《寿世保元》）、酒洗（《增补万病回春》）、炒（《外科启玄》）、辰砂附子合制（《奇效良方》）等炮制方法。

清代：木瓜的炮制主要使用酒炒（《校注医醇賸义》）、姜汁炒（《类证治裁》）等方法，新增络石藤制（《霍乱论》）等炮制方法。

药用木瓜的古代多种炮制方法中炒制、盐制与酒制应用较多，其炒制品可以概括为四种，即炒黄、炒焦、盐炙、酒炙。

2. 现代炮制方法

中药现代炮制方法是在传承的基础上发展起来的新的炮制方法，《中国药典》"0213 炮制通则"中记载：中药炮制是按照中医药理论，根据药材自身性质，以及调剂、制剂和临床应用的需要，所采取的一项独特的制药技术。其中炮制有多种方法，如炒、烫、煅、制炭、煮、炖、燀、酒制、醋制、盐制、姜汁制、蜜制、油制、制霜、水飞、煨等，不同的药材采用一种或多种不同的方法进行炮制。在木瓜炮制的现代方法中，我国不同地区曾经采用润切、蒸切及炒制 3 种方式。如蒸制的方法就有直接蒸（山西）、浸蒸（北京、陕西、河南等地）、闷蒸（江苏、浙江、黑龙江等地）、浸闷蒸（山东、江西、河南等地）。而辽宁在炮制木瓜时则采用煮来软化干燥木瓜，河北则采用"复制"的方式进行木瓜炮制，即将干燥的木瓜药材置开水中煮至半透后，再蒸透（勿蒸黑）。

《中国药典》木瓜饮片的炮制方法为润透或蒸透，即将晒制法获得的木瓜药材"洗净，润透或蒸透后切薄片，晒干"（图 8-1）。目前全国地方省市中药饮片炮制规范中对于药用木瓜的炮制也基本采用《中国药典》的方法。木瓜含有皂苷、总黄酮、有机酸（齐墩果酸、熊果酸、苹果酸、酒石酸、柠檬酸等）、鞣质等化学成分，炮制过程中应避免与铁器接触。

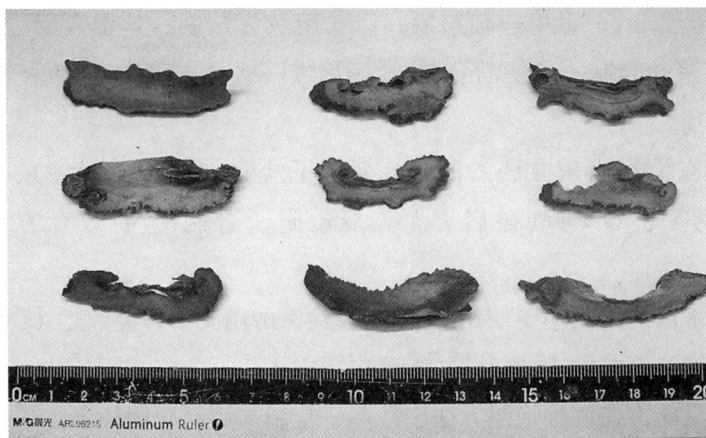

图 8-1　木瓜饮片

3. 现代炮制方法探索

中药饮片是我国临床中广泛使用的一种形式的中药，根据我国《药品管理法》《药品生产质量管理规范》等相关法律规范，中药饮片必须由符合 GMP 要求的企业进行规范生产。中药饮片目前存在以下问题：其一，由于市场对饮片需求旺盛，在药材原产地存在的不符合我国药品管理法的趁鲜切制屡禁不止；其二，中药材的有效成分大多都具有水溶性，在饮片炮制过程中的二次浸泡、湿润软化等操作，不可避免地导致药效成分的流失；其三，对于一些质地坚硬、淀粉含量高的中药材，干燥后，二次浸润切片难度大，切制效率低、损耗大；其四，对于一些不易干燥的中药材，在干燥、储存、运输过程中容易出现霉变、腐烂、变质。传统切制过程损耗大，成本高。

鉴于此种现状，2021 年 7 月，国家药监局综合司《关于中药饮片生产企业采购产地加工（趁鲜切制）中药材有关问题的复函》中明确表示，中药饮片生产企业可以采购具备健全质量管理体系的产地加工企业生产的产地趁鲜切制中药材用于中药饮片生产。这样，将过去未取得合法化的饮片产地趁鲜切制纳入规范化管理，通过构建以中药饮片生产企业为责任主体的中药材产地加工与饮片生产一体化模式，基于标准化、规模化与数字化管理理念和手段，从药材生产源头加强质量监管，保障人民群众用药安全。其使药材的产地趁鲜切制成为药材现代炮制方法的主要探索形式，同时可实现药材产地加工的"降本增效"，即在降低中药饮片生产企业的加工成本的同时，提高中药饮片生产企业的生产效率，提高中药饮片的药效作用。

　　木瓜属于干燥后质地坚硬的药材类型，被湖北、安徽等地列入开展"趁鲜切制"的品种之一，以保证鲜切药用木瓜的产品质量和疗效。

　　木瓜趁鲜切制，一般是将新鲜木瓜对半纵剖两半，直接切成薄片，晾晒至干；或是将新鲜木瓜在沸水中先烫再蒸，晾干表面水分后，再根据药企要求的饮片规格切成薄片，晾晒至干。传统的晾晒至干过程也可改为通过热风干燥设备在 60～80℃下烘干。新鲜木瓜切成 2～4mm 厚的薄片后，在 60℃干热风下的干燥时间只要 5 小时左右，干燥时间短，因此，药用木瓜产地趁鲜切制可方便地实行自动化、一体化加工工艺。

　　已有试验研究结果表明，与《中国药典》（2020 年版）收录的木瓜饮片炮制流程相比，趁鲜切制的木瓜片有效成分含量高、药效优。但鲜切木瓜饮片的大小、颜色、质地、皱纹等外观性状与传统木瓜饮片存在明显差别，但对单纯依靠其外观形态对其进行真伪判别、质量鉴别带来了难度，需要研究、建立新的质量鉴别标准等。

二、木瓜成药

　　从我国"医药数据库系统"药智数据可知，目前以木瓜为原料的中成药生产销售厂家有 69 家。按药品名称分，含有木瓜的中成药药品数量达到 87 种。其中以木瓜丸的样品数量最多，生产厂家达到 49 家；其次是木瓜酒，产品有豹骨木瓜酒、壮骨木瓜酒、木瓜酒和参茸木瓜酒 4 个类型，生产厂家为 30 家。按剂型分，主要有丸剂、片剂、颗粒剂、酒剂、酊剂、胶囊剂 6 种剂型。其中，部分厂家同时生产 2 个品种或 2 个剂型或不同包装规格的以木瓜为原料的成药品种。已被纳入国家医保"乙类"的木瓜中成药药品数量为 49 个，占木瓜中成药生产品种总数的 56.3%。

　　从"天地云图中药产业大数据"对平台在中成药需求方面的监控结果显示，平台监控的 7702 种中成药品种中，目前在市场上销售的含有木瓜的中成药品种为 212 个，其中需求旺盛、销售量靠前的含有木瓜的中成药品种类型为舒筋活络酒、史国公药酒和风痛安胶囊等，主要用于舒筋活络、平肝和胃、壮腰益肾、敛肺、祛湿热等。作为中成药原料的木瓜年用量大约 3700 吨。

　　此外，还有一些使用药用木瓜的方剂约几十种，如常见的活血化瘀方剂、清热解毒方剂、调理脾胃方剂、润肺止咳方剂等，用于治疗吐泻、风湿、腰痛、腿膝疼痛、脐腹疼痛等症。

第二节　木瓜提取物及其利用

　　木瓜的主要功效为舒筋活血、通经活络、利湿化浊、健胃消食、生津止渴，同时也是原卫生部首批公布的药食同源品种之一。药用木瓜富含有机酸类、萜类、挥发油、蛋白质、多糖、微量元素等，除了有机酸类、萜类等多种有效成分，如齐墩果酸（oleanolic acid）、白桦酸（betulilic acid）、3-O-乙酰坡模酸（3-O-acetylpomolic acid）、绿原酸乙酯（ethyl chlorogenate）、原儿茶酸（protocatechuic acid）、没食子酸（gallic acid）、曲酸（kojic acid）等，以及棓儿茶素（gallocatechin）、莽草酸（shikimic acid）、奎尼酸（quinic acid）等外，还从木瓜中分离得到了二十九烷-10-醇（octane-10-alcohol）、β-谷甾醇（β-sitosterol）、β-胡萝卜苷（β-daucosterol）等，以及具有镇痛作用的木瓜总皂苷等。

一、木瓜主要成分的提取

（一）有机酸的提取

　　有研究以安徽宣城产的宣木瓜为原料，对木瓜有机酸的提取工艺进行了探索。将木瓜粉与80%乙醇按料液比1∶25混匀，在90℃下提取时间3小时，宣木瓜总有机酸的提取率为10.46%；将料液比调整到1∶8，浸提2小时，重复提取2次，有机酸的总提取率可超过20%；通过强碱型阴离子交换树脂对木瓜有机酸进行纯化，所得的宣木瓜总有机酸质量分数可达67.66%。该方法可有效用于木瓜总有机酸的提取。

（二）挥发油的提取

　　植物挥发油提取最简便易行的方法就是水蒸气蒸馏，即将水沸腾产生的蒸汽注入物料中，物料被加热后，易挥发的挥发油组分随着热蒸汽导入冷凝装置被冷却后进入收集容器，再经过油水分离过程，就可得到挥发油或挥发油的结晶。

从木瓜挥发油中已鉴定出 46 种组分，其主要成分为 4- 甲基 -5-（1,3- 二戊烯基）- 二氢呋喃 -2- 酮、4-（3- 羟基 -3- 甲基 -1- 丁炔）- 苯甲酸甲酯、γ-癸内酯、正己醇、α- 杜松醇、顺 -11- 十六烯酸、辛酸己酯等，涉及内酯类、酯类、酸类、醇类、酚醚类等化合物，以及少量的烃、醛、酮、杂环和含氮化合物。

（三）萜类的提取

木瓜萜类物质的提取通常采用 80% 乙醇冷浸浸提，离心去残渣后，然后减压浓缩后，即得木瓜三萜皂苷类浸膏，再经硅胶柱层析或薄层层析分离即可得到木瓜三萜皂苷类。该方法可从皱皮木瓜中分离得到乙酰熊果酸（3-*O*-acetyl ursolic acid）、3-*O*- 乙酰坡模醇酸（3-*O*-acetyl pomolic acid）、桦木酸（betulinic acid）等五环三萜类化合物。

（四）黄酮的提取

木瓜黄酮的提取有回流提取、超声波提取、微波提取 3 种常用方法。

1. 回流提取

将原料粉碎后，用 80% 乙醇或乙酸乙酯在 90℃下回流 2 小时，然后将提取液在旋转蒸发仪上浓缩，加 5% 亚硝酸钠静置 6 分钟，再加 4% 氢氧化钠，离心后的上清液即为木瓜黄酮粗提液，进一步减压浓缩后得黄酮浸膏。

2. 超声波提取

木瓜的粉碎样品用 95% 乙醇在 90℃下超声波回流 30 分钟，提取液在旋转蒸发仪上浓缩后，加 5% 亚硝酸钠静置 6 分钟，再加 10% 硝酸铝放置 6 分钟，再加 4% 氢氧化钠后，离心后得木瓜黄酮溶液。

3. 微波提取

将原料粉碎后加入 80% 乙醇，微波 120℃下提取 20 分钟，在旋转蒸发仪上浓缩后，加 5% 亚硫酸钠静置 6 分钟，再加 10% 硝酸铝，放置 6 分钟后，再加 4% 氢氧化钠，离心后得木瓜黄酮粗提液。

以上 3 种提取方法的木瓜总黄酮回收率均可超过 95%。

（五）鞣质的提取

木瓜中鞣质的提取以超声波提取法的效果最好。主要工艺为：将木瓜粉碎成粉末，加水浸泡过夜后，超声波处理 10 分钟，静置、冷却后，离心后的上清液经减压浓缩后，即得木瓜鞣质浸膏。

（六）蛋白质等其他组分的提取

皱皮木瓜有较为丰富的蛋白质（>6%），含有多种蛋白酶，如木瓜蛋白酶（papain）、木瓜凝乳蛋白酶（chymopapain）、木瓜蛋白酶 Ω（papaya proteinase Ω），木瓜凝乳蛋白酶（chymopapain），以及超氧化物歧化酶（superoxide dismutase，SOD）等。市场上的木瓜蛋白酶多以番木瓜为原料提取。

以贴梗海棠果实为原料提取木瓜超氧化物歧化酶（SOD）的主要操作流程如下：

选择新鲜木瓜果实，用榨汁机将其组织破碎后，按样品质量加入 2 倍体积 0.2mol/L、pH6.8 的磷酸盐缓冲液，在低温（0～4℃）下浸提过夜，先用纱布过滤除去大的杂质，粗滤液在 4℃下，每分钟 5000 转离心 10 分钟，除去多糖以及其他不溶性杂质。

将 SOD 粗提液于 0℃下超声波处理 20 分钟，4℃下，每分钟 5000 转离心 10 分钟，得到含有木瓜 SOD 的提取液；往上清液中加入 1/4 体积的氯仿 – 乙醇（氯仿：乙醇 =3：5，V/V）混合液作为萃取剂，搅拌过夜，然后在 4℃下，每分钟 5000 转离心 10 分钟，去上清液，即得 SOD 粗酶液。

将 SOD 粗酶液置于 60℃水浴中热激 20 分钟除去杂蛋白，立即流水冷却至室温，在 4℃下，每分钟 5000 转离心 20 分钟，除去沉淀杂蛋白，上清液即为 SOD 初步纯化液。

SOD 初步纯化液中加入硫酸铵至 45% 饱和度，搅拌过夜，在 4℃下，每分钟 5000 转离心 20 分钟，弃去沉淀；取上清液，加入硫酸铵至 90% 饱和度，搅拌过夜，在 4℃下，每分钟 5000 转离心 20 分钟，得到沉淀，将沉淀用 0.2mol/L、pH6.8 的磷酸缓冲液溶解后，装入透析袋中透析 24 小时，即得木瓜 SOD 纯化蛋白，SOD 活性大于 500U/mg。

此外，药用木瓜还含有多糖（平均含量超过 10%）以及丰富的维生素 C 和维生素 B_1、维生素 B_2、β– 胡萝卜素等。

二、木瓜提取物的开发利用

（一）抑制肿瘤作用

实验证明，木瓜中含有的齐墩果酸、熊果酸、桦木酸等有机酸或萜类物质具有很好的抑制肿瘤效果。给小鼠服用齐墩果酸和熊果酸，可以抑制小鼠对 12-O-十四 - 烷酰佛波醇 -13- 乙酯（12-O -tetradecanoylphorbol-13- acetate，TPA）引起的乳头状瘤的生长，从而延缓小鼠乳头状瘤的发生，降低发病率。熊果酸对 SGC7901 细胞（人胃癌细胞）具有较强的抗肿瘤活性。桦木酸及其衍生物 23- 羟基桦木酸等对人黑色素瘤细胞 A375、小鼠黑色素瘤细胞 B16 生长具有明显的抑制效果。

因此，以药用木瓜为原料能提取有机酸及萜类化合物，对于开发新的抗肿瘤植物药具有应用前景。

（二）保肝作用

病理模型试验证明，对于四氯化碳引起的大白鼠急性肝损伤，每天用木瓜混悬液 5 ～ 6mL 灌胃处理，连续 10 天，可减轻大白鼠急的肝细胞坏死，减轻肝细胞脂变，并促进肝细胞修复。木瓜混悬液中含有的齐墩果酸和熊果酸对四氯化碳造成的肝损伤有保护作用，已在临床上用于肝炎的辅助治疗，具有进一步开发前景。

（三）消炎镇痛作用

木瓜苷可以抑制小鼠的乙酸扭体反应和甲醛第二相反应，对大鼠的胶原性关节炎、佐剂性关节炎、免疫性关节炎以及因角叉菜胶、蛋白所致的足肿胀均有明显的抑制作用。资丘木瓜的乙醇提取物对醋酸、温度所致的小鼠疼痛也有较好的镇痛作用。木瓜的乙醇提取液对枯草芽孢杆菌、金黄色葡萄球菌、大肠杆菌和沙门菌具有明显的抑菌效果。临床上有将木瓜丸、蝮蛇木瓜胶囊等用于治疗风湿骨痛的应用，所以木瓜具有进一步的开发前景。

（四）抗氧化作用

药用木瓜含有丰富的黄酮类以及多酚类，二者均是具有很好抗氧化活性的物质。黄酮类化合物、多酚水提取物均能有效清除细胞内的自由基（如活性氧），避免生物膜脂质被超氧自由基、羟自由基所氧化，增强细胞的抗衰老能力，因此被广泛用于医药、营养保健、美容等行业，如木瓜复合抗氧化精华素、木瓜白肤香皂、香花雨木瓜白肤洗面奶、木瓜牛奶白肤沐浴露、木瓜白肤护手霜等具有抗氧化、保健功效的洗护产品均是添加了药用木瓜的提取物，因此进一步作为洗护品开发前景广阔。

（五）在食品抑菌保鲜中的应用

面包营养丰富，是消费者喜爱的发酵型烘焙产品，但由于水分含量较高，在贮存、运输和销售过程中易滋生微生物。为了延长面包的保质期，添加山梨酸钾、脱氢乙酸钠等防腐剂是面包常见的保质手段，也是备受消费者关注的安全因素之一。将宣木瓜提取物按每 100g 面粉 1.38g 的比例加入后，木瓜提取物在延长面包保藏期的同时，还能有效提高面包活性成分含量，降低面包的硬度，提高面包的内聚力、黏性和回复性，使面包品质得到明显改善。因此，药食同源的木瓜提取物作为天然的食品添加剂其应用前景广阔。

第三节　木瓜食品与加工

药用木瓜虽然有多种保健功效和特有的香味，因其果肉含有大量的果胶类涩味物质和有机酸，果肉酸涩味重，不适合直接食用。因此，药用木瓜作为制作食品的原材料时，需通过一定的加工工艺除去其中的酸涩物质。因采用的加工方法和工艺不同，制作的木瓜衍生食品的类型也丰富多样。

一、固体类木瓜食品

（一）木瓜果脯

以木瓜和蔗糖为原料，不采用任何添加剂，经预处理、漂烫、糖浸、两次蒸煮、逐级升温烘烤等步骤，除去木瓜涩味，制得无涩味、口感和色泽好，且耐贮存的木瓜果脯。制作的工艺流程大致如下。

1. 木瓜预处理

选择七八成熟的木瓜青果，洗净，去皮，去籽，切割成长 5 ～ 8cm，宽

2～3cm，厚约 1cm 的长条后，用 5%～15% 的 NaCl 溶液浸泡 3～8 天，脱苦去涩。

2. 漂烫

将浸泡、脱苦去涩后的木瓜条于沸水中漂烫 5～8 分钟。

3. 糖浸

根据风味的不同，配成 40%～60% 的蔗糖溶液，将木瓜条浸渍 5～7 天。

4. 蒸煮

一般采用两次蒸煮，每次在 40%～50% 的蔗糖溶液中蒸煮 30 分钟，摊凉 1 小时后再进行第二次蒸煮。

若要制取不同风味的木瓜果脯，在最后一次加糖蒸煮时，按 0.15% 花椒、0.01% 辣椒、1% 食盐进行调味，形成麻、辣、咸等不同风味品种。

5. 烘烤

将蒸煮之后的木瓜条捞出，沥干糖水，采用逐级升温烘烤，先于 40℃ 下烘烤 1～1.5 小时，再于 50℃ 下烘烤 2～3 小时，最后于 60℃ 下继续烘烤 1.5～2 小时。当木瓜条烘烤至含水量 30% 左右即得成品，色泽金黄，酸甜爽脆。

6. 包装

按相应规格用食品级铝箔袋或塑料袋 / 盒密封包装，真空包装可延长保质期。

（二）木瓜丝

1. 原料预处理

选七八成熟的木瓜，清洗后，用不锈钢刀剥皮去籽，用手工或切丝机切成细丝，置于 90～100℃ 水中烫 3～5 分钟，随后捞起，浸入冷水中快速冷却。

2. 染色

取红、绿等不同颜色的天然食用色素，用水调配成染色液，将木瓜丝浸入染色液中，至木瓜丝着色均匀后，捞出，沥干水分。

3. 糖渍

将着色后的木瓜丝与蔗糖拌匀后入缸腌渍，待瓜丝渗出水分后，再加蔗糖使糖液浓度达到 40% 以上，继续浸渍 48 小时。

4. 烘干

将糖渍好的木瓜丝捞出，沥净糖液后，放于竹筛上，在 60 ～ 65℃下烘干，当木瓜丝不再沾手时，即可包装。

产品风味：色泽鲜艳，木瓜味浓郁。除了作为休闲小食品外，还可用作甜食配料。

（三）木瓜果酱

木瓜果酱的生产过程为：选料 →去皮、去杂 →蒸煮脱涩、软化果肉→打浆→减压浓缩→调整糖度→趁热灌装→封口→蒸煮杀菌→逐级冷却至30℃→包装→检验、入库。

1. 原料选择

选择九成熟、无霉烂的新鲜木瓜果实，去杂质后，清洗果实。

2. 去皮

将果实浸泡在 95 ～ 100℃的 10% 氢氧化钠溶液中，待果皮弱化后脱去果皮，清水冲洗余碱。

3. 去籽、除蒂

去皮后用不锈钢刀从果的中央纵切为两半，然后除去籽、果蒂、果柄等，清洗去除杂质。

4. 切片

将清洗去杂后的果实用切片机切成薄片。

5. 脱涩、软化

将木瓜片倒入 95 ～ 100℃水中煮泡 5 ～ 10 分钟，对果肉进行脱涩，并使果肉软化。

6. 打浆

将软化后的木瓜片倒入筛孔直径 0.7 ～ 1.5mm 的打浆机中打成浆状。

7. 浓缩

在 55℃左右减压浓缩，压力控制在 0.2 ～ 0.3MPa，当料液沸腾后，调节真空度至 –0.2MPa，将料液中的可溶性固形物浓缩至 44% ～ 50%。

8. 调糖度

加入浓蔗糖溶液，用折光仪测定果酱糖度并将糖度调整到 61% ～ 63%，固形物含量不少于 25%。

9. 灌装密封

在果酱温度为 80 ～ 90℃时，趁热罐装至洗净的玻璃瓶内，立即加盖密封。

10. 杀菌

将密封后的玻璃瓶在 100℃条件下蒸煮杀菌 10 ～ 15 分钟。

11. 分段冷却

70℃→ 50℃→ 30℃，逐级冷却至罐温 30℃为止。

12. 装箱

取出冷却后的灌装瓶，贴上标签后装箱。

产品特点：酱体橙色，甜酸适口，具有独特木瓜风味。

（四）木瓜罐头

木瓜罐头的生产工艺为：选果→去皮、除籽→切条→脱涩→分选分级 →装罐→调味（配制、浇注糖液如蜂蜜或甜味剂等）→封装→杀菌→冷却→检验、包装。

1. 选材

选择果形整齐，单果重量 100g 以上的成熟木瓜果实。

2. 去皮

将果实浸泡在 95 ～ 100℃ 的 10% 氢氧化钠溶液中，果皮弱化后脱去果皮，用清水冲洗余碱。

3. 切半、除籽瓤

用不锈钢刀将去皮后的木瓜从中间纵切为两半，用弯刀挖去籽瓤。

4. 去杂、切条

将果面上残皮、斑点及机械伤、果蒂等去除干净，将果肉切成长、宽分别为 7 ～ 21cm、2 ～ 3cm 的长条。

5. 脱涩

将果肉条置于温水中浸泡，去涩味。

6. 分选装罐

按果条大小、色泽进行分选。将条形大小、色泽一致的果条分别整齐摆放于罐内，每 500mL 的玻璃罐装入果条 300g。

7. 调味

向罐内浇注糖液如蜂蜜或甜味剂等，糖液液面距离罐口 2cm 左右。

8. 封装

抽真空后密封罐口，真空度为 0.053 ～ 0.0596MPa。

9. 杀菌、冷却

封装后迅速杀菌，因木瓜含酸较多，可在常压、100℃ 下杀菌 20 分钟左右，分段冷却至 35℃，即得成品。

10. 检验、包装

在检验合格的罐体上贴上标签，装箱入库。

产品特点：果肉呈金黄色，同一罐内色泽基本一致，糖水深入均匀、透明；木瓜气味清醇，甜酸适口，软硬适度；无杂质、异味。

二、液体类木瓜饮品

（一）木瓜果醋

木瓜果醋的加工工艺流程为：原料选择→清洗→切块→去杂→破碎匀浆→调整糖度（可与其他果渣、果汁混合）→酒精发酵→醋酸回流发酵/液态醋酸发酵/固态醋酸发酵→过滤杀菌→成品。

1. 原料选择

选择九成熟、无病虫害、无腐烂的木瓜果实。

2. 清洗、去杂

将果实清洗、切块、去杂后，转入打浆机中。

3. 添加亚硫酸盐

木瓜与水按 1：4 比例加水，添加亚硫酸盐至终浓度 50mg/L 或用食用碱调 pH 值到 7.5，将果肉打成浆状。

4. 调整糖度

木瓜含糖量低，发酵时按果醋终浓度的 2 倍量添加白砂糖（也可加入米粉替代部分砂糖），即生产酸度为 5% 的果醋时，添加蔗糖至终浓度 10%。

5. 糖化

将木瓜混合液加热至沸腾后，打开搅拌器以每分钟 300 ～ 400 转搅拌 30 分钟，停止加热，自然降温、冷却。

6. 发酵

待调整好糖度的木瓜汁液温度降至 60℃以下时，按 1% 的量加入活化的耐高温型酵母，并搅拌均匀，敞口发酵 1 ～ 2 天，待产生、释放大量 CO_2 后进行密封发酵（25℃下发酵时酒精得率高），直至酒精度不再变化后（4 ～ 5 天），在 35℃下按 5% 的量接入醋酸菌发酵，待酸度不再变化后（大约 1 周），结束发酵过程。

7. 过滤杀菌

采用 0.1 μm 孔径的无机陶瓷滤膜在 0.1 ～ 0.15MPa 下减压超滤、除菌。为加快超滤速度，可采用离心沉淀法除去大的沉淀物后，再进行超滤除菌。

8. 调制

根据产品要求将木瓜醋调制成不同风味、口味果醋。

成品特点：木瓜醋发酵后会产生特殊的果香风味物质，主要的有酯类、酸类、醇类、酮类等，还有烯类、烷烃类、苯类、胺类，以及少量的茚、萘、酚、硫化物等。

（二）木瓜饮料

木瓜饮料的生产流程为：原料筛选→清洗果表→去皮→剖果→除去种瓤、蒂萼→脱涩、软化→打浆 →粗滤、超滤→调配（加入蜂蜜、食品添加剂等）→均质→预热→高温瞬间灭菌→脱气罐装（空罐、清洗、高压蒸汽消毒）→真空封罐→冷却→检验、包装。

1. 原料选择

选择成熟度八成以上、无病虫害、无腐烂的果实。

2. 清洗、去皮

清洗后，将果实置于浓度为 12% 的食用碱中，加热至 95 ～ 100℃后蒸煮 2 ～ 3 分钟，取出后清水冲洗，去掉果皮以及果皮上残留的碱液。

3. 切半、去籽

用不锈钢刀将果实从中间纵切成两半，除去种瓤、果蒂等。

4. 脱涩处理

在 40℃热水中浸泡 4 小时以上，以脱掉涩味。

5. 切块、软化

将果肉切成小块，放在沸水中蒸煮 5 分钟，使果肉软化。

6. 匀浆榨汁

将软化后的木瓜果肉放入榨汁机中匀浆榨汁，收集汁液于不锈钢容器中。

7. 粗滤、超滤

先将汁液用 240 目尼龙纱网过滤，再将粗滤后的果汁注入中空纤维超滤装置中进行超滤，得到澄清的木瓜果汁。

8. 调制

将超滤后的澄清木瓜果汁泵入调制装置中，定量加入过滤后的蜂蜜、食品添加剂，充分搅拌、混合均匀。

9. 均质处理

在均质机中以 40MPa 压力进行均质处理。为防止沉淀，可添加豆胶等增稠剂，同时增加细腻口感。糖分总浓度控制在 9% 左右。

10. 超高温瞬间灭菌

将木瓜果汁预热到 60 ~ 80℃，泵入温度为 130℃的超高温瞬间灭菌器内灭菌处理 5 秒，趁热泵入灭过菌的高压蒸汽消毒罐内，迅速真空封罐，封罐后将罐中心温度加热到 95 ~ 100℃，然后及时冷却至 40℃以下，在 37℃保温库中存放 5 天，进行细菌等质量安全指标检验合格后，即得成品。

产品特点：清澈透明，色泽乳黄；木瓜香气浓厚、纯正，酸甜适口；无沉淀、分层现象。

（三）木瓜酒

木瓜酒的生产流程为：选料→洗净→切半、去籽→切片→粉碎→配料（添加米粉或砂糖）→发酵→蒸馏→储存→成品。

1. 选料

选择九成成熟度、无病虫害、无腐烂的优质果实。

2. 切半、去籽

用不锈钢刀将洗净的果实从中间纵切成两半，除去瓤、籽、果蒂等。

3. 粉碎

将木瓜果肉放入搅拌机中粉碎，备用。

4. 配料

因木瓜含糖少，可添加谷物一起发酵（添加淀粉类谷物后可不再加白糖）。按木瓜汁与大米 4∶3 的比例进行混合，然后蒸煮、软化。大米可用玉米或高粱代替，或是将大米、玉米与高粱按 1∶1∶1 混合后代替。

5. 发酵

待蒸煮、软化的物料温度降低至 60℃左右时，按物料总质量的 1% 拌入酒曲，在 25～35℃下密封发酵 1 个月。

6. 蒸馏

开始采用低温（65～75℃）蒸馏，待出酒量为添加谷物总质量的0.5%～0.75% 时，收集"酒头"；将蒸馏温度提高到 78～95℃，继续蒸馏至出酒量为添加谷物总质量的 50%～60% 时，收集"中酒"；再采用高温（100～110℃）蒸馏至结束，得到"尾酒"，单独收集。

7. 储存

将"中酒"储存起来，后期用于调制成品木瓜酒。"酒头"和"尾酒"可以下次蒸酒时重新蒸制、利用。

三、木瓜药膳药饮

（一）木瓜药膳

1. 木瓜炖肉汤

取木瓜 50g，瘦肉 100g（切成三片），花生 200g，眉豆 150g，姜 2 片，水适量。将原料洗净放入砂锅内，烧开后文火煲 2 小时，加盐即可。功效：祛风湿、舒筋活络，适用于腰膝酸痛、四肢乏力等。

2. 木瓜炖鸡

把充分成熟的木瓜洗涤干净，纵剖成两半取出籽，切成 5 ～ 7mm 厚的木瓜片，与鸡肉一起放入锅中，加水煮沸后，打去漂在水面的杂质泡沫，放入少许姜片，炖烂，即成木瓜炖鸡。炖出的鸡肉和鸡汤，既有鸡的鲜美味，又有木瓜的清香和微酸味，是风味独特的佳肴。要使二者的风味恰到好处，一是鸡肉与木瓜的比例要适中，因木瓜过多，酸味会压倒鸡肉的鲜美味，木瓜过少又显不出木瓜的香酸味，一般以 10 ∶ 1 为宜，即 1000g 鸡肉配 100g 木瓜；二是文火慢炖，煮沸后保持小沸即可，不可火力过猛，更不可用高压锅煮；三是用砂锅或陶瓷罐炖的，比用铁锅、铝锅炖的味道更鲜美。

3. 木瓜白沙蜜泥

新鲜药用木瓜 4 个（蒸熟去皮研磨成泥浆状），白沙蜜 1000g。将两物和匀，瓷器收贮，每次 1 ～ 2 匙，用开水冲服，每日 3 次，可治关节疼痛。

4. 木瓜粥

药用木瓜 30g、粳米 100g，放入药罐中，熬至米烂粥熟，加红糖适量，稍煮溶化即可，每日早晚服，连服数日，可治小腿抽筋、脚气水肿。

（二）木瓜药饮

1. 木瓜茶

木瓜 2 片，桑叶 7 片，红枣 2 粒。将木瓜、桑叶洗净晾干，磨成粉。红枣去核，与其他原料一起放入砂锅内煮 15 分钟即可。功效：舒筋活络，适用于风湿性关节炎痹痛、肠胃平滑肌痉挛等。

2. 木瓜酒

选用充分成熟、无伤损腐烂的好果，用清水洗净，晾干水汽，放入事先洗净控干的酒坛中，倒入清酒封严，置于干净的常温室内，浸泡 30 天以上，取出木瓜，将酒搅匀后，澄清，取上清液装瓶，加盖密封，即成木瓜酒。木瓜酒具有酒和木瓜二者的风味，又有祛痰、理气、健胃的功效。要泡出优质的木瓜酒，一是要原料好，即要 58° 以上的高度苞谷酒、高粱酒或谷子酒，不能用低度杂酒；木瓜要用完熟的好果，不用未熟果和伤损果。二是比例要适中，一般酒、瓜比例为（10 ～ 12）∶1，即 10 ～ 12kg 酒加 1kg 木瓜。三是泡制过程中密封要严实，不能透气。如作家庭饮用，还可在泡制后随饮随加清酒。

3. 木瓜米酒

取成熟的药用木瓜，与米酒等量，即木瓜 500g 兑米酒 500g，或 1000g 兑 1000g，多配亦可。先将木瓜洗净，晒干或风干；玻璃瓶洗净备用。然后将木瓜切成细片，连皮和籽都放入瓶中，倒入米酒，盖好，10 天后就可以喝。酒量小者，每晚喝一小杯；酒量大者，可以随量喝，适用于骨刺及肾虚早泄。注意：木瓜米酒应透明澄清。

4. 舒筋骨汁

取新鲜药用木瓜 1 个，剖开取出籽，再取猪心 1 个、冰糖 120g，放入木瓜内合起来，隔水蒸 2 ～ 4 小时后取汁，早晚饭前空腹服其汁，适用于筋骨酸痛。

第四节　木瓜化妆品应用

作为药食同源的木瓜兼具药用、食用用途。中医学认为，木瓜有舒筋、活络、健脾开胃、疏肝止痛、祛风除湿之功效，在临床上用于预防和治疗风湿关节痛、霍乱、痢疾、肠炎、脚气水肿病及维生素C缺乏症等。除了药用，木瓜营养丰富，肉质软滑、多汁，也是一种具有养身保健功能的水果，民间有"杏一益，梨二益，木瓜百益"之说。木瓜含有多种天然植物多糖、蛋白质、氨基酸、木瓜酵素、有机酸，富含维生素和矿质元素，其中维生素A、维生素C的含量是西瓜及香蕉的5倍。

木瓜主要活性成分如齐墩果酸等具有良好的临床应用效果，富含的β-胡萝卜素、维生素C、黄酮类等都是天然的抗氧化剂，有美容护肤、延缓衰老的功效。此外，在民间有使用木瓜果肉和叶汁涂敷体表烧伤处，促进烧伤愈合的土方法。现已证实，木瓜果实中含有抗菌消炎成分，对有杀菌作用的吞噬细胞有保护作用，从而增强细胞的杀菌抑菌能力。

因此，木瓜除了含有丰富的具有美容护肤、延缓衰老功效的活性物质外，还可以通过调节人体的新陈代谢、增强免疫力，达到美容、护肤、养颜的作用，在化妆品的开发方面具有广阔的前景和应用价值。

虽然木瓜在化妆品方面应用的研究文献不多，但市场上有关添加木瓜提取物的化妆品已有较多产品并受到大众青睐。木瓜提取物除了来自药用木瓜外，再就是来自番木瓜。其产品类型也多种多样，如木瓜膏、木瓜唇膏、木瓜护肤滋润膏、木瓜霜护肤霜、木瓜（白肤）护手霜、木瓜（白肤）洗面奶、木瓜美肤香浴露、木瓜去角质凝胶等。

在添加木瓜提取物的化妆品类产品中，备受大众追捧的是"木瓜膏"，木瓜膏可谓是"万能膏"，不仅有润唇、保湿的功效，还对青春痘、烫伤、手脚开裂、蚊虫叮咬等有疗效，具有极强的抗菌、消炎作用以及对伤口的修复能力。此外，木瓜膏还具有抗衰老作用，其中富含的抗氧化物质和维生素能够中和自由基，减缓皮肤的老化过程，淡化面部细纹和色斑，使皮肤紧致、富有弹性。

研究表明，木瓜提取物不同的工艺也影响其在化妆品中的应用效果。如皱皮木瓜提取物的美白功效，以30%乙醇浓度作溶剂，料液比为1∶10，提取时间为1小时，提取温度为50℃的工艺最佳；而从清除自由基的效果来评价，则以乙醇浓度为50%，料液比为1∶20，提取时间为3小时，提取温度为50℃的提取工艺为佳。对于药食同源的木瓜提取物在化妆品中虽已有应用，但研发和推广尚需加强，以扩大其药用、保健应用价值。

主要参考文献

[1] 宾石玉，盘仕忠. 木瓜蛋白酶在生长猪日粮中的应用 [J]. 粮食与饲料工业，1996，（7）：24-25.

[2] 常楚瑞. 乙酸乙酯回流法提取木瓜总黄酮及含量测定 [J]. 贵阳医学院学报，2001，26（4）：326-327.

[3] 陈洪超，丁立生，彭树林，等. 皱皮木瓜化学成分的研究 [J]. 中草药，2005，36（1）：30-31.

[4] 陈秋兰，廖华卫，苏晓纯，等. 不同炮制方法对木瓜中总皂苷溶出的影响. 中药与临床 [J]，2012，3（6）：29-31.

[5] 冯爱国，李春艳. 木瓜的营养成分及功效价值 [J]. 中国食物与营养，2008（5）：67-69.

[6] 郭学敏，章玲，全山丛，等. 皱皮木瓜中三萜化合物的分离鉴定 [J]. 中国中药杂志，1998，23（9）：546-548.

[7] 国家药典委员会. 中华人民共和国药典 [M]. 北京：中国医药科技出版社，2020.

[8] 何家宝，朱秀芹，陈政，等. 木瓜化学成分及药理研究进展 [J]. 中国中医药信息杂志，2007，14（8）：98-100.

[9] 胡居杰，汪电雷. 木瓜炮制历史沿革 [J]. 安徽中医学院学报，2000，19（6）：42.

[10] 黄鹤，严宜昌，万明，等. 两种初加工方法对木瓜药材的影响 [J].2009，27（4）:91-94.

[11] 黄锁义，刘海花，黎海妮，等. 超声波提取木瓜叶总黄酮及其鉴别 [J]. 时珍国医国药，2006，17（10）：10001-10002.

[12] 江彤，李凯轩，马意龙，等. 宣木瓜提取物在面包中的应用初探 [J]. 食品工业，2023，44（9）：60-64.

[13] 靳李娜，刘义梅，杨蕾磊，等．资丘木瓜产地干燥加工方法的研究 [J].安徽农业科学，2014，42（21）：7180－7182.

[14] 刘向慧，李真薇，王平礼，等．皱皮木瓜果实提取物的护肤活性及其最优工艺研究 [J].精细与专用化学品，2021，29（8）：35-40.

[15] 柳蔚，杨兴海，钱京萍．资丘木瓜乙醇提取物镇痛抗炎作用的实验研究 [J].四川中医，2004，22（8）：7-8.

[16] 汪雪丽．宣木瓜果醋发酵工艺的研究 [D].合肥：安徽农业大学，2008.

[17] 王志芳，汪芳安，彭光华，等．木瓜中齐墩果酸和熊果酸提取工艺的研究 [J].食品科技，2006，31（7）：134-137.

[18] 谢英，汪雪雁，张继刚．宣木瓜抑菌成分的提取及其抑菌活性研究 [J].黑龙江农业科学，2011（9）：101-103.

[19] 尹凯，高慧媛，李行诺，等．皱皮木瓜的化学成分 [J].沈阳药科大学学报，2006，23（12）：761-763.

[20] 张毅，秦海军，马玲，等．正交试验优选宣木瓜总有机酸的提取工艺 [J].中南药学，2014，12（7）：647-650.

[21] 郑智敏，王寿源．中药木瓜对大白鼠肝损伤的实验观察 [J].福建中医药，1985，16（6）：35-36.

[22] 周亚菁，查日维，谢晓梅，等．宣木瓜总有机酸的提取和纯化工艺优化 [J].中成药，2015，37（3）：664-666.

[23]Tokuda H, Ohigashi H, Koshimizu K, et al. Inhibitory effects of ursolic and oleanolic acid on shin tumor promotion by 12-O-Tetradecanoylphorbol-13-acetate[J]. Cancer Letters，1986，33：279-285.

[24]Wang NP, Dai M, Wang H，et al. Antinociceptive effect of glucosides of *Chaenomeles speciosa*[J]. Chin J Pharmacol Toxicol, 2005，19（3）：169-174.

[25]Ye YY, He DW, Ye WC, et al. Induction of apoptosis melanoma cell lines with betulinic acid and derivatives[J]. Journal of Southeast University(Medical Science Edition)，2002，21（3）：203-206.

[26]Zhang YY, Deng T, Hu ZF, et al. Antitumor mechanism of ursolic on human gastric cancer cell lines SGC7901 in vitro[J]. Chinese Traditional and Herbal Drug，2006，37（4）：555-630.

药用木瓜质量保障

第九章

木瓜，始载于《名医别录》,《中国药典》（2020年版）记载其具有舒筋活络、和胃化湿之功效，是较为常用的中药之一。木瓜自新中国成立以来的第一版《中国药典》1953年版就收录在册，1977年版规定木瓜基原"为蔷薇科植物贴梗海棠 *Chaenomeles speciosa*（Sweet）Nakai 或木瓜 *Chaenomeles sinensis*（Thouin）Koehne 的干燥成熟果实"，前者习称皱皮木瓜，后者习称光皮木瓜。1985年版及以后的历版《中国药典》在木瓜植物来源项下仅收载贴梗海棠，即皱皮木瓜为木瓜药材的唯一正品，药用木瓜质量的研究大多聚焦在全国各产区的皱皮木瓜。随着对木瓜研究工作的不断深入，木瓜质量标准也在不断建立与更新，本章将从种质资源，产地加工质量管理，药材、饮片、配方颗粒的标准和安全性评价来诠释药用木瓜的质量保障。

第一节　药用木瓜种质资源质量管理

药用木瓜《本草图经》记载"处处有之，而宣城者为佳"，自古以来便以安徽宣城的木瓜为道地药材，但实际上，皱皮木瓜目前以栽培为主，主产于山东、湖北、湖南、四川、安徽、浙江、云南等地，以湖北长阳、安徽宣城和浙江淳安种植最为集中，为三大主要产区，木瓜种苗的研究工作也集中在资丘木瓜、宣木瓜和淳木瓜上。木瓜种苗繁殖方法很多，一般采用无性繁殖方法以保持优良特性的稳定传递，最常用的是使用分蘖苗进行分株培育，也可用扦插、嫁接育苗方法提高繁殖系数，大量供应种苗。目前木瓜种质资源方面并没有建立相应的国家标准，湖北长阳的资丘木瓜、浙江淳安的淳木瓜种质资源研究工作在道地药材标准里面有所体现，但未形成种苗标准，仅有宣木瓜建立了种子和苗木的地方标准。本节以宣木瓜的种子和苗木标准相关内容为引，浅谈药用木瓜种质资源质量管理工作，以促进药用木瓜种质资源质量管理的建设。

一、宣木瓜种子

宣木瓜产于安徽省宣城市宣州区的水东、孙埠、新田、周王、溪口、金坝等乡镇，泾县、宁国也有少量生产，为安徽省"十大皖药"之一。宣木瓜分为3个品种，即罗汉脐、芝麻点和苹果型，安徽省地方标准《宣木瓜种子》（DB34/282—2002）对每个品种的种子净度、发芽率、生活力、优良度和含水量做了明确的规定，以判定种子是否合格。宣木瓜种子质量要求见表9-1。

表 9-1　宣木瓜种子质量要求（单位：%）

品种	净度	发芽率	生活力	优良度	含水量
罗汉脐	98	80	85	75	30～25[*]
芝麻点	98	80	85	75	30～25[*]
苹果型	98	85	90	80	30～25[*]

注：[*] 种子含水量指标适用于收购、运输、临时贮藏。

宣木瓜种子质量的判定标准为种子净度、发芽率、生活力、优良度等一项指标不合格，即判定为不合格。

二、宣木瓜种苗

宣木瓜种苗是指宣木瓜的实生苗、嫁接苗、扦插苗、根蘖苗，宣木瓜种苗的质量标准在《宣木瓜苗木》（DB34/T281—2002）中做出了明确的规定。标准明确宣木瓜的苗龄指苗木从开始生长到停止生长的一个自然年生长周期，以此作为一个苗龄单位。苗龄代号为苗龄用一组阿拉伯数字表示，第一个数字为播种苗或营养繁殖苗在原地的年数，第二个数字为第一次移植后培育的年数，各数之和为苗木的年龄。1-0：表示未移植的一年生苗；2-0：表示二年生留床苗；1-1：表示经过一次移植的二年生苗。地径指苗木根颈部的地际直径；苗高指地径处至顶芽基部的苗干长度；根长指根颈部至根端的自然长度；苗木类型指用种子播种的实生苗、扦插苗、嫁接苗、根蘖苗；公顷产苗量指施林面积圃地上的每公顷平均产苗量；每平方产苗量指每平方米育苗净面积的产苗量。

宣木瓜苗木标准明确了苗木质量等级，将宣木瓜苗木分为Ⅰ、Ⅱ、Ⅲ级。分级原则为苗高属Ⅰ级，地径属Ⅱ级者，列为Ⅱ级苗；苗高属Ⅰ级，地径属Ⅲ级者，列为Ⅲ级苗；苗高属Ⅱ级，地径属Ⅰ级者，列为Ⅰ级苗；苗高属Ⅱ级，地径属Ⅲ级者，列为Ⅲ级苗；苗高属Ⅲ级，地径属Ⅰ级者，列为Ⅱ级苗；苗高属Ⅲ级，地径属Ⅱ级者，列为Ⅲ级苗。分级依据以地径为主，苗高为辅。宣木瓜苗木质量分级标准见表9-2。

表 9-2　宣木瓜苗木质量分级（单位：cm）

苗木类型	苗龄代号	质量指标					
		Ⅰ级		Ⅱ级		Ⅲ级	
		地径＞	苗高＞	地径	苗高	地径	苗高
实生苗	1-0	0.70	70	0.55～0.70	50～69	0.4～0.55	40～50
扦插苗	1-1	0.70	70	0.55～0.70	50～69	0.4～0.55	40～50
嫁接苗	1-1	0.70	70	0.55～0.70	50～69	0.4～0.55	＞50
根蘖苗	1-0	0.70	0	0.55～0.70	50～60	0.4～0.55	40～50

合格的苗木应发育良好，茎干通直，充分木质化，根系完整，Ⅰ级苗主根长应大于25cm，Ⅱ级苗应大于20cm，无病虫害，无劈裂，无主梢折断等机械损伤，嫁接苗无萌枝，嫁接口愈合良好，无嫁接未活的实生苗。Ⅰ、Ⅱ级苗为能够出圃造林的合格苗木。Ⅲ级苗不准出圃造林，允许移植或留圃继续培育。起苗时要少伤侧根和须根，起苗深度应比主根深3～5cm。苗木根系过长或损伤的要进行修剪，起苗时要边起边分级，分级工作应在庇荫避风处进行，并做好分级标志。起出的苗木分级后，按级每捆100株打包，调运苗木必须包装保护，保持根部不失水。每个苗包应贴上标签，上面注明树种、苗龄、等级、数量、繁殖方法、起苗时间，并应附苗木出圃登记证。苗木包装后应及时运输，运输中途必须保湿、通风、防晒。起苗后不能立即外运或栽植的苗木要进行假植，苗木运到目的地后不能直接造林的要立即解包假植，假植地点应避风，排水良好，避免阳光直射，假植基质为湿润的河砂或疏松的砂壤土，使苗木根系保持湿润。

每公顷标准产量中各级苗木应占的比例，Ⅰ级苗应大于30%，Ⅲ级苗应小于15%。苗木产量指标见表9-3。

表 9–3　宣木瓜苗木产量指标

苗木类型	产量指标	
	株 / 平方米	万株 / 公顷
实生苗	80	60
扦插苗	40	30
嫁接苗	30	22.5
根蘖苗	7	7

宣木瓜与资丘木瓜、淳木瓜基原一致，都是皱皮木瓜，其种子、种苗标准的建立，对于资丘木瓜和淳木瓜的种植发展也具有指导意义，可以借鉴发展。资丘木瓜和淳木瓜的生产技术规程里面对繁殖方法多有介绍，也可作为种植发展的重要依据。

第二节　药用木瓜生产质量管理

随着人们生活水平日益提高，保健需求日益增强，中药材的需求和品质要求也得到大幅提升。要满足人们对中药材品质日益增长的需求，中药材标准化种植生产工作是其中重要一环。药用木瓜的来源大多为栽培品，野生资源已非常稀少，决定药用木瓜品质的关键在于种植的规范化与标准化。目前资丘木瓜和宣木瓜都建立了相应的生产技术规程，用于规范药用木瓜的种植与生产，这样既能从源头保障药用木瓜的产品质量，也提高了木瓜的产量与品质，从而提高了药农的收益。本节将介绍资丘木瓜的生产技术规程和宣木瓜的丰产技术与鲜果的分级包装规程，以促进药用木瓜相关种植、生产规程的建立以及 GAP 种植基地的建设。

一、资丘木瓜

资丘木瓜主要是指湖北长阳县资丘镇及周边地区所产的皱皮木瓜。为促进资丘木瓜产业的健康发展，中南民族大学、长阳土家族自治县农业农村局等单位牵头起草了《皱皮木瓜生产技术规程》。该标准适用于资丘（皱皮）木瓜适生区的皱皮木瓜生产，主要用于湖北资丘木瓜产地。资丘（皱皮）木瓜 *Chaenomeles speciosa*（Sweet）Nakai 为蔷薇科木瓜属植物贴梗海棠的干燥近成熟果实。

（一）繁殖方法

木瓜属萌蘖力极强，每年春季都能从侧根上萌发出许多根蘖苗，形成地上植株。用扦插和嫁接方法繁殖种苗的，插穗或接穗必须来源于优良资丘木瓜植株，嫁接繁殖用木瓜属植物作砧木或本砧。

1. 扦插繁殖

春夏均可进行，以夏季扦插成苗率较高。选择疏松肥沃的砂质土作插床，深翻后施足基肥，整平耙细，做长 5 ～ 8m、宽 1.2m、深 0.3m 的高畦。喷水湿润畦面。扦插时，选择上一年生长、发育充实、无病虫害、完全木质化、径粗在 0.5 ～ 0.8cm 的嫩枝，截成长 15 ～ 20cm 长的带有 3 个以上越冬芽的插穗，再将下端近节削成马耳斜面，每 30 ～ 50 根一捆，将下端斜面放入 50mg/kg 生根粉（ABT）或 500 ～ 1000mg/kg 萘乙酸溶液快速浸醮 10 ～ 15 秒，稍晾干扦插。

2. 分蘖繁殖

皱皮木瓜萌蘖力极强，根际周围发生许多根蘖苗，可于 9 ～ 11 月带根挖取高 60cm 以上、生长健壮的苗株，立即定植地上，成活率可达 100%。

3. 压条繁殖

于每年春、秋两季，将近地面健壮、无病虫害的枝条弯下，压入土中，在枝条入土部环割或刻伤，用竹杈固定，然后堆土埋紧，施入适量土杂肥。待生根发芽后，截离母体，带根挖取定植。

4. 嫁接繁殖

砧木用同属植物种子苗或本砧，春季采用双切接法，夏季用绿枝劈接法。

（二）栽培环境与选地

资丘木瓜种植时应选择在距离交通要道公路 50 ～ 100m，周围无工矿直接污染源和间接污染源的地区。空气、土壤和灌溉水的质量均应达到《农产品安全质量·无公害水果产地环境要求》（GB/T18407·2—2001）的要求。海拔800～1200m，气候条件要求为年均气温10.7℃，无霜期200天以上，年降水量不低于1400mm，年日照时数不得少于1200小时。其对土壤要求虽不严，但以肥沃湿润、排水良好、土层深厚的土壤、黏土和砂土为好，尤以排灌方便地势为佳。

选择背风向阳、中等肥力和缓坡低山区或丘陵地。朝北多风的地段不宜种植。坡度25°以下的，与平田一样栽植，行向朝南或与坡向垂直，隔行（品字形）对齐，以利通风透光、更好地防止水土流失。坡度25～35°的，下沿培成生物埂，埂上种低矮固埂植物，如白三叶、野荞麦、黄花等。坡度35°以上的，梯状等高栽植，梯坎下部3/4石砌，上部1/4土培，种固土植物。

（三）移栽与田间管理

1. 苗木出圃移栽标准

木瓜苗木出圃移栽标准为苗木高度40～60cm，苗木茎粗≥0.5cm，机械损伤为轻度，侧根长度≥30cm，侧根数≥15条，条分枝数量≥3条。

2. 移栽

定杆在落叶后至早春萌芽前均可进行。移栽时，按行株距2m×2m（165株/亩）挖定植穴，穴径和深各50cm，先挖松底土整平，然后使用腐熟厩肥、堆肥、饼肥、火土肥料与底土混拌均匀作基肥，每穴施入5～10kg，盖细土厚10cm左右。然后每穴栽入壮苗1株，使根系在穴内舒展，分层填土压实。栽后，浇1次透水，覆土高出地面10～20cm使呈龟背形。

3. 中耕除草及施肥定杆

头两年可在行间间作矮秆作物，每年于春、夏、秋季结合间作物各进行中耕除草和施肥1次。每株施入厩肥、堆肥、过磷酸钙、火土灰等混合堆沤的混合肥10～20kg，于树冠外缘下开环状沟施入，施后盖土。

4. 整枝修剪定植

选择生长健壮的主干主枝5～6根，培养成自然开心形的植株。于每年冬季进行整枝修剪，剪除弱枝、衰老枝、徒长枝、病虫枝。皱皮木瓜多在2年生枝上结果，每年秋季采果后应短截修剪，即保留枝长30cm左右，剪去顶梢，以促使多发分枝，多开花结果，通过几年整枝修剪后，形成外圆内空、通风透光、枝条疏朗、里外都能结果的丰产树形。

5. 排灌

遇天气干旱，要注意浇水保苗。雨水多时疏沟、排水，防止积水腐根。

6. 松土与除草

除草与培土对幼苗生长十分重要，每除草一次应培土一次。年除草 3 ～ 4 次，第一次在苗定植成活后进行，以后每季一次。结合除草每年春秋各施肥一次，以腐熟堆肥、厩肥为好，依树周围开沟深 20c ～ 35cm 环施，每株一次不低于 1kg，或施腐熟稀类，每株 5kg，配施过磷酸钙每株 50g，然后盖土。

（四）病虫害的防治

1. 综合防治

主要病害有叶枯病、锈病。防治应采取农业综合措施与药剂防治并举方案，多雨季节注意及时清沟排涝，松土施肥，在雨天和露水未干时不能开展田间作业，发现病株应及时清除，并用生石灰消毒病穴，控制传染。药剂防治时应符合 GB/T8321.1 ～ 8321.7 的规定。

2. 叶枯病

病原属真菌中的半知菌亚门，为真菌性病害，主要以分生孢子和菌丝体在田间病残体上越冬，气流和雨滴飞溅是田间病害传播的主要方式，也是皱皮木瓜的主要病害。始发期叶片出现褐色病斑，继而扩大呈黑褐色，严重时叶片枯死，夏季最为严重。本病常年均可发生，以 7 ～ 8 月危害严重。农业防治：冬季修剪病枝，清洁园地，烧毁落叶残留叶片及病枝。药剂防治：（最好是在新梢始发期）用 1 ∶ 1 ∶ 100 波尔多液喷射，或 65% 代森锌 500 倍液喷雾。7 ～ 8 月盛发期每隔 10 天一次，连续 3 ～ 5 次。

3. 锈病

病原属担子菌亚门，冬孢菌纲，不完全锈菌目，夏孢锈菌属，危害叶片、嫩枝和幼果。6 ～ 8 月为叶片发病期，初期在正面出现枯黄色小点，后扩大成圆形病斑，病部组织逐渐向叶背隆起，并长出灰褐色毛状物，破裂后散发出铁锈色粉末，后期使叶片枯死脱落。嫩枝和幼果发病，病斑症状与叶片相似，病果变为畸形，发病部位常开裂，多数早期落果。农业防治：生长期注意开好排水沟，降低田间湿度，以减少病菌危害。药剂防治：用50%多菌灵500倍液喷雾，每7天一次，连续3次。

4. 蚜虫

危害主要为桃大尾蚜，危害嫩枝，造成茎叶发黄卷缩，严重时落叶落果，一般于4～5月发生。防治方法：发生期可用敌敌畏800～1000倍液喷雾或用10倍烟草石灰水浸液防治。

5. 星天牛

星天牛以幼虫在贴梗海棠主杆近根处蛀害，偶蛀害侧枝，粪便排出孔外，受害株树受到影响，遇大风树枝易折断。防治方法：用棉花蘸敌敌畏乳油塞入虫洞，用泥封口毒杀幼虫；或释放管氏肿腿蜂防治。

（五）采收与加工

资丘木瓜采收时间为7月下旬到8月上旬，果皮由绿色变黄绿色时采摘，过早采摘则水分多，加工产品肉薄，过迟则落果，加工产品质地松泡，降低品质。采收时最好用竹制背篓，轻拿轻放，避免机械损伤，同时按大、中、小分级采收和堆放，堆放厚度不超过30cm，堆放时间不超过48小时。资丘木瓜加工时将鲜木瓜用不锈钢刀纵剖。量大的，可在水泥地坪上将切面向下平铺其上，上盖薄膜，让其发酵，直至整个变成紫红色后，揭开薄膜干燥，干燥时可用烘烤房或阳光下暴晒。量少者，在开水中煮浸3～4分钟，然后晾干，水分烘干或晒干即可。烘干时火力要适度，一般从低到高，最高温度不超过60℃。在大规模工厂化加工时，其标准另行规定。

（六）产品质量标准

资丘木瓜水分、总灰分、酸不溶性灰分、酸度应符合《中国药典》（2020年版）的要求。等级标准如下。

1. 一级产品

纵剖成半圆形，表面紫红色或棕红色，皱缩。切面边缘向内卷曲，中心凹陷，紫色或淡棕色。质坚硬，肉厚，重量每千克小于 32 块。

2. 二级产品

色泽紫红色，重量每千克 33 ～ 35 块。

3. 三级或等外级

重量每千克 36 块以上。

（七）包装、储藏、运输

1. 包装

资丘木瓜的包装材料为防水纸箱或纺织袋，每箱装 25kg，封口。在相应部分盖印等级、采收时间、生产日期、含水量、重量及生产厂家。包装材料符合 GB15618 及 GB6266 的要求，产品标识符合《产品标识标注规定》要求，净含量应符合《定量包装产品计量监督管理办法》要求。

2. 储藏

木瓜储藏要求室内清洁、通风、干燥、避光，温度、湿度符合其储藏要求（室内湿度不超过 65%，温度不超过 25℃），并制定严格的仓库养护规程和管理制度，确定专人负责。

3. 运输

运输工具要求无污染、洁净，严禁与其他货物混装，运输过程中严禁雨淋和暴晒。

二、宣木瓜

由安徽省宣城市宣州区林业局技术推广中心负责起草的《宣木瓜优质丰产技术》（DB34/T283—2002）规定了宣木瓜优质丰产技术的果实产量与质量要求以及优良品种、苗木培育、栽植及栽培管理、病虫害防治、果实采收等技术要点。

（一）产量与质量指标

宣木瓜结果林栽培产量指标为 5～8 年树每公顷鲜木瓜 ≥ 15000kg，8 年以上树的密植丰产园每公顷 ≥ 22500kg。质量要求好果率 ≥ 95%，果实大小一致。主要选用品种为罗汉脐和芝麻点，二者为宣州本地优良宣木瓜。

（二）苗木培育

1. 砧木苗培育

（1）砧木：采用本地产木瓜种子培育的本砧作砧木。

（2）采种：在白露后采集木瓜，剖木瓜取种，用清水淘洗干净，除杂，用一份种子、2 份湿砂埋藏，或即播，切忌在阳光下晒干。

（3）苗圃地选择：苗圃地要背风向阳，光照充足，土层深度 50cm 以上，土壤疏松、肥沃，排灌方便。

（4）播种：随采即播或冬春整地播种。采用条播播种量为 5～7.5kg/677m^2。播前撒药，消灭地下害虫。播后，用草木灰盖种，覆盖地膜，保持土壤湿润。

（5）砧苗管理：幼苗生产 2～3 片真叶时定苗，株距 10cm，苗高 30cm 摘心以加粗生长，待苗基径 0.8cm 左右可供嫁接。

2. 嫁接苗培育

（1）接穗采集：选用优良健壮结果母树，生长充实无病虫害的发育枝作母穗。

（2）接穗贮运：接穗要新鲜，随采随接。远距离运输注意保湿保鲜。

（3）嫁接时间与方法：秋季嫁接，保芽过冬，或砧苗造林春季嫁接。

（4）嫁接苗管理：嫁接成活后，半成苗造林的要及时松绑，剪去接穗以上砧木。保芽过冬苗造林，待苗成活后，接穗抽梢时松绑，剪去接穗以上砧条。生长季节及时除草施肥，防治病虫害。

3. 种子育苗

育苗管理方法同砧木。

4. 起苗和假植

起苗前应灌水以防伤根，起苗后，不能及时栽植的苗木需假植，忌苗木失水。

5. 包装

远距离调运苗木，经检疫后，装车按 DB34/T284—2002 中 6.4 条规定执行，苗木要标出生产单位、品种、数量并附检疫证明。

（三）栽植

1. 园地选择

（1）地形条件：密植丰产园应背风向阳，坡度在 15° 以下的山坡旱地。

（2）土壤条件：土壤深厚肥沃，无积水的壤土和砂壤土。

（3）水利条件：排灌条件良好。

2. 栽植方式和密度

（1）整地要求：坡地按等高线修成梯田或等高撩壕后深翻，蓄积水分，防止水土流失。

（2）选苗：选用壮苗，苗应无病虫害，苗木顺直，嫁接苗要接口愈合良好，苗基径 0.8cm 以上，主侧根 5 条以上，系根多。

（3）整地方式：穴的规格为 40cm×40cm×35cm，梯田在中外侧，撩壕在壕顶外侧。

（4）栽植密度：应符合 DB34/T284—2002 宣木瓜造林技术 10.1 规范规定的要求。

（5）栽植方式：栽时将表土和肥料混合施入穴底，再填新土，栽时根系舒展，分层踏实，并浇定根水。

（6）栽植时间：秋后至早春。

（7）嫁接时间：实生苗造林，待苗成活后，于秋季嫁接。

（四）栽培管理

1. 土壤管理

（1）林地翻耕：每年1次深翻，熟化土壤，时间在入冬前后，深度

15～25cm，注意勿伤大根。

（2）中耕除草：每年2～3次。

（3）间作：幼林可与豆类、花生、中药材等低秆作物间作，忌与高秆攀缘作物间作。

2. 肥水管理

（1）基肥：以农家肥为主，采果即施，每100kg鲜果产量施纯氮1～1.5kg，纯磷0.5～1kg，纯钾1～1.5kg。2年生幼树每年施3次肥，总量株施纯氮90g，纯磷200g，纯钾20g。3～5年生，每年施肥3次，株施纯氮150g，纯磷200g，纯钾160g。①施肥方法：幼树采用穴状、环状交替进行，结果期撒施，带沟条施。②肥料种类：以圈肥、绿肥、河塘泥及人粪尿、草土灰等有机肥为主，并与化肥混合施入。

（2）追肥：花开后，新梢抽生及生理落果后两次施入。以尿素、复合肥或果树专用肥为主，也可施腐熟的人畜粪。叶面喷肥第一次时间为生理落果后至果实膨大期结束。全年3～4次，每次间隔15～20天，施肥适合在晴天早晚。喷肥浓度和肥料种类：0.3%～0.5%硫酸钾。

（3）灌水：在木瓜生长季节遇干旱要根据土壤墒情及树龄进行灌溉，高产密植丰产园采用滴灌。

（4）排水：低凹、山地排水不良的木瓜林要修好排水设施。

3. 花果管理

（1）授粉：单性结果率低的品种，作为主栽时，授粉树品种要占10%～15%，花期还可进行人工辅助授粉。

（2）生长调节剂与微肥应用：盛花期喷30ppm赤霉素或0.3%硼酸；为提高坐果，幼果期喷赤霉素、1%的钼酸铵和微量元素，以减少落果。

（3）疏花、疏果：当花量大时，花前将结果枝上中部花束上的花蕾留下，其余疏除，或将过密枝、弱枝上的幼果疏除作预备枝，生理落果后按叶30∶1～40∶1留果。

（4）摘心：对有利用价值的徒长枝进行摘心，对萌条进行合理预留，其余疏除。

4. 整形修剪

（1）树形：①自然开心形：在主干高20～30cm截干，培养出2、3、4主枝，主枝 1.5m 高截顶，在主枝每隔 15 ～ 20cm 留侧枝，侧枝开张与主枝呈 45°～ 90°角，枝长 30 ～ 50cm，全树高 1.7 ～ 2m。②自然纺锤形：有明显主干，离主干 40cm 预留主枝，主枝相间 20 ～ 30cm，主枝轮生。

（2）幼树修剪：根据树体的要求，选部位角度合适的枝条分别留作主枝、侧枝，过密枝要疏除。为加速主枝生长，均衡树势，要适时摘心抑制顶端优势。同时施用矮壮素，促进侧枝生长粗壮，形成结果母枝，早期丰产。

（3）结果期树的修剪：初结果树的各级骨干枝的延长枝短截，扩树冠，同时采用支撑、接干促其开张，采取先放后缩的方法培养结果枝组。盛果期要保持树体健壮，疏除直立枝和冗长、弱结果枝组，保留能替补的侧发枝或萌条，培育成新的结果枝、干。疏除过密枝，以利通风、透光，提高果品产量和品质。

（4）衰老树修剪：培育新的结果枝组，疏除弱病残枝后，新发枝采取撑、拉、先放后缩进行培养。培养新主枝将当年萌条进行培养然后截顶，培育结果枝组。

（五）病虫害防治

1. 木瓜主要病害

木瓜主要病害有轮纹病、褐斑病、锈病、膏药病、炭疽病。

2. 木瓜主要害虫

木瓜主要害虫有蚜虫、木瓜网蝽、木虱、金龟子、苹果食心虫、梨食心虫、木蠹蛾。

3. 病虫害防治的原则

病虫害防治应以防为主、综合治理为原则，采取技术管理与生物、化学防治相结合措施，加强病虫预测预报。

（1）生长期抓好四期防治。①芽期：木瓜萌芽至花期防治蚜虫、轮纹病。②幼果期：防蚜虫、轮纹病、褐斑病。③果膨大期：防轮纹病、炭疽病、食心虫。④果着色期：防轮纹病、炭疽病、食心虫。

（2）冬季修剪病虫枝，将病枝叶果烧毁，消灭越冬病虫类。

（3）建立病虫测报档案，研究制定防治指标。

（4）选用高效低毒、无残留、无污染农药，制订安全措施，农药使用应符合

GB18406.2—2001 无公害水果质量安全指标的规定。

（5）交换使用防治手段及农药品种，防止病虫害产生抗药性。

（六）采收

木瓜采收依据用途不同采收时间有所区别。药用，采收以果皮着黄红色，在小暑后采收；采种用，在白露左右采收；食用（作蜜饯用），在小暑前采收。采收以不折断枝为好，轻采、轻放、轻运，以防果实碰烂。

三、宣木瓜（鲜果）分级包装及运输

《宣木瓜（鲜果）分级包装及运输》（DB34/T285—2002）规定，宣木瓜鲜果田间以同一品种、同一田块、同一生产技术方式、同期采收的宣木瓜鲜果5公顷为一组批；市场上以同一产区、同一产品运输单位为一组批，不足1个运输单位或不足5公顷的视为一个组批。

（一）宣木瓜分级规格要求

宣木瓜分级规格要求见表9-4。

表9-4　宣木瓜分级规格要求

项目		等级			
		优级	一级	二级	三级
罗汉脐	果重	≥ 600g	≥ 450g	≥ 300g	<300g
	感官要求	果体长倒卵形，脐突出，表面光洁，密生白色斑点，无虫疤或病斑		果体允许有一处虫疤或病斑	果体允许有少量虫疤或病斑
芝麻点	果重	≥ 600g	≥ 450g	≥ 300g	<300g
	感官要求	果体倒卵形，脐略突出，表面光洁，密生白色斑点，无虫疤或病斑		果体允许有一处虫疤或病斑	果体允许有少量虫疤或病斑
苹果型	果重	≥ 550g	≥ 400g	≥ 250g	<250g
	感官要求	果体扁至球形，果熟时向阳面呈胭脂红色，无虫疤或病斑		果体允许有一处虫疤或病斑	果体允许有少量虫疤或病斑

（二）包装

宣木瓜的包装应采用符合包装卫生标准的包装材料包装。

（三）标签与标志

宣木瓜鲜果标志的标签应在包装材料上标明产品名称、产地、采摘日期或包装日期、生产单位或经销单位。

（四）运输

宣木瓜的运输应采用无污染的交通运输工具，不得与其他有毒有害物品混装混运，装卸时应轻搬轻放，严禁抛甩。

（五）贮存

贮存场所应清洁卫生，不得与有毒有害物品混存混放，包装箱应离地面20cm，离墙 20cm，层高不得超过 2m。保鲜贮藏库内温度应保持在 3 ～ 5℃。

第三节　药用木瓜加工质量管理

药用木瓜的加工质量包含木瓜本身的质量属性，即道地药材标准以及木瓜药材的部分化学属性，本节将以木瓜的道地药材标准、《中国药典》标准和中药饮片炮制规范以及中药配方颗粒标准来介绍药用木瓜的质量控制指标。

一、药用木瓜道地药材标准

药用木瓜的道地药材标准包含了木瓜的术语和定义、来源与植物形态、历史沿革、道地产区及生境特征和质量特征。全国三大产区的木瓜均建立了相应的道地药材标准，明确了资丘木瓜、宣木瓜和淳木瓜的相关质量特性，但在道地药材标准中并未明确木瓜的相关商品等级标准，目前木瓜也没有明确的国家商品标准，仅在市售时根据木瓜的成色、大小等特征建立统货与选货的模糊概念，需要继续在商品等级上建立明确的标准。本部分将介绍三大主产区木瓜的道地药材标准。

（一）资丘木瓜

《道地药材第 154 部分：资丘木瓜》（T/CACM 1020.154—2019）规定了资丘木瓜道地药材的术语和定义、来源及植物形态、历史沿革、道地产区及生境特征、质量特征。

1. 资丘木瓜

资丘木瓜指产于湖北宜昌市长阳县及其周边地区的木瓜药材。

2. 来源及植物形态

（1）来源：蔷薇科植物皱皮木瓜 *Chaenomeles speciosa*（Sweet）Nakai 的干燥近成熟果实。

（2）植物形态：资丘木瓜属落叶灌木，高达 2m，枝条直立开展，有刺；小枝圆柱形，微屈曲，无毛，紫褐色或黑褐色，有疏生浅褐色皮孔；冬芽三角卵形，先端急尖，近于无毛或在鳞片边缘具短柔毛，紫褐色。叶片卵形至椭圆形，稀长椭圆形，长 3 ～ 9cm，宽 1.5 ～ 5cm，先端急尖稀圆钝，基部楔形至宽楔形，边缘具有尖锐锯齿，齿尖开展，无毛或在萌蘖上沿下面叶脉有短柔毛：叶柄长约 1cm；托叶大形，草质，肾形或半圆形，稀卵形，长 5 ～ 10mm，宽 12 ～ 20mm，缘有尖锐重锯齿，无毛。花先叶开放，3 ～ 5 朵簇生于二年生老枝上；花梗短粗，长约 3mm 或近于无柄：花直径 3 ～ 5cm；萼筒钟状，外面无毛；萼片直立，半圆形，稀卵形，长 3 ～ 4mm，宽 4 ～ 5mm，长约萼筒之半，先端圆钝，全缘或有波状齿及黄褐色睫毛；花瓣倒卵形或近圆形，基部延伸成短爪，长 10 ～ 15mm，宽 8 ～ 13mm，猩红色、稀淡红色或白色；雄蕊 45 ～ 50 枚，长约花瓣之半；花柱 5，基部合生，无毛或稍有毛，柱头头状，有不明显分裂，与雄蕊等长。果实球形或卵球形，直径 4 ～ 12cm，黄色或带黄绿色，有稀疏不显明斑点，味芳香；萼片脱落，果梗短或近于无梗。花期 3 ～ 5 月，果期 9 ～ 10 月。

3. 历史沿革

（1）品种沿革：木瓜之名可追溯到先秦。《尔雅》云："楸，木瓜。"《诗经》云："投我以木瓜，报之以琼琚。"在汉末时期木瓜以"木瓜实"作为药名首载于《名医别录》。晋魏《吴普本草》以"木瓜"作为药名，云"生夷陵"。《本草经集注》云："山阴兰亭尤多，彼人以为良果，最疗转筋。"

　　至宋初以后，历代本草多以木瓜作为药材名一直沿袭至今。详细记载其形态特征的当属宋代的《本草图经》，其云："木瓜，旧不著所出州土。陶隐居云：山阴兰亭尤多，今处处有之，而宣城者为佳。其木状若柰，花生于春末，而深红色，其实大者如瓜，小者如拳……宣州人种莳尤谨，遍满山谷。始实成，则镟纸花薄其上，夜露日曝，渐而变红，花纹如生。本州以充上贡焉。又有一种榠楂，木、叶、花、实酷类木瓜，陶云大而黄，可进酒去痰者是也。欲辨之，看蒂间别有重蒂如乳者为木瓜，无此者为榠楂也。"《本草图经》同时附有"蜀州木瓜"图，图中所绘果为长椭圆形，果顶有突起，与皱皮木瓜（*C. speciosa*）一致。

　　明代李时珍的《本草纲目》对正品木瓜及混淆品木桃、榠楂等做了较为准确的区分："木瓜可种可接，可以枝压。其叶光而浓，其实如小瓜而有鼻。津润味不木者，为木瓜；圆小于木瓜，味木而酢涩者，为木桃；似木瓜而无鼻，大于木桃，味涩者，为木李，亦曰木梨，即榠楂及和圆子也。鼻乃花脱处，非脐蒂也。"其配图中的果为长椭圆形，可见还没有脱落的直立萼片，此为皱皮木瓜。如若是榠楂，萼片为反折，果顶凹陷。李时珍准确形象地描述了木瓜果顶在花柱脱落处突起如乳的特征。

　　根据以上文献对木瓜形态描述及附图，药用木瓜原植物为灌木，先开花后展叶，花色深红，果实如小瓜，花柱脱落处突起如乳等特点，与《中国植物志》记载的蔷薇科木瓜属植物皱皮木瓜 *Chaenomeles speciosa*（Sweet）Nakai 一致。现今木瓜分药用和食用两种，因木瓜药材干燥后表面皱缩，习称皱皮木瓜，《中国植物志》亦以皱皮木瓜 *Chaenomeles speciosa*（Sweet）Nakai 为其学名，由此可见药用木瓜古今基原一致。

　　（2）产地沿革：晋魏《吴普本草》以"木瓜"作为药名，云"生夷陵"，对木瓜来源沿革做了最早的诠释。夷陵即今湖北宜昌，而资丘木瓜的主要产区就在湖北宜昌，说明资丘木瓜历史可追溯至魏晋时期。南北朝陶弘景的《本草经集注》云："山阴兰亭尤多，彼人以为良果，最疗转筋。"兰亭在浙江绍兴南部。宋代《本草图经》云："宣城者为佳。其木状若柰，花生于春末，而深红色，其实大者如瓜，小者如拳……宣州人种莳尤谨，遍满山谷。始实成，则镟纸花薄其上，夜露日曝，渐而变红，花纹如生。本州以充上贡焉。又有一种榠楂，木、叶、花、实酷类木瓜……欲辨之，看蒂间别有重蒂如乳者为木瓜。"《本草图经》附有"蜀州木瓜"图，图中绘有两枚果实长在同一个节上。《本草衍义》提到一种西京大木瓜，熟透的时候为青白色，其味和美，入药效果较好。西京即当时京都洛阳以西的区域，而这一区域盛产木瓜也就只有鄂西、川东（现重庆东南）一带，这与《吴普本草》所提的"夷陵（湖北宜昌附近）"大致在同一个范围。宋之后的本草大多以安徽宣城为木瓜道地产区。

清代以前的本草多推崇宣木瓜，而少有资丘木瓜的记载。1720年土家族地方志《卯峒司志》首次提及资丘木瓜，并将其列入果部。乾隆年间编写的《长阳县志》云"长阳所产皱皮木瓜……主产于榔坪和秀峰桥两地（秀峰桥现亦为榔坪镇所辖）"，具有"质优、肉厚、气香"等特点。清末，长阳县及其周边地区所产的木瓜均陆运至长阳县资丘镇的清江水运码头（又叫资丘码头），经包装后再销至全国各地，标明"资丘木瓜，水运出境"，"资丘木瓜"因而得名。

民国，在《增订伪药条辨》中，曹炳章认为：木瓜产地首推浙江淳安，淳木瓜最佳，宣城亦佳，紫秋、巴东、济南等处所产，虽亦有佳种，然不及以上两处（注：指浙江淳安与安徽宣城）。《药物出产辨》对资丘木瓜的质量给予很高的评价："产湖北沙市内资丘为最，其次湖南津市、湘潭，四川更次。"

现代文献《中国药材学》《中药大辞典》《新编中药志》等均认为安徽宣城、湖北资丘和浙江淳安质量最好，四川产量最大，以个大、皮皱、紫红色为佳。

综合以上文献，资丘木瓜的最早记载可追溯到晋魏时期，但可能由于交通闭塞或其他不明原因，其后的本草少有资丘木瓜的记载，清末之后才渐为推崇，与宣木瓜和淳木瓜合称皱皮木瓜。湖北宜昌市长阳县及其周边均为资丘木瓜道地产区。

4. 道地产区及生境特征

（1）道地产区：湖北宜昌市长阳县及其周边地区，其中以长阳县榔坪镇八角庙、马坪村、关口垭村等地种植的历史最长、面积最大。

（2）生境特征：长阳县榔坪镇地处西南山区清江中下游，地跨东经110° 22′ ~ 110° 20′、北纬30° 12′ ~ 30° 46′。该区主要以山地丘陵为主，境内最高海拔2259.1m，最低海拔48.7m，属于亚热带季风气候，温暖湿润，降水充沛，光照充足，热量丰富，雨热同季，无霜期较长。降水时空分布差异很大，西多东少。年平均温度16.5℃，无霜期255 ~ 280天。资丘木瓜自然分布在海拔205 ~ 1600m的地区，以海拔800 ~ 1000m的地段生长最好，土壤主要为石灰岩发育的山地黄棕壤和页岩发育的砂质土，土壤呈酸性或微酸性，其中黄棕壤土层较厚，肥力较强，生长的资丘木瓜产量较高，品质较好。

5. 质量特征

（1）质量要求：应符合《中国药典》（2020 年版）对木瓜的所有质量规定。

（2）性状特征：木瓜药材长圆形，多纵剖成两半，长 4～9cm，宽 2～5cm，厚 1～2.5cm。外表面紫红色或红棕色，有不规则的深皱纹；剖面边缘向内卷曲，果肉红棕色，中心部分凹陷，棕黄色；种子扁长三角形，多脱落。质坚硬。气微清香，味酸。

资丘木瓜与宣木瓜、淳木瓜相比，籽少，色正，皮皱，仅靠性状较难准确区分。

（二）淳木瓜

《道地药材第 152 部分：淳木瓜》（T/CACM 1020.23—2019）规定了淳木瓜道地药材的术语和定义、来源及植物形态、历史沿革、道地产区及生境特征、质量特征。

1. 淳木瓜

淳木瓜指产于杭州市淳安县、衢州市开化县及周边地区的栽培木瓜。

2. 来源及植物形态

（1）来源：蔷薇科植物皱皮木瓜 *Chaenomeles speciosa*（Sweet）Nakai 的干燥近成熟果实。

（2）植物形态：灌木或小乔木，高达 5～10m，树皮成片状脱落；小枝无刺，圆柱形。叶片椭圆卵形或椭圆长圆形，稀倒卵形，长 5～8cm，宽 3.5～5.5cm，先端急尖，基部宽楔形或圆形，边缘有刺芒状尖锐锯齿，齿尖有腺，幼时下面密被黄白色绒毛，不久即脱落无毛；叶柄长 5～10mm，微被柔毛，有腺齿；托叶膜质，卵状披针形，先端渐尖，边缘具腺齿，长约 7mm。花单生于叶腋，花梗短粗，长 5～10mm，无毛；花直径 2.5～3cm；萼筒钟状，外面无毛；萼片三角披针形，长 6～10mm，先端渐尖，边缘有腺齿，外面无毛，内面密被浅褐色绒毛，反折；花瓣倒卵形，淡粉红色；雄蕊多数，长不及花瓣之半；花柱 3～5，基部合生，被柔毛，柱头头状，有不显明分裂，约与雄蕊等长或稍长。果实长椭圆形，长 10～15cm，暗黄色，木质，味芳香，果梗短。花期 4 月，果期 9 月到 10 月。

3. 历史沿革

（1）品种沿革：木瓜之名可追溯到先秦。《尔雅》云："楙，木瓜。"《诗经》云："投我以木瓜，报之以琼琚。"在汉末时期木瓜以"木瓜实"作为药名首载于《名医别录》。晋魏《吴普本草》以"木瓜"作为药名，云"生夷陵"。《本草经集注》云："山阴兰亭尤多，彼人以为良果，最疗转筋。"

至宋初以后，历代本草多以木瓜作为药材名一直沿袭至今。详细记载其形态特征的当属宋代的《本草图经》，其云："木瓜，旧不著所出州土。陶隐居云：山阴兰亭尤多，今处处有之，而宣城者为佳。其木状若柰，花生于春末，而深红色，其实大者如瓜，小者如拳……宣州人种莳尤谨，遍满山谷。始实成，则镞纸花薄其上，夜露日曝，渐而变红，花纹如生。本州以充上贡焉。又有一种榠楂，木、叶、花、实酷类木瓜，陶云大而黄，可进酒去痰者是也。欲辨之，看蒂间别有重蒂如乳者为木瓜，无此者为榠楂也。"《本草图经》同时附有"蜀州木瓜"图，图中所绘果为长椭圆形，果顶有突起，与皱皮木瓜（C. speciosa）一致。

明代李时珍的《本草纲目》中对正品木瓜及混淆品木桃、榠楂等做了较为准确的区分："木瓜可种可接，可以枝压。其叶光而浓，其实如小瓜而有鼻。津润味不木者，为木瓜；圆小于木瓜，味木而酢涩者，为木桃；似木瓜而无鼻，大于木桃，味涩者，为木李，亦曰木梨，即榠楂及和圆子也。鼻乃花脱处，非脐蒂也。"配图中的果为长椭圆形，可见还没有脱落的直立萼片，此为皱皮木瓜；如若是榠楂，萼片为反折，果顶凹陷。李时珍准确形象地描述了木瓜果顶在花柱脱落处突起如乳的特征。

根据以上文献对木瓜形态描述及附图，药用木瓜原植物为灌木，先开花后展叶，花色深红，果实如小瓜，花柱脱落处突起如乳等特点，与《中国植物志》记载的蔷薇科木瓜属植物皱皮木瓜 Chaenomeles speciosa（Sweet）Nakai 一致。现今木瓜分药用和食用两种，因木瓜药材干燥后表面皱缩，习称皱皮木瓜，《中国植物志》亦以皱皮木瓜 Chaenomeles speciosa（Sweet）Nakai 为其学名，由此可见药用木瓜古今基原一致。

（2）产地沿革：木瓜最早产地记载见于《太平御览》所引《吴普本草》，云木瓜"生夷陵"。夷陵为今湖北宜昌地区，可见鄂西等地自古木瓜分布较丰。南北朝《本草经集注》云"山阴兰亭尤多"。兰亭位于今浙江省绍兴市西南的兰渚山麓，因东晋著名书法家王羲之而闻名。秦始皇二十五年置山阴县，其属会稽郡，今属浙江绍兴。可见浙江等地当时盛产木瓜。北宋《本草图经》载："木瓜，旧不著所出州土。陶隐居云：山阴兰亭尤多，今处处有之，而宣城者为佳。"寇宗奭《本草衍义》云："今人多取西京大木瓜为佳，其味和美。至熟止青白色，入药绝有功。胜、宣州者味淡。"北宋西京为今河南洛阳，胜州为今内蒙古准噶尔旗，可见宋代木瓜产地较多，各地品质优劣说法亦多。

宋代以后木瓜产区大多推崇宣城，如明代《本草品汇精要》记载："图经曰：旧不著所出州土，今山阴兰亭尤多，处处有之。道地：宣城为佳。"陈嘉谟《本草蒙筌》记载木瓜："味酸，气温。无毒。各处俱产，宣州独良。"《本草乘雅半偈》云："木瓜处处有之，西雒（今四川省广汉市境中心）者最胜，宣城者亦佳，山阴兰亭尤多也。可种可接可就，亦可枝压，木类之易生者，状似柰而材极坚。"《本草汇言》汇总前人之说："苏氏曰：木瓜处处有之。寇氏曰：西洛者，其味甘酸而美，最有功效，宣城者亦佳，味稍淡耳。陶氏曰：今山阴兰亭尤多。李氏曰：此果可种、可接、可就，亦可枝压，木类之易生者。"清代《本草害利》记载："八月采实，切片晒干入药。宣州瓜陈生者良。"再次提到了木瓜以安徽宣城木瓜最好，且以陈木瓜为佳。清代《得配本草》记载："宣州陈久者良。勿犯铁器，以铜刀切片。多食损齿及骨，病癃闭。血虚脚软者禁用。"

而近代以来，则逐步形成宣城、淳安、资丘三大道地产区，如民国《增订伪药条辨》云："按木瓜处处虽有，当以宣城产者为胜，陈久者良，气味酸温，皮薄，色黄赤，味极芳香……炳章按：木瓜为落叶灌木之植物，干高五六尺，叶长椭圆形，至春先叶后花，其花分红白两种，颇美艳，秋季结实，长圆形。产地首推浙江淳安县，名淳木瓜，最佳，外皮绉纱纹，色紫红，体坚实，肉厚，心小，个匀。湖北宣城产者，名宣木瓜，体结色紫纹绉，亦佳。其余紫秋、巴东、济南等处所产，虽亦有佳种，然不及以上两处之美。"《药物出产辨》云："西药名木桃子。产湖北沙市内资丘为最，其次湖南津市、湘潭，四川更次。秋季出新。"

1959年上海老药工集体编撰的《药材资料汇编》记载："产区颇广，有：①浙江淳安、昌化；②安徽宣城、宁国、歙县；③湖北资丘、长阳、巴东；④湖南慈利、桑植、石门、湘乡；⑤四川綦江、江津。其他各省亦有少量出产。以淳安、宣城所产品质最佳。"

1959年出版的《中药材手册》记载："主产于安徽宣城、宁国，浙江淳安、昌化，湖南慈利、湘乡，湖北长阳、资丘，四川江津、綦江等地。"

1997年出版的《中华本草》记载："以安徽宣城、湖北资丘和浙江淳安所产质量最好……安徽宣城产者称宣木瓜，浙江淳安产者称淳木瓜，四川綦江产者名川木瓜。"

综上，最早记载木瓜产地为湖北宜昌，其后为浙江绍兴等地，宋代以来推崇安徽宣城、河南洛阳等地木瓜。至清末民国初近代以来逐步形成淳木瓜、宣木瓜、资丘木瓜三个道地产区，并被业界所公认。鉴于此，因此本标准采纳淳木瓜称谓。

4. 道地产区及生境特征

（1）道地产区：以浙江省杭州市淳安县、衢州市开化县为中心，核心区域包括杭州地区、金衢盆地等周边地区。

（2）生境特征：属亚热带季风气候，温暖湿润，雨量充沛，四季分明。常年平均气温 16.4 ℃，昼夜温差平均为 10.5℃，年平均降雨量 1814mm，年平均日照时数 17125 小时，无霜期 252 天。

5. 质量特征

（1）质量要求：应符合《中国药典》（2020 年版）对木瓜的所有质量规定。

（2）性状特征：淳木瓜呈长圆形，多纵剖成两半，长 4 ～ 9cm，宽 2 ～ 5cm，厚 1 ～ 2.5cm。外表面紫红色或红棕色，有不规则的深皱纹；剖面边缘向内卷曲，果肉红棕色，中心部分凹陷，棕黄色；种子扁长三角形，多脱落。质坚硬。气微清香，味酸。

（三）宣木瓜

《道地药材第 97 部分：宣木瓜》（T/CACM 1020.88—2019）规定了宣木瓜道地药材的术语和定义、来源及植物形态、历史沿革、道地产区及生境特征、质量特征要求。

1. 宣木瓜

宣木瓜指产于安徽宣城境内及周边地区的栽培木瓜药材。

2. 来源及植物形态

（1）来源：蔷薇科植物皱皮木瓜（贴梗海棠）*Chaenomeles speciosa*（Sweet）Nakai 的干燥近成熟果实。

（2）植物形态：落叶灌木，高 2m，枝条直立开展，有刺；小枝圆柱形，微屈，无毛，紫褐色或黑褐色，有疏生浅褐色皮孔；冬芽三角状卵形，先端急尖，近干无毛或在鳞片边缘具短柔毛，紫褐色。叶片卵形至椭圆形，长 3 ～ 9cm，宽

1.5 ～ 5cm，先端急尖稀圆钝，基部楔形，边缘具有尖锐锯齿，齿尖开展，无毛或在萌蘖上沿下面叶脉有短柔毛；叶柄长约 1cm；托叶大形，草质，肾形或半圆形，长 5 ～ 10mm，宽 12 ～ 20mm，边缘有尖锐重锯齿，无毛。花先叶开，3 ～ 5 朵簇生于二年生老枝上；花梗短粗，长约 3mm 或近于无柄；花直径 3 ～ 5cm；萼筒钟状，外面无毛；萼片直立，半圆形稀卵形，长 3 ～ 4mm，宽 4 ～ 5mm，长约萼筒之半，先端圆钝，全缘或有波状齿，被黄褐色睫毛；花瓣倒卵形或近圆形，基部延伸成短爪，长 10 ～ 15mm，宽 8 ～ 13mm，猩红色、稀淡红色或白色；雄蕊 45 ～ 50，长约花瓣之半；花柱 5，基部合生，无毛或稍有毛，柱头头状，有不明显分裂，约与雄蕊等长。果实球形或卵球形，直径 4 ～ 6cm，黄色或淡黄绿色，有稀疏不明显斑点，味芳香；萼片脱落，果梗短或近于无梗。花期 3 ～ 5 月，果期 9 ～ 10 月。

3. 历史沿革

（1）品种沿革：木瓜之名可追溯到先秦。《尔雅》云："楙，木瓜。"《诗经》云："投我以木瓜，报之以琼琚。"在汉末时期木瓜以"木瓜实"作为药名首载于《名医别录》。晋魏《吴普本草》以"木瓜"作为药名，云"生夷陵"。《本草经集注》云："山阴兰亭尤多，彼人以为良果，最疗转筋。"

至宋初以后，历代本草多以木瓜作为药材名一直沿袭至今。详细记载其形态特征的当属宋代的《本草图经》，其云："木瓜，旧不着所出州土。陶隐居云：山阴兰亭尤多，今处处有之，而宣城者为佳。其木状若柰，花生于春末，而深红色，其实大者如瓜，小者如拳……宣州人种蒔尤谨，遍满山谷。始实成，则镞纸花薄其上，夜露日曝，渐而变红，花纹如生。本州以充上贡焉。又有一种榠楂，木、叶、花、实酷类木瓜，陶云大而黄，可进酒去痰者是也。欲辨之，看蒂间别有重蒂如乳者为木瓜，无此者为榠楂也。"《本草图经》同时附有"蜀州木瓜"图，图中所绘果为长椭圆形，果顶有突起，与皱皮木瓜（*C. speciosa*）一致。

明代李时珍的《本草纲目》中对正品木瓜及混淆品木桃、榠楂等做了较为准确的区分："木瓜可种可接，可以枝压。其叶光而浓，其实如小瓜而有鼻。津润味不木者，为木瓜；圆小于木瓜，味木而酢涩者，为木桃；似木瓜而无鼻，大于木桃，味涩者，为木李，亦曰木梨，即榠楂及和圆子也。鼻乃花脱处，非脐蒂也。"其配图中的果为长椭圆形，可见还没有脱落的直立萼片，此为皱皮木瓜。如若是榠楂，萼片为反折，果顶凹陷。李时珍准确形象地描述了木瓜果顶在花柱脱落处突起如乳的特征。

根据以上文献对木瓜形态描述及附图，药用木瓜原植物为灌木，先开花后展叶，花色深红，果实如小瓜，花柱脱落处突起如乳等特点，与《中国植物志》记载的蔷薇科木瓜属植物皱皮木瓜 Chaenomeles speciosa（Sweet）Nakai 一致。现今木瓜分药用和食用两种，因木瓜药材干燥后表面皱缩，习称皱皮木瓜，《中国植物志》亦以皱皮木瓜 Chaenomeles speciosa（Sweet）Nakai 为其学名，由此可见药用木瓜古今基原一致。

（2）产地沿革：首次关于宣城木瓜的产地记载出自南北朝《本草经集注》，云："山阴兰亭尤多，彼人以为良果，最疗转筋。"山阴兰亭为今浙江绍兴等地。宋代苏颂《本草图经》云："今处处有之，而宣城（今安徽省宣城市）者为佳。"北宋《本草衍义》记载："今人多取西京（今河南洛阳）大木瓜为佳，其味和美。至熟止青白色，入药绝有功。胜（今内蒙古鄂尔多斯左翼后旗黄河西岸，与陕西、山西交界处）、宣州（今安徽宣城市）者味淡。"从性状、功效上证明西京产木瓜比宣州产木瓜更突出。明代《本草蒙筌》记载："味酸，气温。无毒。各处俱产，宣州独良。"说明当时木瓜分布广泛，安徽宣城木瓜品质最佳。明代《本草乘雅半偈》记载："木瓜处处有，西雒（今四川省广汉市境中心）者最胜，宣城者亦佳，山阴兰亭尤多也。"同样说明，木瓜分布广泛，四川广汉和安徽宣城品质佳。清代《本草害利》记载："八月采实，切片晒干入药。宣州瓜陈生者良。"再次提到了木瓜以安徽宣城木瓜最好，且以陈木瓜为佳。清代《得配本草》记载："宣州陈久者良。勿犯铁器，以铜刀切片。多食损齿及骨，病癃闭。血虚脚软者禁用。"描述了木瓜以安徽宣城木瓜最好，且以陈木瓜为佳，与上述本草《本草害利》记载一致。《药材资料汇编》记载："产区颇广，有：①浙江淳安、昌化；②安徽宣城、宁国、歙县；③湖北资丘、长阳、巴东；④湖南慈利、桑植、石门、湘乡；⑤四川綦江、江津。其他各省亦有少量出产。以淳安、宣城所产品质最佳。"《中药材手册》记载："主产于安徽宣城、宁国，浙江淳安、昌化，湖南慈利、湘乡，湖北长阳、资丘，四川江津、綦江等地。此外，云南、山东、河南、贵州、江苏、福建、江西、广西及甘肃等地亦产。"《中华本草》记载，"木瓜主产于四川、湖北、安徽、浙江。以安徽宣城、湖北资丘和浙江淳安所产质量最好……安徽宣城产者称宣木瓜"。

综上分析，历代所载木瓜主产地为湖北、安徽、浙江等地，自宋代以来一直较为推崇宣城所产，近代以来逐步形成宣城、淳安、资丘三大道地产区。

4. 道地产区及生境特征

（1）道地产区：宣木瓜产于安徽宣城市宣州区的水东、孙埠、新田、周王、溪口、金坝等乡镇为中心的区域，核心区域包括安徽东南丘陵与境内长江中下游平原的过渡地带。

（2）生境特征：宣城市地处东南丘陵与长江中下游平原的过渡地带，地势东南高西北低。海拔高度南部中山区一般为 800 ～ 1800m，低山区 500 ～ 800m，中部丘陵区一般为 50 ～ 500m，北部平原区一般在 50m 以下。宣城地区气候属亚热带湿润季风气候类型，季风明显，四季分明。夏季高温多雨，冬季天气寒冷少雨，年平均温度为 15.6℃，最热月平均温度为 28.1℃，最冷月平均温度为 2.7℃，气温年相差 25.4℃，气候变化温和。雨量丰沛，年降水量在 1200 ～ 1500mm，气候湿润温和，无霜期长达 8 个月。每年约在 6 月中旬入梅，7 月上旬出梅，梅雨日数 25 天左右。宣木瓜土壤以土层深厚、疏松肥沃、富含有机质的砂壤土生长更适合。

5. 质量特征

（1）质量要求：应符合《中国药典》（2020 年版）对木瓜的所有质量规定。

（2）性状特征：宣木瓜呈长圆形或近圆形，多纵剖成两半，长 4 ～ 9cm，宽 2 ～ 5cm，厚 1 ～ 2.5cm。外表面紫红色，有不规则的深皱纹；剖面边缘向内卷曲，果肉红棕色，中心部分凹陷，棕黄色；种子扁长三角形，多脱落。质坚硬。气微清香，味酸。

二、木瓜药材、饮片现行标准与炮制规范

因木瓜疗效明确，使用历史悠久，是常用中药材之一，木瓜药材质量标准建立较早，在新中国成立以后的首版《中国药典》就进行了收载，全国多个省市的地方标准或炮制规范也收载了木瓜药材及其饮片的加工炮制方法和质量标准。随着时代的变迁，不同年代建立的木瓜药材和饮片质量标准也显示了检测技术与科技的飞速发展。早期标准大多以性状、鉴别为主，后期逐步引入检查、浸出物和含量测定等项目，《中国药典》（2020 年版）更是将农残、重金属等安全指标列入所有药材的质量控制范围，以进一步规范木瓜等中药材的质量控制。

《中国药典》（2020 年版）规定木瓜药材为蔷薇科植物贴梗海棠 *Chaenomeles speciosa*（Sweet）Nakai 的干燥近成熟果实。夏、秋二季果实绿黄时采收，置沸水中烫至外皮灰白色，对半纵剖，晒干。

木瓜药材的性状为长圆形，多纵剖成两半，长 4 ～ 9cm，宽 2 ～ 5cm，厚

1 ～ 2.5cm。外表面紫红色或红棕色，有不规则的深皱纹；剖面边缘向内卷曲，果肉红棕色，中心部分凹陷，棕黄色；种子扁长三角形，多脱落。质坚硬。气微清香，味酸。

显微鉴别特征是粉末黄棕色至棕红色。石细胞较多，成群或散在，无色、淡黄色或橙黄色，圆形、长圆形或类多角形，直径 20 ～ 82μm，层纹明显，孔沟细，胞腔含棕色或橙红色物。外果皮细胞多角形或类多角形，直径 10 ～ 35μm，胞腔内含棕色或红棕色物。中果皮薄壁细胞，淡黄色或浅棕色，类圆形，皱缩，偶含细小草酸钙方晶。

薄层鉴别方法与特征：取木瓜粉末 1g，加三氯甲烷 10mL，超声处理 30 分钟，滤过，滤液蒸干，残渣加甲醇 – 三氯甲烷（1∶3）混合溶液 2mL 使溶解，作为供试品溶液。另取木瓜对照药材 1g，同法制成对照药材溶液。再取熊果酸对照品，加甲醇制成每 1mL 含 0.5mg 的溶液，作为对照品溶液。照薄层色谱法试验，吸取上述三种溶液各 1 ～ 2μL，分别点于同一硅胶 G 薄层板上，以环己烷 – 乙酸乙酯 – 丙酮 – 甲酸（6∶0.5∶1∶0.1）为展开剂，展开，取出，晾干，喷以 10% 硫酸乙醇溶液，在 105℃加热至斑点显色清晰，分别置日光和紫外光灯（365nm）下检视。供试品色谱中，在与对照药材色谱相应的位置上，显相同颜色的斑点和荧光斑点；在与对照品色谱相应的位置上，显相同的紫红色斑点和橙黄色荧光斑点。

木瓜水分要求不得过 15.0%；总灰分不得过 5.0%；酸度值测定为取木瓜粉末 5g，加水 50mL，振摇，放置 1 小时，滤过，滤液依法测定，pH 值应为 3.0 ～ 4.0。浸出物要求照醇溶性浸出物测定法项下的热浸法测定，用乙醇作溶剂，不得少于 15.0%。含量检测要求为木瓜按干燥品计算，含齐墩果酸和熊果酸的总量不得少于 0.50%。

《中国药典》（2020 年版）收载的木瓜饮片炮制方法为洗净，润透或蒸透后切薄片，晒干。饮片性状为呈类月牙形薄片。外表紫红色或棕红色，有不规则的深皱纹。切面棕红色。气微清香，味酸。木瓜饮片的鉴别、检查和浸出物与药材相同。

木瓜味酸性温，归肝、脾经，具有舒筋活络、和胃化湿的功效，用于湿痹拘挛、腰膝关节酸重疼痛、暑湿吐泻、转筋挛痛、脚气水肿。用量为 6 ～ 9g。储存时置阴凉干燥处，防潮，防蛀。

除《中国药典》收载木瓜以外，北京、广西、湖南、湖北等 10 多个省市的中药饮片炮制规范也都收载有木瓜饮片的炮制方法与质量标准，大家可以参考执行。

三、木瓜配方颗粒标准

木瓜配方颗粒至 2023 年 11 月尚无国家标准，已公布标准的省份有湖北、安徽、北京、甘肃等 26 个省市，各省市公布的木瓜配方颗粒标准较为一致。各标准制法项下大多规定 1800g 或 2000g 木瓜饮片制成 1000g 配方颗粒，出膏率规定的范围也大多在 28% ～ 50% 的范围内，性状与鉴别项下内容基本一致，检查项都是按照颗粒剂项下的要求进行检查，特征图谱的液相条件基本一致，标准图谱的相似度较高，但不同省市的标准标识的特征峰有差异，部分标准标识了 5 个特征峰，还有一部分只标识了 4 个特征峰，作为基准峰的标准物质也有所差异，部分标准采用原儿茶酸标准物质作为基准峰，还有部分标准使用绿原酸作为标准物质标识基准峰，含量测定与特征图谱的情况类似，检测方法较为一致，但不同的标准分别采用原儿茶酸或绿原酸来作为含量测定的控制成分。木瓜药材检测的含量控制指标是齐墩果酸和熊果酸，因其在配方颗粒加工和贮藏过程中表现得不太稳定，不适合作为木瓜配方颗粒的含量指标，因此木瓜配方颗粒标准的含量指标改为更稳定的原儿茶酸或绿原酸，但国家标准是采用原儿茶酸还是绿原酸来作为含量控制指标尚待确定。

第四节　药用木瓜安全评价

木瓜为常用的传统中药材之一，也具有悠久的食用历史，木瓜果脯、木瓜泡菜、木瓜酒等是产地百姓常见的食用品，木瓜对湿痹拘挛、腰膝关节酸肿疼痛、吐泻转筋、脚气水肿有很好的疗效，但对于木瓜的毒性研究少有报道。

路景涛等对木瓜苷的遗传毒性和致畸毒性进行过相关的研究，采用 Ames 试验，计数回复突变菌落数；用中国仓鼠肺（CHL）细胞染色体畸变试验，观察染色体结构畸变类型并计算畸变率；采用小鼠胸骨骨髓微核试验，计算小鼠胸骨骨髓细胞微核发生率。研究表明 31.3 ～ 125μg/mL 木瓜苷致 CHL 细胞的畸变率均小于 5%，木瓜苷对 CHL 细胞染色体结构畸变类型及畸变数无直接或间接的影响，在该文所述研究条件下，木瓜苷不具有致基因突变和染色体畸变的遗传毒性。

在评价木瓜苷对 ICR 小鼠的致畸生殖毒性的实验中，采用 ICR 孕鼠 90 只，在实验组分别给予不同剂量的木瓜苷，在妊娠的第 18 天，处死孕鼠，计数黄体数、胚胎着床数、活胎数、死胎数和吸收胎数，观察胎仔外观、性别并称量其体重，检查内脏发育情况等指标。结果发现，木瓜苷各剂量组平均黄体数、活胎数、死胎数及吸收胎数均无显著性差异，木瓜苷各剂量组胎鼠的身长、尾长、体重及雄雌比也无显著性差异，木瓜苷各剂量组胎鼠均未出现脑膜膨出、突眼、四肢短小、卷尾等，胎仔的颅内出血、短舌、鼻中隔缺损、肾盂扩大等胎鼠内脏畸形率无显著提高，且木瓜苷各剂量组胎鼠的顶骨、顶间骨、枕骨、胸骨、胸椎、骨盆带、颈椎、肋骨及四肢骨等骨骼畸形的胎仔数无明显差异，说明木瓜苷对 ICR 孕鼠生殖能力及其胎鼠生长发育无明显影响，提示木瓜苷对 ICR 小鼠无致畸生殖毒性。

木瓜作为传统中药材之一，在各典籍中均无有毒相关记载，其安全性已得到多年中医临床使用和民间食用的验证，但其在某些特殊场景是否具有毒性，还有待进一步的研究。

主要参考文献

[1] 国家药典委员会 . 中华人民共和国药典 [M]. 中国医药科技出版社，2020：62.

[2] 路景涛，魏伟 . 木瓜苷的遗传毒性研究 [J]. 安徽医科大学学报，2013，48（8）：922-914。

[3] 路景涛，徐德祥，魏伟 . 木瓜的致畸毒性研究 [J]. 中国药理学通报，2009，25：218.

第十章

药用木瓜发展现状与愿景

　　提到"木瓜"，很多人首先想到的是水果——"番木瓜"，很少有人会联想到中药材——"木瓜"。番木瓜属于番木瓜科番木瓜属植物，多用作水果，而药用木瓜则属于蔷薇科木瓜属植物，可药用也可食用，中国古籍记载药用木瓜尤以皱皮木瓜价值最高。

第一节　产业现状

一、木瓜资源分布

　　木瓜在我国的产地主要分布于长江流域及长江以北、黄河以南的丘陵和半高山地带，湖北、山东、四川、重庆、云南、陕西、安徽、浙江、贵州等地均有种植，以湖北宜昌、恩施和十堰，山东临沂和菏泽，四川绵阳，重庆綦江，云南大理和临沧，陕西安康，安徽宣城，浙江淳安，贵州正安等地居多。

　　在民间，常因道地性或产地分布等原因，常有宣木瓜（或宣城木瓜或宣州木瓜）、资丘木瓜（长阳木瓜、榔坪木瓜）、恩施木瓜、巴东木瓜、郧阳木瓜、曹州木瓜、白河木瓜、沂州木瓜、蒙山木瓜、川木瓜、藏木瓜、云南木瓜、淳安木瓜等之称谓。

二、主要省份木瓜产业

（一）湖北

1. 皱皮木瓜

　　木瓜是湖北省道地药材品种之一，宜昌市长阳土家族自治县所产的"资丘木瓜"（商品名，一县一品）为历史上木瓜品质最佳三大产地之一，以其"肉厚、气香、质硬"和"个大、色红、无籽、皱皮"等独特商品性状著称于世。

　　（1）区域分布及种植规模：湖北主产地在鄂西武陵山区的宜昌市长阳县榔坪镇、恩施州巴东县野三关镇等地。全省木瓜栽培面积约 15 万亩，产量占据全国

60% 以上。其中主产区长阳县近 9 万亩，总面积目前在全国位于首位，为中国药用木瓜生产第一大县。

（2）一产产量及效益：木瓜为多年生木本植物，定植 5 年左右开始挂果，约 8 年后进入丰产期。目前木瓜投采面积达约 9 万亩，年产鲜果约 6 万吨，2023 年长阳县资丘木瓜一产产值约 2.2 亿。近 3 年来湖北木瓜干品产地价格为：2020 年每千克均价 12 元，2021 年每千克均价 20 ～ 28 元，2022 年每千克均价 10 ～ 15 元，2023 年每千克均价 13 ～ 15 元。据天地网统计，近年来木瓜总药用年需求在 4000 吨左右，2023 年湖北产 1300 吨。

（3）二产加工规模：木瓜除产地加工干品药材外，深加工企业有湖北山尔农业开发有限公司等，开发生产有木瓜醋、木瓜酒、木瓜果脯等食用产品。2023 年长阳县资丘木瓜二产产值约 2 亿元。

（4）三产融合发展：木瓜主产区榔坪镇位于长阳西部边陲，北邻秭归县，西接恩施州巴东县，318 国道、沪渝高速公路、宜万铁路横贯全境，素有"宜昌西大门""川鄂咽喉"之称。榔坪镇锚定"木瓜特色小镇""中药材产业强镇"发展目标，大力实施"擦亮小城镇"工程，深入挖掘覃祥官"中国农村合作医疗发祥地"文化资源，不断健全完善木瓜三产融合产业体系，目前已连续举办 17 届木瓜花文化旅游节（图 10-1），发展农家乐、民宿、宾馆酒店等 100 余家，年接待游客 10 万人次，三产创收近 1 亿元。关口垭、马坪等木瓜花海乡村旅游点已成为游客早春时节的网红打卡点。2022 年 11 月长阳榔坪镇关口垭村（木瓜）获批全国第十二批"一村一品"示范村镇。

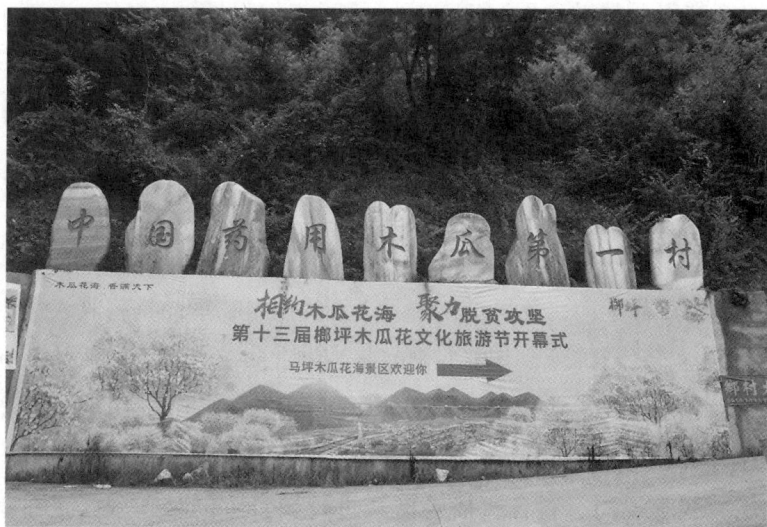

图 10-1　榔坪木瓜花文化旅游节

（5）经济、社会及生态效益：近30多年来，长阳产地木瓜价格基本稳定在每千克10～20元。在脱贫期间，通过实施产业扶贫新增木瓜种植面积2万余亩，共带动建档立卡贫困户5000余户，农户通过种苗繁育卖种苗、种植初加工卖药材、踏青赏花卖旅游等增加收入，累计为农民群众增收15亿元以上。为打赢脱贫攻坚战发挥了重要作用。同时良好的产业基础为接续推进乡村振兴奠定了坚实基础，目前全县从事木瓜等中药材种植、加工、销售的各类市场主体162家，新增种植面积2万余亩，木瓜种植户户平均增收6824元。木瓜已成为榔坪镇覆盖面最广、效益最稳定、群众最认可的支柱产业。

木瓜是多年生木本植物，管理得当，树龄可达30年以上，而且木瓜树根部极易萌发大量分蘖苗，栽植后加强田间管理可成为永久林地，可谓一劳永逸，是一个非常好的生态产品。多年来，长阳县把种植木瓜既作为发展产业又作为退耕还林保护生态的重要举措，近20年时间累计发展5万余亩，对防治水土流失、促进生态环境建设发挥了重要作用。

2. 光皮木瓜

湖北光皮木瓜产业具有一定规模，"郧阳木瓜"栽培历史悠久，是国家地理标志保护产品，同时也是绿色食品和药食同源食品，已成为当地农业重点支柱产业。

（1）区域分布及种植规模：湖北主产地在十堰市郧阳区。全区通过"公司＋基地＋农户"模式大力发展光皮木瓜产业30余万亩，种植基地面积已达20万亩。

（2）一产产量及效益：郧阳区光皮木瓜进入结果期约10万亩，其中7万亩进入盛果期，辐射带动房县、竹山、郧西、淅川、西峡等周边地区纷纷开始发展木瓜产业，在秦巴腹地初步形成以郧阳为中心，种植面积达50万亩的中国光皮木瓜重要种植区。

（3）二产加工规模：已发展木瓜深加工的企业有耀荣木瓜、金水源、葆春木瓜、国寿生物等，主要从事木瓜果酒、木瓜醋、木瓜酵素、木瓜白兰地及木瓜面条、木瓜精油等产品生产，年可加工鲜品2万吨以上，产品销售收入达2.5亿元。主要品牌有兆健、武当红等，其中兆健品牌为湖北省著名商标、优势商标。

（4）三产融合发展：郧阳区开展策划启动厂区基地研学游，同时规划建设木瓜旅游小镇；启动建设全新的木瓜系列产品全域大数据营销系，统过直销、代理、代加工、线上电商、抖音直播等模式进行销售。同时郧阳区正在积极申报AAA级景区，做企业＋基地＋产品宣传的模式，以期做到木瓜产业三产融合的有效发展。

（5）经济、社会及生态效益：郧阳光皮木瓜基地涉及五峰、南化塘、刘洞、白浪、梅铺、谭山、叶大等10个重点乡镇，120个行政村，900多个小组，种植农户1.3万户，建成木瓜种植示范基地6个，成立木瓜协会及专业合作社12家。其中木瓜专业村10个，产业大户222户，入会社员达1.3万余人，辐射带动农户6.5万家，其中贫困户2.5万户，户均年增收3000多元。发展木瓜深加工企业2家，惠及20个乡镇、120多个行政村、近10万农户。2020年，精准招商、引进国内药食同源木瓜深加工领域头部企业"湖北耀荣木瓜生物科技发展有限公司"成为木瓜外销主体企业。2023年，郧阳木瓜产业已惠及120多个行政村、近10万农户，木瓜系列产品年销售额达2.5亿元。小小木瓜经过深加工变成系列高附加值绿色有机产品，成为带动当地群众致富的大产业。

郧阳作为南水北调中线工程核心水源区，肩负着保水和促发展双重重任。郧阳木瓜不仅具有药食两用的特点，还因根系发达，抗逆性强，耐瘠薄，易成活，具有很好的绿化和水土保持功能，对水源区的水土保持、山体绿化、植被保护具有重要作用。郧阳木瓜既是经济作物，又是生态产业，发展木瓜产业兼具经济和生态效益。

（二）山东

提到山东木瓜，最令人熟悉的就是"沂州木瓜"和"曹州木瓜"，两者得名源于曹州和沂州两座古城。因曹州为现在的菏泽，沂州为现在的临沂，故习惯上人们将山东菏泽产的木瓜称为"曹州木瓜"、山东临沂产的木瓜称为"沂州木瓜"。又因古代曹州产者多为光皮木瓜，沂州产者多为皱皮木瓜，故"曹州木瓜"和"沂州木瓜"又成了山东光皮木瓜和皱皮木瓜的代名词。

目前菏泽也有引种的皱皮木瓜，临沂也有引种的光皮木瓜，此外还有一种观赏木瓜，因诞生于临沂而命名为"沂州海棠"。

1. 皱皮木瓜

山东皱皮木瓜，又名"沂州木瓜"，有3000多年的悠久历史，后经商标注册为"沂州木瓜"，属于蔷薇科木瓜属植物，集观赏、食用、药用于一体，为我国北方特有的果树种质资源，被誉为百益之果，是我国珍贵的观赏、食药兼用的多用途植物。沂州木瓜特点为花蕾繁多，花色艳丽，果实大，结果多，果肉厚，肉质细腻，芳香浓郁且营养丰富，适宜加工食用。该品种具有适应性强、生长快、易成花、管理方便、效益高等优点。

（1）区域分布及种植规模：皱皮木瓜主产于山东省临沂市，目前主要栽培品种有罗扶、长俊、红霞、一品香、金香、玉佛、奥星、绿玉、沂锦、国华等。皱皮木瓜资源圃100余亩，基地达到1120余亩。2022年菏泽程庄村村民流转土地100亩，引进了4个皱皮木瓜新品种，搭建起了"木瓜+中药材"的立体间作种植模式。随着产业开发和政策导向，山东皱皮木瓜产业必将迅速发展。

（2）一产产量及效益：目前沂州木瓜各主栽品种亩产量在丰产期均能达到万斤以上，以每亩一万斤计算，若开发成木瓜罐头予以销售的情况下，亩产收入约2万元左右。

（3）二产加工规模：汤河镇通过与山东农业大学产学研合作，现已开发出果汁、果脯、果酒、罐头四大系列产品，加工代表性企业如临沂市多维木瓜饮品有限公司，年加工能力8000吨。近几年该企业发展迅速，已从家庭作坊发展为市级农业产业化龙头企业。山东佰诺生物科技有限公司联合开发了木瓜牛奶蛋白压片糖果、木瓜胶原蛋白、木瓜SOD压片糖果等木瓜深加工产品。

（4）三产融合发展：临沂市因临沂河得名，是东夷文化的核心发祥地，是革命老区，孕育形成了"党群同心、军民情深、水乳交融、生死与共"的沂蒙精神，有蒙山和沂水萤火虫水洞·地下大峡谷等众多旅游景区，木瓜观赏性和多样产品促进了三产的融合发展。

（5）经济、社会及生态效益：临沂市河东区汤河镇积极引导产业结构调整，依托当地自然、经济优势，打造木瓜种植、加工、包装、销售为一体的产业链。为了让木瓜产业"深扎根，能生财"，汤河镇一方面围绕深加工领域不断探索创新路径，另一方面通过电商平台持续拓宽销路，引领木瓜产业链条纵深发展。临沂市多维木瓜饮品有限公司年产值达7000万元。

2. 光皮木瓜

山东光皮木瓜又称为曹州木瓜，是名贵观赏及药用乔木，在山东菏泽已有千年栽培历史。树形美观，高4～5m，在适宜条件下可达6m以上。主要品种有玉兰、豆青、粗皮剩花、细皮子、大佛手、小佛手、狮子头等，是绿化、美化环境的优良树种，可观形、观干、观花、观叶、观果，也可进行精深加工。

（1）区域分布及种植规模：山东光皮木瓜主产于菏泽市，种植历史悠久，有"市树"之称。目前，全市木瓜种植面积约2.6万亩，培育出适合城市绿化、果园栽培、饮品加工、观赏闻香、盆景制作等不同用途的十多个木瓜品种。

（2）一产产量及效益：利用木瓜和林下中草药立体间作的种植模式，示范种植了曹州木瓜、皱皮木瓜等多个新品种，这种模式可以在木瓜树成长初期实现亩收入 3000 ～ 5000 元。

（3）二产加工规模：菏泽市为推动木瓜产业向专业化、高端化发展，形成了集种植、采收、加工、销售为一体的产业链，涌现出了具有"龙头"带动能力的木瓜加工企业和合作社。山东大树集团生命科学研究院重点围绕植物蛋白进行功能营养深度开发，开发了包括木瓜微囊粉、木瓜肽在内的 9 款木瓜系列产品，年产已达吨级以上，可广泛应用于各种食品中。山东大树集团拥有 2 万平方米的木瓜深加工生产线 2 条，可进行清洗、削皮、漂烫、切片（破碎）、布盘、干燥、粉碎等工作；1 条速溶粉生产线，可进行木瓜粉膨化；1 条植物基酶解提取生产线，可进行木瓜产品酶解和提取，形成木瓜奶、木瓜茶等产品；1 条木瓜肽生产线、3 条微囊粉生产线及 2 条预包装生产线，可进行小分子木瓜肽、木瓜微囊粉生产及木瓜系列产品的混合、分装、压片等工作。

（4）三产融合发展：为助力乡村振兴、打造地域名片，菏泽市正不断加快精深加工的科研步伐，全力推动木瓜产业"三产融合"。全区将围绕健康食品产业，不断从加强政策支撑、推动校企合作、提升服务质量等方面下功夫，深度整合食品产业链集群，在关键核心技术研究、高端人才集聚、企业孵化培育等方面实现突破，全力打造规模化健康食品产业聚集区。

（5）经济、社会及生态效益：随着消费升级的不断加快，人们对生活质量与身体健康日益重视，食品产业已逐渐从基本的"保障供给"向"营养健康"转变，健康食品产业迎来了极为广阔的发展前景。菏泽市围绕健康食品产业，积极推动产业链延伸、价值链提升、供应链贯通、利益链完善"多链重构"。

3. 观赏木瓜

山东观赏木瓜主要是沂州海棠，河东区汤河镇土质肥沃、水资源丰富、盛产苗木花卉，是沂州海棠主产区，故享有"中国海棠之都""山东省沂州海棠之乡"等美誉。沂州海棠是经过临沂人民长期将木瓜海棠和贴梗海棠等复合杂交选育而成的品种群，是沂蒙地区特有的花卉，花繁朵大，色彩艳丽，被林业专家命名为"沂州海棠"。

（1）区域分布及种植规模：沂州海棠是河东区的特色优势林业产业，也是临沂市的特色经济林产业。沂州海棠作为临沂市的市花，发展迅速，形成了红、绿、白、粉、紫五大系列品种群，栽培面积曾达到 15 万亩，河东区汤河镇还建立了"海棠会客厅"。

（2）一产产量及效益：沂州海棠在汤河镇的栽植面积已达 1.6 万亩，年生产销售种苗 2500 万株、盆花 800 万盆，销售收入 1.8 亿元，全镇从业人员 2 万多人，人均增收 2000 多元。

（3）二产加工规模：沂州海棠的规模化种植，为海棠产品深加工奠定了坚实的基础。河东区深化与高校和科研机构的合作，不断提升海棠系列产品的研发能力和生产水平，开发出海棠果酒、木瓜脯等衍生产品，把海棠效益发挥到更大化。山东沂州海棠农业科技有限公司 4 年来投入研发经费 200 余万元，研制成功沂州海棠长寿果酒及苹果酒两个系列，蒸馏酒、露酒、冰酒等 8 个品种，年产值达 2000 万元左右，与周边县区签约沂州海棠种植基地近 2000 亩，盛果期年总产量可达到近 600 万斤，为当地百姓创造经济收入 300 余万元。

（4）三产融合发展：下一步，沂州海棠产业触角将进一步延伸，通过市场化运作，把"海棠会客厅"用起来，把花卉大市场开起来，把千亩海棠产业园打造成冬春赏花、夏秋摘果的休闲园，朝着"海棠 + 康养 + 旅游"的方向发展，形成可持续发展的绿色产业链。

（5）经济、社会及生态效益：河东区委、区政府大力支持沂州海棠产业发展，充分发挥龙头企业引领带头作用，与齐鲁工业大学、山东省农科院、山东农业大学等科研机构建立沂州海棠果产业开发与利用产学研合作关系，不断研发高附加值新产品，延伸沂州海棠产业链条，推动海棠产品"以果养树"，促进"苗木果园化、果园园林化、园林生态化、生态资源化"，实现花、叶、果、树、景的多重经济价值叠加，形成海棠产业集群，引领沂州海棠产业更好更快发展。

（三）安徽

安徽宣城为历史上木瓜品质最佳三大产地之一，所产宣木瓜是安徽省著名的道地药材、全国首批药食同源品种。2016 年安徽省十大皖药产业示范基地遴选以来，宣木瓜产业又现生机。

（1）区域分布及种植规模：宣木瓜主要栽培于安徽宣城市宣州区、泾县、宁国等地海拔 100 ～ 300m 的低岗山坡上。宣州区宣木瓜种植主要分布在宣州区新田镇及周王、金坝、水东、黄渡等地，其中以新田镇产量最大。

（2）一产产量及效益：发展鼎盛时期，宣州区种植面积达 8000 余亩，后期由于中药材市场疲软、宣木瓜品种退化及退耕还林项目结束等种种原因，经济效益逐年下降，宣木瓜面积逐渐减少。近两年来，由于中药及大健康产业的带动，宣木瓜种植面积稳步回升。

（3）二产加工规模：近年来，宣木瓜加工业初具规模，陆续有宣木瓜加工企业出现，陆续开发了固体饮料、美容化妆品、脆片、果酒等产品。相关宣木瓜企业以优质宣木瓜为原料，深入开展宣木瓜产品深加工研发，取得了突破性进展。产品有风湿骨痛胶囊、风湿骨痛片、风湿骨痛颗粒系列药品，年销售额1亿多元；宣木瓜固体饮料、宣木瓜足疗粉等产品，年销售额突破3000万元；新开发的宣木瓜系列运动饮料、宣木瓜果脯、宣木瓜速冻干片、宣木瓜酒、宣木瓜化妆品已投放市场。

（4）三产融合发展：宣木瓜早春先花后叶，艳丽多彩，是优质的文化和旅游资源。宣州区每年在新田镇举办的宣木瓜赏花节已成为经典的文旅节目，新田镇还建成了宣木瓜研学基地；宣州区政府已规划建立宣木瓜博物馆。

（5）经济、社会及生态效益：宣州区开展宣木瓜规范化种植和间套种技术的推广，成年木瓜树单产提高，亩产木瓜鲜果1500kg左右，亩收入5000～6000元；幼年木瓜园套种百合、太子参、延胡索、白术、芍药、黄精等草本药材，收益良好，既达到了以短养长，又培肥了地力，成为宣木瓜产业发展的新趋势。宣州区发挥宣木瓜作为"国家地理标志农产品""四大名贵中药材""十大皖药"等方面的独特优势，围绕一二三产协同发展，将宣木瓜原产地新田镇打造成中国宣木瓜特色小镇，争取创建成"中国宣木瓜之都"。

三、各地木瓜产业建设发展情况

（一）资丘木瓜

木瓜是湖北省道地药材品种之一，宜昌长阳县所产的"资丘木瓜"（商品名，一县一品）为历史上木瓜品质最佳三大产地之一。目前该县木瓜种植面积规模居全国之首。2009年6月，全国人大常委会原副委员长何鲁丽盛赞椰坪镇木瓜特色产业发展，并为之欣然题词"中国药用木瓜之乡"。2023年椰坪镇获中国经济林协会授牌（图10-2）。长阳县成立了资丘木瓜产业协会，其以协会为主体已在2010年成功获得"资丘木瓜"国家地理标志的商标注册，并于2023年重新换标（图10-3）。2019年8月13日实施的团体标准《道地药材第154部分：资丘木瓜》（T/CACM 1020.154—2019）规定了道地药材资丘木瓜的来源及形态、历史沿革、道地产区及生境特征、质量特征，适用于道地药材资丘木瓜的生产、销售、鉴定及使用。

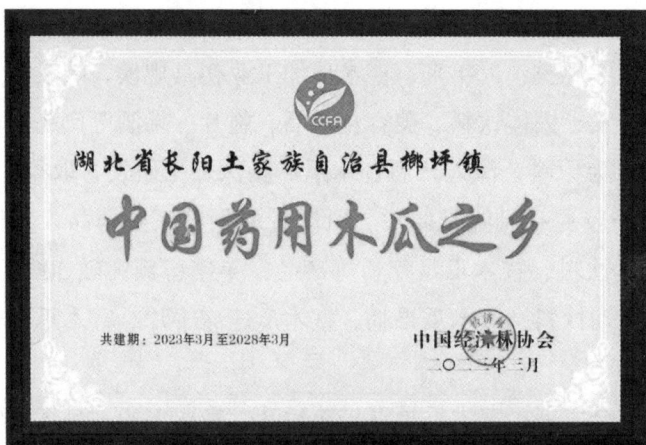

图 10-2　中国药用木瓜之乡授牌

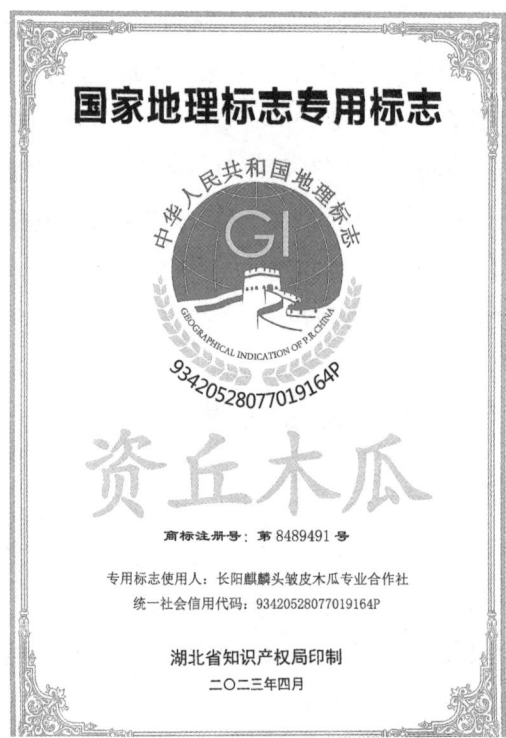

图 10-3　"资丘木瓜"国家地理标志专用标志

　　自 2020 年开始，长阳县启动开展了资丘木瓜农产品地理标志申报工作，开展了"资丘木瓜农产品地理标志登记现场核查及品质鉴评会"，编制了《长阳中药材产业发展总体规划》，明确"一圃两区三园"规划布局，确定重点品种"长九品"（木瓜等）。2022 年 7 月，资丘木瓜入选湖北省"十大楚药""五大特色药材"（鄂优十六味），并完成国家资丘道地药材生产标准化示范区建设。其持续建设长阳现代中医药产业园和资丘道地药材产业示范综合体，主要包括中药材种子种苗选育、数字化种繁基地、初加工、饮片加工、贸易出口、中药康养产品等。

（二）宣木瓜

宣木瓜是我国四大名贵中药材之一，历史悠久，历代本草均记载木瓜以安徽宣城为道地。宣木瓜药材外形紫红色，皱纹细密，坚实又有弹性，以其香气重、味酸浓，鲜果富含维生素、氨基酸、SOD以及微量元素，是生产果汁饮料、果脯、果酒、药膳等功能食品和化妆品的优质原料。如宣木瓜姜汤传统制作技艺获得区级非物质文化遗产（图 10-4）。宣木瓜是北京同仁堂、杭州胡庆余堂等老字号商家指定的采购品种。

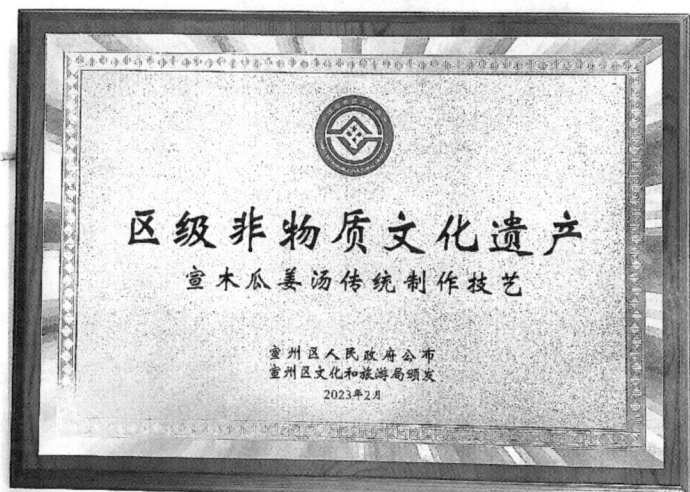

图 10-4　宣木瓜姜汤传统制作技艺

自 2000 年以来，安徽省宣城市宣州区结合退耕还林政策，把宣木瓜列入三林三果之首并以退耕还林项目扶持，全力培植宣木瓜区域化特色发展。2010 年，宣木瓜获得"国家地理标志保护品种"称号，完成了《木瓜药材等级标准》《木瓜饮片等级标准》2 个行业标准的研制。2016 年，宣木瓜入选安徽"十大皖药"。2021年 7 月，世界中医药学会联合会中药材流通产业发展分会发布了《中药材流通规格等级——宣木瓜》。2022 年 12 月，宣州区深化改革委员会做出三年行动振兴宣木瓜产业的决定，全面开启了宣木瓜产业振兴战略的实施方案，筛选优株、审定良种、建设良种母本园采穗圃、配套规范化栽培技术，复壮良种原有特性特征。2023 年 8 月，"宣木瓜 1 号"通过安徽省林业局林草良种审定（图 10-5）。

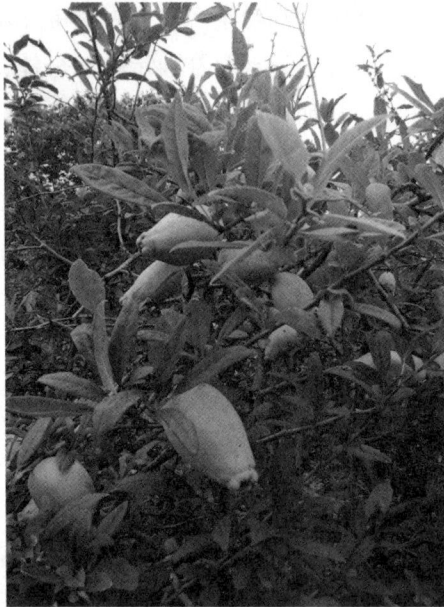

图 10-5 宣木瓜 1 号

（三）郧阳木瓜

郧阳木瓜是光皮木瓜，为湖北十堰郧阳特产。自 2003 年以来，十堰市郧阳区充分发挥山场资源优势，抢抓国家实施退耕还林和南水北调工程等历史机遇，结合本地实际，实施以木瓜种植为主的"生态立县，产业富县"发展战略，提出"打造中国木瓜第一县"的发展目标。2008 年"郧阳木瓜生产标准化示范区"被正式列入第六批全国农业标准化示范项目；2010 年获得"郧阳木瓜"地理产品标志保护。经过十余年"把木瓜当作产业来抓""做强做大木瓜产业""把木瓜作为精准扶贫成熟的绿色产业来打造"的发展，郧阳木瓜产业得到突破性发展，2020 年精准招商，引进国内药食同源木瓜深加工领域头部企业"湖北耀荣木瓜生物科技发展有限公司"，该公司成为木瓜外销主体企业，木瓜已成为当地农业重点支柱产业。

乡村振兴，产业先行。郧阳区积极推动木瓜产业升级和发展，通过技术改造，引导木瓜产业结构调整，成功实现从传统原产品向高附加值加工品转化的转变，为乡村振兴注入了新的动力。

（四）沂州木瓜

沂州木瓜主产于山东省临沂市（古称沂州）河东区汤河镇，已有 3000 多年的历史，经当地人民群众的辛勤培育，现集入药、观赏、饮食于一体，后经商标注册为"沂州木瓜"。1989 年 1 月 20 日沂州木瓜通过商业部鉴定，属于国内首创，填补了国内果品生产的空白；1994 年经山东省科委鉴定，在栽培选种方面达到国内领先水平。2004 年"沂州木瓜研究所"成立，专门对沂州木瓜进行育种、栽培及开发利用的研究，筛选出"罗扶""长俊"等优良品种，并研究食用加工等。沂州木瓜研究所已培育出 60 多个开红白粉多种颜色的复瓣大花品种资源，筛选出 20 多个有特别推广价值的观花品种，2013 年获临沂市人民政府科学技术进步奖二等奖，2014 年获山东省林业局科技成果奖三等奖。

（五）曹州木瓜

曹州木瓜主产于菏泽市（古称曹州），历史上主产菏泽县（现为牡丹区）、曹县等地，有多处木瓜园，有村以木瓜园为名。《菏泽县志》记载："菏泽木瓜始于元朝，广于明清，栽培历史悠久。"根据《山东省果树志》记载：曹州（光皮）木瓜栽植于明朝中期，发展于清代末年，距今已有 500 余年的历史，为当地远近闻名的特色树种，曹州木瓜为历代进献之贡品，具备极高的历史人文价值。菏泽市牡丹区天香社区芦堌堆村现保存 30 余株约 500 年生古树，目前，主要种植园在牡丹区、定陶区等。"投桃报李有木瓜，龄高三千物自华。《诗经》吟咏歌宛在，曹州原本是旧家。"2013 年"曹州光皮木瓜"被确定为菏泽市的市树。

2016 年，曹州木瓜园将林业生产活动、自然风光、科技示范、休闲娱乐、环境保护等融为一体，实现了生态效益、经济效益与社会效益的统一，被省林业厅评为"山东省十佳观光果园"；2018 年，曹州木瓜产业产值超过 3 亿元；2019 年，菏泽市有才光皮木瓜科研所揭牌成立；2021 年，曹州木瓜产业园首届冉堌镇月季观赏节开幕；2022 年，引进皱皮木瓜新品种 4 个，构建"木瓜 + 中药材"的立体间作种植模式，联合开发木瓜深加工产品。

（六）沂州海棠

沂州海棠是在沂州木瓜基础上发展的一类木瓜属花卉。20 世纪 50 年代末 60 年代初，当时的临沂地区药材站在前张庄村设立中药材种植基地，引导很多农户种植皱皮木瓜药材，后来成为沂州海棠的砧木。多年来，通过砧木嫁接、扦插、选种育苗，筛选培育出了现在沂州海棠的各个品种。临沂市汤河镇群众从明清时期就有种花卉育苗木的传统和习惯。20 世纪 90 年代，汤河镇旦彰街原党支部书记刘明允以木瓜树作为砧木，将海棠（倭木瓜、贴梗海棠等）与之嫁接，培育出了木瓜海棠，并在汤河镇推广种植，后被专家命名为"沂州海棠"。随着发展，当地花农们研究出了更多品种。2008 年，沂州海棠在第五届中国林产品交易会上获得金奖。2009 年，临沂市被中国花卉协会授予"中国海棠之都"称号。2010 年沂州海棠被评为临沂市市花，这是迄今国内首个由农民嫁接的杂交花当选城市市花。

（七）白河木瓜

白河县地处陕西省安康市，种植光皮木瓜 14 万亩，是"中国光皮木瓜之乡"和中国生态富硒木瓜示范基地。白河木瓜作为"一县一业"、首位产业，已建成生态有机木瓜园 14 万亩，培育市场主体 53 家、省级品牌 3 个，获批国家专利 5 项。2008 年获白河县《中华人民共和国农业部农产品地理标志登记证书》，2013 年被授予"中国生态富硒木瓜示范基地"。在白河木瓜品牌培育方面，2019 年陕西省《地理标志产品 白河木瓜》地方标准发布实施，2020 年国家知识产权局颁发"白河木瓜"地理标志证明商标，2021 年白河木瓜先后获得"陕西省特色农产品优势区"认定和全国"名特优新"农产品认定。2022 年，白河县成功举办第四届木瓜节。截至 2022 年年底，白河县综合产值突破 10 亿元。木瓜系列产品涉及木瓜果醋、木瓜果汁、木瓜白酒、木瓜果脯（干）、木瓜光啤等以食品饮料为主的 7 大类 50 余款木瓜产品。2023 年度木瓜产业带动低收入户 348 户 1327 人增收 91.69 万元（其中脱贫户 230 户 837 人，增收 43.06 万元），户均增收 2387 元。

四、木瓜产业园

（一）宣木瓜三产融合产业园

宣木瓜有着千年悠久的发展历史，为宣州地道中药材，拥有"植物黄金"和"中国四大名贵中药材"之首的美誉。宣州利用这一利器打响地方特色名品，并创建了助力乡村振兴的"金字招牌"，宣木瓜已被加工成如宣木瓜黄酒、姜茶、泡脚粉等系列产品。

2022 年年底，宣州区通过了《促进宣木瓜产业振兴发展三年行动方案》，迎来了宣木瓜产业振兴发展的又一春天。宣州区规划实施 500 亩的"宣木瓜三产融合产业园"项目，集中打造工业旅游、总部经济、物流集散、产品展示、电商销售为一体的综合性产业平台，坚持树立"标牌"、创立"品牌"、争取"招牌"、做优土特品牌。首期 260 亩产业园规划编制工作已启动并于 2023 年 10 月开工建设，项目以宣木瓜一二三产协同发展为主线，加快推进产业园项目建设，着力打造全国一流的宣木瓜产业发展平台，有效带动农民增收致富。

（二）曹州木瓜产业园

光皮木瓜在山东菏泽已有 3000 多年种植历史，因木瓜果奇香被作为菏泽特色礼品销售到千家万户。2013 年木瓜树被评为菏泽市市树。木瓜树被确立为菏泽市市树后，木瓜种植、木瓜加工、木瓜文化等得到了不断发展，种植面积达到近 3 万亩。2018 年木瓜产业产值超过 3 亿元。集种植、加工、文化为一体的特色木瓜产业模式在菏泽逐步形成。

"曹州木瓜产业园"就是三产融合发展模式中比较经典的案例之一。定陶有才绿化苗木合作社于 2017 年投资建设"曹州木瓜产业园"现代化农业项目，园区主要以木瓜新品种选育、木瓜系列产品研发推广为主，种植木瓜树为主，同时套种月季花及十几种草本花卉，打造为以菏泽市市树为主题，集旅游观光、林下养殖、采摘休闲、婚纱摄影、科普教育等为一体的现代化农业产业园，欲打造其为全国最大的光皮木瓜园、全国品种最多的木瓜品种基因库。曹州木瓜产业园目前已产业化销售的产品有木瓜罐头、木瓜月饼、木瓜茶、木瓜酒、木瓜原浆、鲜木瓜礼盒、木瓜香枕、木瓜盆景等，伴随着农旅项目产生了一定的销售量。曹州木瓜产业园将林业生产活动、自然风光、科技示范、休闲娱乐、环境保护等融为一体，实现了生态效益、经济效益与社会效益的统一。

（三）綦江木瓜海棠园

"綦江木瓜海棠园"是三产融合发展模式中比较经典的另一案例，于 2015 年 3 月 10 日成功创建为国家 AAA 级旅游景区。其坐落于三角镇桐梓村，离綦万高速公路通惠出口仅有 8 公里，与老瀛山地质公园和通惠河湿地公园合称为"三园"，坚持农旅融合，积极发展农村特色旅游经济，全力打好"旅游牌"。

"綦江木瓜海棠园"景区规划面积 1600 亩，总体空间布局结构为"一核一带二区"，是重庆市木瓜产业的种植示范区。园内木瓜海棠品种繁多，有 23 个药用木瓜品种、22 个观赏海棠品种，已建成游客接待中心、木瓜海棠广场、乡村会议酒店、木瓜品种资源圃、海棠观光园、木瓜种植区、三棵树等景点，是一处集文化、旅游、休闲、科普为一体的综合性旅游景区。綦江区木瓜种植面积 10 万余亩，木瓜产品包括木瓜药品类、饮品类、保健品类、酒类等多种类型的产品。木瓜海棠旅游文化节的创办，标志着綦江区完成了木瓜全产业链的打造。

綦江木瓜产业链包括了木瓜种植、食品类加工、保健品加工、药品加工四个环节，其中木瓜低度发酵酒、蒋瓜瓜玉白兰等木瓜系列酒已经销往贵州、湖北、广东、内蒙古、新疆等 20 多个省区。綦江区还与多所高校合作，研制出木瓜含片、木瓜饮品、木瓜喷雾剂等 10 余种木瓜类深加工产品。

五、代表性木瓜从业市场主体

（一）湖北山尔农业开发有限公司

该公司位于湖北长阳，成立于 2018 年 4 月，注册资本 2000 万元，现为宜昌市农业产业化龙头企业。公司依托当地木瓜资源，主要从事木瓜精深加工，现开发有木瓜酒、木瓜醋、木瓜丝、木瓜果脯等系列产品。公司于 2022 年与北京中酿品致文化发展有限公司合作生产的木瓜醋已销往全国各地，年产值 2000 万元。

（二）湖北药满仓道地药业有限公司

该公司成立于 2021 年 8 月，由目前全国最大的中药材冷链仓储物流企业——亳州市中联物流管理有限公司投资成立，注册资本 1000 万元人民币，注册地为长阳土家族自治县椰坪镇椰坪村一组。公司经营范围主要包括药品生产、批发、零售，中草药种植、收购、技术服务，普通货物仓储服务、低温仓储、仓储设备租赁服务等。

（三）湖北耀荣木瓜生物科技发展有限公司

该公司位于湖北十堰高新区，成立于 2010 年 11 月，注册资本 5000 万元，是国家高新技术企业、国家林业重点龙头企业、湖北省专精特新小巨人企业、湖北省农业产业化重点龙头企业。该公司拥有院士专家工作站、湖北省木瓜精深加工技术研发中心、湖北省郧阳木瓜乡村振兴科技创新示范基地、高校教学实践基地，获授权专利 30 余项，主要产品有果醋、果酒、酵素、面条、饼干、白兰地，以及精油、沐浴油和手工皂、泡脚包等木瓜系列产品。

（四）安徽宣木瓜产业创新研究院

该院成立于 2023 年 5 月，主要从事宣木瓜种质资源研究及利用，示范推广宣木瓜规范化种植技术，研发宣木瓜为原料的药品、食品、化妆品，弘扬宣木瓜文化。该院依托中国中医科学院中药资源中心选育了"宣木瓜 1 号"，并获安徽省林业新品种审定，建立了多种套种的木瓜种植示范园。该院研制了《木瓜药材等级标准》《木瓜饮片等级标准》行业标准，发布了《中药材流通规格等级——

宣木瓜》中华中医药学会团体标准。

（五）安徽宣木瓜产业振兴发展有限公司

该公司成立于 2022 年 12 月，注册资本 1 亿元，系由安徽宣城高新技术投资发展有限公司投资的国资公司。公司主要从事中药材种植、加工、仓贮和健康食品研发，目前已建成宣木瓜产业示范基地 3000 余亩，选育了"宣木瓜 1 号"良种，建立了木瓜种质资源库，收集并保存了全国 15 个木瓜种质。现该公司正新建宣木瓜药材加工车间、宣木瓜日化系列化妆品、功能健康饮品、植物提取功能饮品生产线。

（六）宣城华科宣木瓜生物科技有限公司

该公司位于安徽宣城，成立于 2013 年 9 月，注册资本 2000 万，是专注于宣木瓜健康品研发、生产、销售为一体的高新技术企业。该公司获多项专利，先后荣获"国家知识产权优势企业""十大皖药产业示范基地""农业产业化龙头企业""合肥工业大学实践教学基地""乡村振兴爱心企业""非遗保护单位"等称号。其主要产品有宣木瓜茶饮系列、宣木瓜固体饮料系列、方便食品系列、宣木瓜酒系列、宣木瓜浴足品等。

（七）安徽宣木瓜健康科技有限公司

该公司位于安徽宣城，成立于 2021 年 5 月，是一家专注于宣木瓜研究开发销售为一体的科技公司。公司打造全国连锁"宣木瓜生活馆"为主的销售渠道，依托高校院所，专注宣木瓜生物制品研发和创新，推动宣木瓜在养生领域的应用。公司秉承"让宣木瓜走进千家万户"的愿景，"使人们过的健康快乐"的使命，"正直、尊重、协作"的核心价值观。其主要产品有宣木瓜植物饮料系列、宣木瓜酒系列、宣木瓜健康日用品系列。

（八）宣城市永超生态农业责任公司

该公司坐落在风景秀丽的宣州区水东镇。水东镇是宣木瓜的发源地之一。公司自成立以来，密切与安徽中医药大学等高校合作，在富硒富锌的山丘区建立了宣木瓜种质资源圃，保存了多个品种，套种了太子参、延胡索、桔梗、芍药、白术等多个草本药材，入选安徽"十大皖药"——宣木瓜产业示范基地，获得了一系列科技成果，参与研制了木瓜药材、饮片、种子种苗等行业标准，引领了宣木瓜的标准化种植。

（九）临沂市多维木瓜饮品有限公司

该公司位于山东临沂河东区，成立于 2003 年 6 月，注册资本 2000 万，是一家集农副产品收购与加工和销售于一体，以生产沂州木瓜系列产品为主的企业。其主要产品为沂州木瓜深加工的果汁（NFC 木瓜果汁、野木瓜汁、鲜榨木瓜汁、青木瓜之味、多维酒之侣、青木瓜汁、浓缩汁、木瓜醋）、果脯、果酒三大系列产品。

（十）陕西领康时代农业技术研发有限公司

该公司位于陕西白河，成立于 2021 年 7 月，注册资金 1080 万元。其自主研发一果六分离核心技术，首次将光皮木瓜的果皮、果肉、果汁、果核、果渣及籽粕进行分离萃取，并依据各部分活性物质的特性，开发了精酿啤酒、气泡酒、洗护日用品、护肤品、养生茶饮等产品，先后荣获省级创新大赛奖和部级创业优秀奖等。最新研发的五款木瓜代用茶已于 2024 年 1 月正式上市。

（十一）湖北长阳县麒麟头皱皮木瓜专业合作社

该合作社于 2013 年 7 月成立，是一家采用"农户＋基地＋合作社"模式的民营企业，位于长阳榔坪镇马坪村。合作社严格按照国家 GAP 种植标准建设无籽皱皮木瓜园及苗圃园，2012 年建成百亩 GAP 示范园；2019 年 10 月，完成长阳中药材质量追溯体系建设；2020 年 8 月，建成可视化种植基地、气象环境监测点、木瓜实验监测点等；2020 年 10 月，建成中药控股木瓜标准化种植基地。

（十二）湖北巴东县上阳坡木瓜专业合作社

该合作社成立于 2011 年 3 月 16 日，主要从事皱皮木瓜的种植、收购、加工、销售等业务。合作社建有标准化示范基地 150 亩，苗圃 50 亩，服务种植户 1500多户，现有入股社员 1835 人。合作社通过长期的诚信经营，建立了完善的销售网络，年收购干木瓜可达 1500 吨，完全解决了种植户销售，带动了地方经济的发展，让木瓜成为名副其实的"金瓜"。

六、木瓜产业分析

（一）现状分析

目前药用木瓜多数以企业与农户合作或是成立种植合作社的模式进行种植。企业一般是集苗木的繁育、研发、种植技术开发与培训、产品销售于一体，注重种子、种苗销售，与农户合作，为农户提供种苗、种植技术等辅助农户种植，并以一定价格收购农户农产品的合作方式，通过技术服务带动农户致富。药用木瓜产品开发多以企业的形式对产品品类、加工工艺等进行技术研发，并建立相应的生产线进行加工生产和销售。

1. 种植方面

木瓜生产周期较长，栽培木瓜苗后 3～5 年结果产生效益，结果树龄可长达 30 年，产率维持在鲜果 4000～8000 斤/亩，种植管理较好的可达万斤，可带来长期稳定的收益。目前全国木瓜种植面积逐年扩大，已成为主要产区的重要农业产业之一。各产区木瓜产业项目逐渐兴起，通过科学的种植技术和管理手段，种植户提高了木瓜产量与品质；农业合作社、企业等也积极参与木瓜种植，且逐渐以产业化、标准化、可追溯形式种植。这些利于原料市场的供给，推动着木瓜产业的发展。

2. 加工方面

目前木瓜除了药材及饮片、成药应用外，产品主要有木瓜汁、木瓜果脯、木瓜醋、木瓜酒、木瓜丝等，营养价值较高。光皮木瓜开发有袋泡茶、香料、啤酒、醋、酵素、精油洗浴日化品等，受到消费者的喜爱。通过产品开发和技术改造，引导木瓜产业的结构调整，成功实现了从传统的原产品向高附加值的加工品转化的转变，为乡村振兴注入了新动力。

3. 销售方面

目前木瓜药用主要是以中药饮片使用，中医院、中药企业对木瓜原药材的需求量相对稳定，药用市场几近饱和。药材木瓜的销售主要是依靠亳州、安国等药商组织本地的商贩向农户收购、集镇集并和交易，药企直接订单采购量相对较小，无专业的木瓜药材批发交易市场。新鲜木瓜主要是加工企业收购，用于食用、日用等产品的生产，产品销路尚未充分打开。较多消费者对木瓜的认知仍与水果番木瓜相混淆，对木瓜相关健康食品的注意度和认可度不够。

（二）突出问题

木瓜产业在我国经过近 30 年的发展，取得了一定的建设成果，为当地产生经济、社会及生态效益发挥了重要作用。全国木瓜种植区域比较集中，地域上的限制导致供应不均衡。各地木瓜品种、种植技术水平、品质存在一定差异，木瓜加工技术相对滞后，无法满足消费者对多样化产品的需求。木瓜产品销售渠道不畅，很多产品仅在当地进行销售，都不为人所知。这表明，木瓜产业的发展仍然存在不少问题。

1. 存在品种混杂现象

木瓜集药用、食用、观赏于一体。长期的自然繁殖方式保留了各地木瓜的基本品质特征，但是由于栽培历史悠久，部分地方存在一定的品种混杂。退化现象，种群优势发生了变化，造成了部分木瓜园内品种混杂；此外，种子种苗生产体系不健全，种苗混杂的现象也有发生。这些影响了木瓜产业的可持续健康发展。

2. 规范化种植不高

木瓜种植面积较大的地区，存在种植基础还不稳的情况，包括科学种植程度、种植标准化水平还不够高，品质参差不齐、产品质量波动较大，抵抗风险能力较差等共性问题。合理使用化肥和农药、病虫害综合防治水平还有待提升，安全绿色、生态轻简化生产需进一步加强。

3. 产业发展空间仍窄

随着湖北、四川、山东、广西等地的木瓜种植面积逐年稳步提升，木瓜产地收益可能面临降低风险。木瓜加工企业普遍规模较小，深加工能力不足，其药食两用及其他用途的优势没有明显发挥。目前已开发的产品如木瓜醋、木瓜果脯、木瓜酒等销量不大，产品精深开发不够，附加值不高，研发能力及动力不足，尚未形成具有一定规模、科技含量和附加值高的"拳头产品"。

4. 品牌建设力度不够

产业基础较好的木瓜产地有获得地理标志保护、举办文化旅游节等，但区域公共品牌和企业产品品牌打造力度和影响广度不够，产业文化的内涵挖掘不足，产品品牌不响，市场竞争力不强，品牌知名度有待提升。如产自湖北的木瓜药材市场售卖标注名称较多，如湖北木瓜、长阳木瓜、五峰木瓜、恩施木瓜、巴东木瓜等，没有显示出湖北省"资丘木瓜"历史久、品质优的道地药材特色，在全国没有形成一定的木瓜品牌影响力。

第二节　研究现状

　　药用木瓜的研究主要涉及育种、引种、栽培技术开发，采收期与加工应用的研究，种质资源分类、鉴别及药材质量检测、分析、评价、控制，有效成分提取、药理或保健作用探索，营养成分分析与加工工艺研制，次生代谢途径与基因克隆利用等各方面。主要应用的研究方法与技术包括聚类分析、薄层色谱、特征指纹图谱、高效液相色谱、气相色谱、超临界流体萃取、超声提取、微波提取，以及生物信息学中荧光定量分析、基因克隆等。这表明药用木瓜在不同领域均引起了相关的研究与开发关注，对木瓜的发展做了较多探索，为未来发展木瓜产业奠定了良好的基础。

一、皱皮木瓜药用成分生物合成途径研究

　　构建皱皮木瓜高质量基因组，解析皱皮木瓜药用成分生物合成途径，可为调控其重要药用成分的生物合成、提高药用木瓜品种提供新见解、新途径。华中农业大学药用植物学团队等单位科研人员在 *Horticulture Research* 上联合发表题为 "A Telomere–to–telomere Reference Genome Provides Genetic Insight into the Pentacyclic Triterpenoid Biosynthesis in *Chaenomeles speciosa*" 的研究论文。本研究通过 HiFi 和 Hi-C 测序构建了首个木瓜属植物皱皮木瓜的 T2T 基因组，通过比较基因组分析确定了皱皮木瓜扩张和收缩的基因家族与植物代谢或生物过程的关联，鉴定了与齐墩果酸和熊果酸生物合成途径相关的基因家族，为了解植物五环三萜类物质的生物合成提供了宝贵的资源，为了解蔷薇科植物驯化提供了新的见解。

二、宣木瓜采收期研究

　　分析构建宣木瓜关键初生和次生化合物的代谢调控网络，确定一些与特征代谢产物生物合成途径相关的推测基因，可为进一步调查宣木瓜采收期的潜

在调控机制奠定基础。安徽中医药大学中药资源系研究人员在 *Food Research International* 上发表题为 "Integrated untargeted metabolome, full-length sequencing, and transcriptome analyses reveal insights into the fruit quality at different harvest times of *Chaenomeles speciosa*" 的研究论文。该研究基于物候期观察，通过使用 PacBio 第三代单分子实时测序仪进行全长测序，基于转录组和代谢组分析，重点关注与宣木瓜质量相关的重要营养物质，包括初生碳代谢化合物、有机酸、氨基酸和衍生物等，以及苯丙烷类次生代谢物的积累规律；并提出药、食木瓜的最佳采收策略，为进一步调查宣木瓜采收期的潜在调控机制奠定了基础，并为产品开发和利用提供了新的可能。

三、皱皮木瓜趁鲜切制片研究

中南民族大学药学院研究团队对木瓜趁鲜切制适宜切片含水率、干燥方式等进行考察，开展与颜色相关的酶促褐变作用研究。以木瓜质地、切制难易、翘片及木瓜片性状为评价指标，并测定醇溶性浸出物、pH 值及总酚、总黄酮、齐墩果酸和熊果酸含量；测定木瓜干燥过程中多酚氧化酶（Polyphenol oxidase，PPO）、过氧化物酶（Peroxidase，POD）、脂氧合酶（Lipoxygenase，LOX）、过氧化氢酶（Catalase，CAT）活性，丙二醛（Malondialdehyde，MDA）含量和超氧阴离子产生速率，评价酶促褐变程度。结果表明，将新鲜木瓜纵剖两半氽烫后，前期经晒或 50℃烘至湿基含水率 30%～40% 时，切制难度小，切片再经晒干后，皱缩明显，颜色深红、无翘片和碎片等，但全程晒制的木瓜片颜色更红；所测酚、总黄酮、齐墩果酸和熊果酸总量均不低于传统方法，且前期烘制的高于传统方法（$P < 0.05$）。木瓜片干燥中发生酶促褐变的酶主要有 PPO、LOX 和 CAT，随着干燥时间延长，LOX 发挥作用更大些；晒制中 POD 参与褐变作用较少。烘制中 MDA 含量和超氧阴离子产生速率显著高于晒制，膜脂过氧化作用和程度较强从而促进褐变。按上法适宜含水率区间及干燥方式的木瓜趁鲜切制片，其外观性状及所测成分均符合《中国药典》的规定，实际生产操作性强，为其加工可望实现减少工序、降低成本、避免成分损失等效益。

四、皱皮木瓜及组方降高尿酸血症研究及产品开发

随着人们生活水平的提高，饮食结构发生巨大的改变，高尿酸血症的发病率正在逐年升高，且发病年龄逐年减小。高尿酸血症是引发痛风发生最重要的生化基础和最直接病因，也是糖尿病、高血压等多种慢性疾病的重要枢纽，给社会公

共健康带来巨大的挑战。结合现代人群的健康需求，围绕高尿酸血症的中医理论"湿浊"病机，中南民族大学药学院研究团队采取数据挖掘分析中药治疗高尿酸血症的临床应用特点，以病机"湿浊"为关键，以木瓜传统功效"舒筋活络、和胃化湿"为核心，兼具"渗湿、祛湿"组方。结果表明，木瓜组方水提液能显著降低小鼠高尿酸血症的血尿酸水平，提高肾功能；同时通过增加抗氧化酶活性，清除肝脏部分自由基与活性氧从而抑制脂质过氧化。木瓜及组方还通过抑制肝脏中黄嘌呤氧化酶活性干扰尿酸生成途径，减少尿酸的生成，通过调控尿酸盐转运蛋白（Urate Anion Transporter 1，URAT1）和有机阴离子转运蛋白 1（Organic Anion Transporter 1，OAT1）表达促进尿酸的排泄作用，并可修复高尿酸血症导致的肾组织损伤。根据该木瓜组方开发的木瓜轻湿膏目前已完成生产工艺、质量评价研制并开展生产。

第三节　发展愿景

一、药用木瓜的特性

药用木瓜集药用价值、食用价值、生态和观赏价值于一身，具有极高的利用价值和开发前景。

（一）植物学特性

木瓜种类和品种极多，观其树型多为灌木、乔木，且易于打造各种植物盆景造型；观其花朵单瓣、复瓣、重瓣皆有，观其花色红色、橘红色、绿色、粉色、白色五彩缤纷；观其果实单果重几克至几百克不等，形状圆形、纺锤形、圆柱形多种多样，果皮颜色绿色、黄色、绿中带红晕等丰富多彩。木瓜多姿多彩的植物学特性为其观赏价值奠定了基础，可根据市场需求等进行观花、观果、观树型等观赏景观的打造。

（二）营养及保健特性

木瓜中丰富的维生素、蛋白质、矿物质、膳食纤维等各类营养和具有不同功效的多糖、多酚、有机酸等生物活性成分，使得木瓜不管是在食品开发还是是保健品、药品开发中都极具优势。

（三）多产业开发特性

从本章第一节对木瓜产业发展现状的总结可知，木瓜在食品、日用品、药品等各方面均具有较高的开发特性，木瓜非常适合多产业开发。

二、药用木瓜的应用展望

（一）保护环境

木瓜为多年生灌木或乔木，根系发达，一年四季都能起到很好的保持水土作用，减少水土流失。

（二）美化环境

木瓜花花色五彩缤纷、重瓣复瓣均有，果形丰富、果色多样，树形千姿百态，不管是庭院种植、绿化景观还是盆栽都可以美化环境。

（三）促进蜂业

木瓜花色泽鲜艳，花量大，具有一定芳香气味，易于吸引蜜蜂采食，是良好的蜂源植物，大量种植木瓜可以促进养蜂业的发展。

（四）药用价值

木瓜作为传统中药材之一，含有多种有效成分如萜类、有机酸类、酚类、黄酮、多糖等，具有抗炎镇痛、保肝护肝、抗肿瘤、抗菌、抗氧化、抗病毒、降血脂等功效，广泛应用于医药行业。

（五）食用价值

木瓜含丰富的维生素、矿物质、膳食纤维、氨基酸等营养物质，不仅营养丰富，还能健脾开胃、美容养颜、增强免疫力，既可做成餐桌上的美食，又可做成方便携带的果脯、蜜饯等预包装食品。

三、药用木瓜的发展对策

木瓜具有食用、药用和观赏等利用价值，在主产区都有着悠久的历史和传承，当地可充分利用资源，大力发展木瓜产业，链接产、研、销等环节，以产地栽培为基础，提高种植及管理技术水平；以新产品开发、差异性竞争为发力点，提升产品加工的技术和质量；不断创新品牌化运营模式，扩大木瓜的知名度和竞争力；推进产业化经营、规模化发展，持续做大、做强木瓜产业，促进木瓜产业的高质量发展。

（一）示范推广木瓜种植

木瓜规模化种植前景较好，可重点加强优良的木瓜品种培育及高效精准栽培技术的研究。在木瓜种植过程中，整形修剪、施肥、病虫害防治及果园管理等环节均很重要，在产地示范推广生态化、轻简化的木瓜高质丰产种植技术，能保障其高产量及安全、有效的质量。此外，新型整形修剪技术如矮化、棚架、新树形等具有减少劳动力、增加产量的优势，木瓜的新型整形修剪创新技术及适宜机械化作业生产模式有待试制示范。

（二）开拓木瓜产品开发

提升木瓜综合开发与利用的水平，可加强木瓜食品及保健食品如木瓜茶、木瓜糕点、木瓜酒、木瓜醋、木瓜果脯、木瓜籽油、籽蛋白、种子胶等产品的开发。目前木瓜产品主要源于果实，对根、茎、叶、花等的研究偏少，为全面了解木瓜化学成分种类及其功能，并对其产业开发有一定促进作用，可加宽研究面源，加深研究深度；已有食用产品主要集中食品本身，对食品添加剂的研究较少，鉴于木瓜含有丰富的有机酸等，可考虑食品添加剂的开发。对木瓜有效物质的研究与利用上主要集中于其提取物，可借助生物信息学、次生代谢途径方面入手，充分了解其发挥相应功能的物质结构等，挖掘潜在的开发价值。

（三）培育壮大三产企业

大力招商引进食品、保健品知名品牌企业，或联合合当地木瓜相关的企业，加强与研发机构的科技创新合作，加大科研成果转化力度，投资开发木瓜健康食品如液体罐装饮品、咀嚼片、含片或保健食品，推动第二产业做大做强；木瓜产地在乡村振兴战略中还可大力发展乡村旅游、休闲农业等，构建农旅如木瓜餐桌美食、康养结合如木瓜花海的项目，培育农旅融合带来的第三产业企业，创建农旅康养品牌与销售平台，拓宽木瓜销售新媒体运营渠道，推动一二三产业融合发展。

（四）新媒体建设木瓜品牌

木瓜产区开展区域集中谋划，制订培育提升品牌工作措施，加大木瓜公用品牌培育与保护，规范品牌标识使用。充分挖掘品牌内涵，拓宽宣传渠道，充分利用多方资源，鼓励企业打造木瓜产品品牌的知名度、市场竞争力和社会影响力。运用新媒体向外发声拓展木瓜产业，销售力度着重于时效性和话题性，以收获流量为最终导向，快速有效地创造品牌价值，将产品导入市场，推向大众视野，让木瓜产业得到蓬勃发展。

四、药用木瓜发展愿景

药用木瓜在中国有着悠久的栽培历史，其集食用、药用、观赏于一体，越来越多的产地以经营企业为抓手，开展木瓜产业链建设，推动乡村一二三产业融合发展。

（一）高质量发展必经之路

推进农村三产融合是中国城乡一体化发展的重要组成部分，是提高农民收入的重要手段，是实现农村可持续发展的客观要求，是实现农业现代化的重要途径。药用木瓜产业高质量发展，需通过延长产业链、向产业上下游跨界发展，需通过提升价值链、精深加工和精细化管理提高木瓜附加值，需通过共享利益链，让农户分享到产业链的增值收益带动城乡一体化发展，需通过催生新业态，将"互联网+"等现代新理念引入生产经营活动中，进而创新生产方式、经营方式和资源利用方式。

以木瓜农业产业为基本依托，通过产业联动、产业集聚、技术渗透、模式创新等，将资本、技术、资源、人才各要素进行跨界集约化配置，使农业生产、农产品加工与销售、餐饮、休闲及医药康养等其他服务业有机地整合在一起，最终实现农业产业链延伸、产业范围扩展、人民富裕和人民健康。

（二）产业融合迭代升级

现代社会中对产业的划分包括第一产业（农业）、第二产业（工业）、第三产业（服务业）、第四产业（信息产业）、第五产业（文化产业）和第六产业（新型产业），其中第六产业强调产业融合和产业创业，也被人们称为"发展现代农业的真谛"。

"第六产业"的内涵在于"1+2+3"等于 6，"1×2×3"也等于 6；"第六产业"是大农业观、大食物观，是从田间到餐桌的大贯通、大整合，是兼顾乡村振兴、人民富裕、健康中国、国民健康的大产业，是农业产业化企业未来先进的发展方向。

"第六产业"是农业产业化、农业服务化、农业文旅化、农业信息化、农业绿色化、农业创新化的综合，是农业与其他产业的深度融合，是知识密集型大农业。发展木瓜"第六产业"是缔合其优越特性的匹配方向。

（三）未来木瓜产业园

未来木瓜产业园定是产业化布局、规模化发展、品牌化运营，立足资源，面向市场，不断创新，把木瓜产业做大、做强的同时让乡村变得美丽环保，让人民变得富裕健康的方向。

迎着幸福的曙光，在沙产业、海产业、智能产业中建设具有农旅、康养、金融等各种特色的木瓜园，木瓜园里有餐饮、民宿、采摘园、马场、羊圈、儿童乐园、婚纱摄影、动物园、林下养殖、敬老院、健康管理中心、网络购物厅、疗养院、乡村料理店、学习牧场、纯天然餐厅、亲子科普教育、暑期种植仓……